A AGRESSÃO COMO OPORTUNIDADE

Rüdiger Dahlke

A AGRESSÃO COMO OPORTUNIDADE

Significado e Função dos Sintomas das Doenças como Infecção, Alergia, Reumatismo, Dores e Hiperatividade

Tradução
ZILDA HUTCHINSON SCHILD SILVA

EDITORA CULTRIX
São Paulo

Título original: *Aggression als Chance.*

Dados Internacionais de Catalogação na Publicação (CIP)
(Câmara Brasileira do Livro, SP, Brasil)

Dahlke, Rüdiger
A agressão como oportunidade : significado e função dos sintomas das doenças como infecção, alergia, reumatismo, dores e hiperatividade / Rüdiger Dahlke ; tradução Zilda Hutchinson Schild Silva. — São Paulo : Cultrix, 2005.

Título original: Aggression als Chance.
Bibliografia.
ISBN 85-316-0908-9

1. Agressividade (Psicologia) 2. Doenças — Causas 3. Medicina e psicologia 4. Patologia I. Título. II. Título : Significado e função dos sintomas das doenças como infecção, alergia, reumatismo, dores e hiperatividade.

05-6816 CDD-610.19

Índices para catálogo sistemático:
1. Agressão : Medicina e psicologia 610.19

O primeiro número à esquerda indica a edição, ou reedição, desta obra. A primeira dezena à direita indica o ano em que esta edição, ou reedição, foi publicada.

Edição	Ano
1-2-3-4-5-6-7-8-9-10-11	05-06-07-08-09-10-11

Direitos de tradução para o Brasil
adquiridos com exclusividade pela
EDITORA PENSAMENTO-CULTRIX LTDA.
Rua Dr. Mário Vicente, 368 — 04270-000 — São Paulo, SP
Fone: 6166-9000 — Fax: 6166-9008
E-mail: pensamento@cultrix.com.br
http://www.pensamento-cultrix.com.br
que se reserva a propriedade literária desta tradução.

Impresso em nossas oficinas gráficas.

SUMÁRIO

SEGUNDA PARTE
Agressão — quadros mórbidos e tarefas de aprendizado

AGRADECIMENTO

Agradeço aos meus pais por suportarem a minha "hiperatividade". Principalmente à minha mãe, que apoiou meus muitos interesses e lhes proporcionou válvulas de escape. Eu agradeço a ela por ter tolerado a minha falta de atenção para tudo o que não me interessava, e por ter me libertado da escola — quase tantas vezes quanto eu queria.

Ao meu avô agradeço os livros que ele deixou, especialmente um livro de yoga e um livro de meditação. Ambos ajudaram a suavizar a minha impulsividade, que também a mim deixava nervoso.

Pela sua cooperação e a leitura dos manuscritos, pelos seus muitos estímulos, bem como pela crítica e correções, sou grato à minha mulher, Margit.

Também agradeço as correções dos nossos colegas de trabalho no Heil-Kunde-Zentrum Johanniskirchen, Christa Maleri, Freda Jeske, Gundi Kirkovic, Anja Schönfuss, Josef Hien e Gerald Miesera, bem como ao professor e médico, Dr. Volker Zahn. Pela revisão do capítulo sobre os dentes e estímulos sobre esse tema, o meu agradecimento vai para os dentistas Marianne Braun e Michael Wirthgen. A Christine Stecher agradeço a valiosa leitura.

Mas antes de tudo agradeço aos nossos pacientes do Heil-Kunde-Zentrum, cuja colaboração e interpretações pessoais, cujas descrições de si mesmos e a estimulante escolha de palavras, em princípio me deram a coragem, a ousadia de abordar também descrições e designações mais rígidas, na esperança de com isso ajudar os seguidores neste caminho.

INTRODUÇÃO

Hoje em dia quase ninguém quer ser associado à agressão. Não existe nada que nos irrite e perturbe mais. No entanto, todos nós somos continuamente confrontados com a agressão. Em algum lugar sempre há uma guerra, na maioria das vezes trata-se até mesmo de vários conflitos violentos sobre os quais lemos nos jornais. Diariamente, temos de deparar com as imagens perturbadoras da guerra e da violência nos noticiários, e aqueles que se recusam a olhá-las sabem que isso não é a solução.

Já nos damos por satisfeitos quando não somos atingidos na própria pele pelas guerras deste mundo. No entanto, mal começávamos a acreditar nas garantias oferecidas pelos políticos de que em solo europeu não haveria mais guerras, a guerra dos Bálcãs explodiu diretamente na nossa porta. Enquanto eram os estudantes norte-americanos que matavam os colegas e professores numa demonstração de total perda de controle, nós nos afastávamos abalados e atribuíamos a culpa às frouxas leis contra o armamento nos Estados Unidos. Mas quando aconteceu algo ainda pior em Erfurt, congelamos com o horror feito em casa.

Como algo assim pôde acontecer? — é a pergunta que se repete em todo lugar depois de uma irrupção de violência. Mas se a pergunta é antiga, até hoje não se puderam encontrar respostas realmente satisfatórias. Basta lembrar o horror do tempo do nazismo, o assassinato em massa e a perseguição dos jovens: como uma coisa dessas pôde ser possível na Alemanha?

No entanto, enquanto procurarmos as soluções no âmbito dos culpados, não teremos respostas autênticas. Ficando com o exemplo de Erfurt — acaso os pais ou os pedagogos foram culpados pelo drama? Será que teremos de atribuir a culpa às circunstâncias ou novamente aos políticos que decretaram ou deixaram de decretar determinadas leis? Mesmo que os peritos obtenham respostas jurídicas para essas perguntas, não chegamos a nenhuma solução.

Devemos reconhecer que o tema da agressão é sempre atual de diferentes pontos de vista, e que não podemos fugir dele. A maioria das pessoas lamenta isso e, assim, ignora o caráter primordial ou arquetípico da agressão. Nas modernas sociedades industriais concordamos implicitamente que a agressão é má e nociva; por isso gostaríamos de eliminá-la do mundo. Isso mostra à primeira vista que não existe nenhum problema que exerça maior controle sobre a vida. Se realmente pudéssemos libertar-nos do princípio da agressão, com certeza isso já teria acontecido há muito tempo.

Na medicina encontramos uma situação semelhante: também aqui não queremos admitir a possibilidade da agressão; tentamos reprimi-la. Desde que a assim chamada medicina convencional existe, os efeitos do princípio da agressão — talvez na forma de infecções, mas também de alergias — são combatidos a faca. Em todos esses casos trata-se de uma disputa igualmente bélica entre o sistema imunológico e os atacantes externos. O grande exército de micróbios — de parasitas, passando por bactérias e até vírus — deve simplesmente ser reconhecido como agressivo. No caso dos alérgenos, já não é tão fácil perceber o princípio de agressão, e nos tecidos do próprio corpo, que são agredidos no contexto das doenças autoagressivas, o inter-relacionamento é de difícil compreensão. Mas na leitura deste livro veremos o quão intimamente todos esses problemas se relacionam com o tema da agressão. Por assim dizer, no caso das doenças trata-se de uma violência interior, enquanto as notícias de jornais ou a televisão servem à violência exterior.

O tema da agressão é muito apropriado para validar a afirmação de Paracelso sobre os paralelos existentes entre o ser humano e o mundo. O microcosmo é igual ao macrocosmo. Ao lado dos conflitos internacionais que são levantados pelos militares acontecem constantemente muitas pequenas guerras e discussões em cada país isolado, basta pensarmos nas matanças para tomada de poder na sociedade ou nos inúmeros processos judiciais. E mesmo em muitas famílias impera a agressão na forma de litígios e pequenas guerras que chegam às vias de fato. Afinal, em cada corpo humano há provas de um número incontável de matanças permanentes dos germes pelo sistema de defesa.

Visto dessa maneira, não existe tema mais importante do que esse para nós. Mas nenhum outro apresenta-nos tantas dificuldades. Afinal, não queremos ter nada a ver com a agressão e, principalmente, não queremos ser agredidos. Assim, não temos nenhuma chance de entrarmos em acordo ou de lidarmos com ela. Ela é tão odiada pela grande maioria, que cada um que tente satisfazer todas as suas exigências já se torna suspeito.

Quando o vencedor do prêmio Nobel, o austríaco Konrad Lorenz, disse que do ponto de vista dos biólogos a agressão pertence à natureza e também ali cumpre uma importante função, foi acusado de pensar como fascista. O fato de o fascismo ter realizado barbaridades como nenhum outro sistema não permite de forma alguma que se chegue à conclusão inversa de que todas as crueldades são fascistas. Muito menos alguém que se ocupe da origem da crueldade e que assim descubra o princípio da agressão é fascista, mesmo que reconheça o grande papel que esse princípio representa na convivência de homens e animais. Ao contrário, toda tentativa de entender e esclarecer o princípio da agressão pode mostrar novas tendências fascistas já na semente e torná-las reconhecíveis e mais transparentes.

Esse exemplo mostra nitidamente como é grande o medo da agressão e o quão rapidamente aqueles que lidam com ela são combatidos juntamente com todo o princípio. Apesar desse perigo, continua importante lidar com a agressão, exatamente para impedir um aumento maior e descontrolado da agressão destruidora.

Um problema fundamental na lida com a agressão é a nossa resistência igualmente grande a ela. Assim, já não reconhecemos que o nosso princípio primordial, como todos os outros princípios primordiais, tem dois lados. Além do lado da destruição, também existe o da coragem e da energia vital. Este livro dedica-se aos dois lados da agressão e, com isso, pode abrir caminho para os aspectos que estimulam a vida. Assim também tornam-se nítidas as chances existentes nos quadros mórbidos correspondentes — por exemplo, no reumatismo ou nas dores de cabeça.

PRIMEIRA PARTE

PARA ENTENDER O PRINCÍPIO PRIMORDIAL DA AGRESSÃO

A VISÃO CIENTÍFICA E SOCIAL

De onde vem a agressão e, especialmente, o seu lado negativo, a violência? Esta pergunta preocupou cientistas em todas as épocas. Depois que nos últimos tempos aprendemos a conhecer de maneira tão assustadora facetas totalmente novas do terror, a suposição de que as possibilidades modernas da técnica têm relação com o aumento da agressão vem à tona outra vez. Será que os jogos de vídeo e as aventuras no espaço cibernético ou ainda o crescente poder de mídia das massas contribuem para a disposição à violência? Herbert Marcuse, o filósofo precursor da revolta dos estudantes de 1968, com certeza tinha essa opinião. Ele acreditava que a violência é a mensageira secreta da mídia das massas. Em seu modelo de solução de conflitos o uso preventivo da violência era até mesmo estimulado. Os heróis da mídia das massas lançariam mão dos meios brutais com mais freqüência, rapidez e sucesso.

Ninguém contesta que um ser humano pode ser brutal. Mas será que ele se tornou mais brutal no curso de sua história do ponto de vista estatístico? Ele é hoje mais um *homo brutalis* do que um *homo sapiens*? Ao que parece, essa repetição do atributo "sábio" (*sapiens)* representa mais um exorcismo do que uma descrição. Por certo, neste contexto temos de partir do fato de que no meio século que foi de 1920 a 1970 a expectativa de vida triplicou e a distância entre dois assassinatos diminuiu em um terço. Mas na Idade Média não havia muito mais violência descontrolada?

Podemos responsabilizar a explosão populacional e a conseqüente massificação da humanidade pelo aumento da violência. Seja como for, experiências com ratos demonstram que eles reagem da mesma maneira, claramente mais agressiva, quando o seu território fica mais restrito.

No tocante a comportamentos agressivos, busca-se a culpa também nos fatores hereditários; mas no mínimo com a mesma veemência a agressão é apresentada como aprendida e atribuída à educação. Nessa direção também apontam aqueles que querem desmascarar a sociedade como fonte da agressão. Mas também os hormônios e as estruturas do sistema nervoso central podem ser os propulsores do comportamento agressivo na escolha mais restrita.

Essas poucas afirmações e argumentos escolhidos, por certo são aleatoriamente vantajosos sem, no entanto, conseguir esclarecer o todo. De qualquer modo, isso tampouco é esperado, se refletirmos quais e quantos âmbitos de esclarecimento entram em questão. Existe uma tal abundância de matérias e direções de pesquisa que se sentem convocadas para a solução do problema, que não é de causar surpresa que o número de livros sobre o assunto e os modelos de esclarecimento cheguem a milhares.

Ao lado dos geneticistas, os biólogos — e aqui, em especial os etólogos como Konrad Lorenz — oferecem suas interpretações. Naturalmente, os médicos, e entre eles os psiquiatras de modo especial, contribuem com argumentos; a partir daí também ouvimos as vozes dos farmacêuticos, psicólogos, antropólogos e sociólogos. Os teólogos e filósofos, os cientistas da comunicação e os cientistas históricos também se ocupam do grande tema da agressão. Não existe ninguém que não tenha algo a dizer sobre ela. Mas como cada disciplina trabalha para si mesma e nas universidades há muito tempo o ponto central é ocupado pela *diversidade*, pelas diferenças, e a unidade do todo (*uni*) se perdeu de vista, disso não resulta nenhum conceito convincente que possa cobrir todos os fenômenos em inter-relação com a agressão. A falta do antigo ideal de Humboldt, que partia de uma universidade no sentido literal do termo, torna-se desagradavelmente perceptível.

Em seguida trataremos apenas de esquematizar[1] brevemente as mais importantes teorias, para depois podermos organizar seus aspectos num quadro geral com base na compreensão dos princípios primordiais mais abrangentes.

O ser humano — uma fera?

Pesquisadores unilateralmente comprometidos com a biologia tentam provar que o ser humano descende de feras carnívoras, o que seria indicado pelos seus dentes caninos, e que, por esse motivo, ele teve de continuar sendo violento e agressivo. Ao contrário do animal, por falta dos instintos inibidores da agressão, ele degenerou numa espécie de besta fora de controle. Com isso, a violência é a sua essência herdada, que continuamente espreita por trás da fachada da cultura e dos esforços da civilização. Niko Tinbergen, o pai finlandês da pesquisa comparativa do comportamento, chamou o ser humano de "um assassino desconjuntado". O desenvolvimento do cérebro transformou o ser humano naquilo que ele é hoje: o seu próprio maior inimigo. O fato de que o ser humano é o único ser que está em condições, graças ao seu bem desenvolvido intelecto, de praticar o suicídio tanto individual quanto coletivo, pode servir de prova.

Esse modo de reflexão é especialmente pessimista, porque a natureza violenta do homem parece algo imutável. Do mesmo ponto vêm as vozes que pregam o direito do mais forte e que encontram no darwinismo social a sua grosseira formação. Segundo elas, a lei da selva é a única dominante e a agressão, tão antiga como o ser humano — mesmo que a última afirmação esteja certa, nem por isso temos de concordar com a primeira. Destaca-se bastante que a agressividade humana só pode ser satisfeita a curto prazo e, portanto, com toda a certeza irromperá outra vez quando foi anteriormente impedida.

O direito ao seu território é naturalmente defendido por todo ser humano como é defendido pelo cão, segundo se diz. Como no caso de qualquer outra afirmação, também encontramos argumentos para essa teoria provinda da observação dos animais, bastando observar as pessoas num vagão de trem, que buscam defender o "seu" lugar contra novos viajantes que embarcam. De todo modo, essa teoria pode ser facilmente abalada por seus próprios argumentos, quando não até mesmo derrubada. Pois o que vale como território também entre os animais é definido muito aleatoriamente. Quando Baguira, o grande cão da minha mãe, que durante muitos anos considerou o jardim dela o seu distrito, foi transportado para uma pequena moradia em Munique, ele reconheceu de repente os muitos hectares do grande jardim inglês da cidade como o seu território, o qual era preciso defender imediatamente. A exigência territorial pode ser inata, mas com certeza depende bastante das circunstâncias do momento. Isso se torna ainda mais nítido no âmbito humano, se pensarmos como os ingleses e franceses defenderam suas colônias no ultramar; os alemães, o seu "espaço vital" no leste; os russos, o seu reino na Hungria e na Checoslováquia, mas também no Afeganistão; e os Estados Unidos hoje reconhecem quase o mundo todo como sua esfera de interesse.

Como os pesquisadores biológicos argumentam ter sido identificado o assim chamado gene da agressão como um segundo cromossomo-Y em alguns criminosos violentos, certos políticos percebem a chance para o reconhecimento precoce e a eliminação de todos os criminosos logo no parto. Entretanto, há exames[2] que eliminam de uma vez por todas uma suposta interligação entre um segundo cromossomo-Y e os crimes violentos.

Por outro lado, é incontestável que, por exemplo, as agressões são dolorosas para animais e homens. Assim sendo, a intensidade da dor determina a medida da agressão. O princípio de Marte, com o qual ainda lidaremos mais exaustivamente, torna-se perceptível em diferentes campos. Até mesmo o quente vento sul está em posição de dar impulso a agressões perturbadoras. Conhecemos esse impulso dado pelas bebidas alcoólicas e drogas como as anfetaminas.

O conhecido biólogo Desmond Morris corrobora essa idéia quando aceita que na decadente, entediada sociedade moderna, a necessidade de violência biologicamente ancorada cresce de modo automático e em algum momento consegue manifestar-se.

Essas afirmações encontramos também nas diferentes teorias sociais. O avô do socialismo, Karl Marx, glorificou a violência, à medida que a viu como a parteira da nova sociedade e uma etapa inevitável no caminho para o grande objetivo. Muitos revolucionários pensaram de modo semelhante, sendo que poucos viveram as contradições de modo tão desavergonhado como os anarquistas, que lutavam pela absoluta liberdade do poder, porque este sempre seria desumano. Da mesma forma radical com que recusavam a violência, eles se voltavam para ela. Bakunin, o seu representante mais conhecido, considerava o prazer da destruição uma tendência positiva. Portanto, não foi por acaso que eles não conseguiram construir nada, mas destruíram muita coisa.

Os instintos e o assim chamado mal

Os adeptos da teoria dos instintos identificaram até sete diferentes tipos de agressão, que em algum momento devem ser atribuídos às correspondentes áreas do sistema límbico do cérebro. A diferenciar seriam, além da mencionada agressão por causa da rivalidade territorial, a agressão pelos despojos, a irritação, o receio, a agressão instrumental e a materna.

Para Konrad Lorenz,[3] o mais conhecido representante da teoria da agressão inata, a agressão é um instinto. A agressão destruidora, isto é, a violência, é uma falha na função desse instinto. Lorenz fala da agressão como o assim chamado mal que tem muitos lados bons, por exemplo, a defesa dos próprios filhos e a organização de uma ordem hierárquica. Para Lorenz, até o amor e todos os relacionamentos pessoais surgem da ritualização de comportamentos de ataque ou de ameaça.

Dessa maneira, surge também com Lorenz uma importante idéia de solução. Ele volta sua esperança para o fato de que é possível suavizar bastante os conflitos humanos por meio de novas ritualizações, sendo possível dominá-los de modo descontraído. Não só competições olímpicas esportivas, a corrida pacífica da ciência ou da técnica, como talvez nas viagens espaciais, mas ainda o humor e o jogo podem ser válvulas de escape ritualizadas para as nossas agressões instintivas.

O ser humano como milagre de aprendizado e função do seu meio ambiente

Uma outra idéia parte do princípio de que todo comportamento é aprendido e que praticamente todo padrão humano de reação é alcançável por meio das primeiras experiências formadoras e do "adestramento". As duas causas que desencadeiam a agressão, segundo essa opinião, são a frustração e a ameaça de perigo. Dessa perspectiva teórica de aprendizado, só se chega à violência quando, em primeiro lugar, não resta outra saída e, em segundo, quando o uso da violência já foi bem-sucedido anteriormente.

Este modelo torna os homens um objeto de ilimitada manipulação. O indivíduo torna-se uma marionete do meio ambiente momentâneo, ao qual são atribuídos um imenso significado e a responsabilidade total. Mesmo que a influência do meio ambiente como única explicação seja insuficiente, existe uma série de provas de como ele pode cunhar o ser humano.

O psicanalista e pesquisador da agressão, Friedrich Hacker, menciona nesse contexto uma experiência de J. B. Calhoun que ficou famosa.[4] Este pôde comprovar que a densidade populacional entre os ratos exerce uma considerável influência sobre seu comportamento agressivo. Nos centros abarrotados e cercados os ratos tinham um comportamento pronunciadamente maldoso. Eles feriam, violentavam e matavam, ao passo que em ambientes cercados menos povoados imperavam o direito e a ordem no sentido de uma hierarquia funcional. Algo semelhante ocorre com a criminalidade humana em comparação com as apertadas cidades grandes e as áreas rurais menos povoadas.

É interessante notar que a perigosa vida selvática do centro superpovoado e cercado tinha grande poder de atração para os "pacíficos ratos" do ambiente circular tranqüilo. Pode-se imaginar uma tendência semelhante entre os homens. O fascínio das metrópoles efervescentes ainda é tão grande, que atrai em massa os homens das áreas rurais comparativamente mais tranqüilas — mesmo diante da probabilidade de acabar num pântano deplorável.

Além disso, experiências com macacos mostraram que não é somente a superpopulação, mas diferentes formas de desorganização que levam à agressão destrutiva. Além disso, pôde-se comprovar que o medo, a provocação, a ameaça da posição na escala hierárquica, a interrupção de um processo de ação, esperanças desiludidas e outras frustrações desencadeiam as agressões.

A biologia do "ou...ou", por um lado, e o meio ambiente social, por outro, no esclarecimento de causas que desencadeiam a agressão, precisam ser um "não só... mas também", se quisermos fazer justiça à agressão.

O fator educação

A educação para a agressão, segundo Friedrich Hacker,[5] segue essencialmente caminhos diferentes dos que costumamos aceitar. Em geral, as crianças são educadas para não serem agressivas com métodos agressivos. A educação violenta para a ausência de violência adapta-se ao método de educação e não ensina o objetivo da educação; ela muito mais transmite a violência do que a impede. Alcança-se o contrário da intenção original. Crianças que apanham para não baterem mais, muitas vezes transformam-se em crianças desordeiras. A tendência de bater obviamente não pode ser tirada de uma criança a pancadas. Seja o que for que quisermos *inculcar à força* ou fazer desgostar, deixa além dos hematomas no corpo, e principalmente na alma, a mensagem de que bater é a possibilidade de reação a ser preferida. Com isso, o método de educação torna-se muito mais importante do que o verdadeiro objetivo da educação.

A criança antes de mais nada quer ficar igual aos pais, e quando estes excepcionalmente lançam mão da violência uma vez, isso acarreta uma impressão muito mais forte e estimula como poucas outras coisas a imitação. Essas exceções de proibição da violência representam um problema considerável. Toda criança, mais cedo ou mais tarde, experimenta a violência. O mais tarde possível no serviço militar, os jovens descobrem que têm a obrigação de ser exceções da abstinência da violência. Segundo Friedrich Hacker, tudo é favorável a que essas exceções à proibição da violência, em geral se transformem em dedicação à violência. A limitação geral da violência torna-se muito mais uma indicação da violência, segundo o lema: "As exceções confirmam a regra": nunca devemos matar, a não ser quando o Estado pede; ou nunca devemos bater, a não ser quando o papai ergue a mão. A violência justificada, portanto os atos de violência legitimados pelo Estado, por exemplo, seduzem para a cópia não só da justificação mas também da violência.

Segundo as experiências de Hacker, uma educação totalmente sem violência, por outro lado, é impensável. Definir a agressão como o mal e mantê-la totalmente fora do jogo é irrealista e destina-se ao fracasso. Evitar totalmente a frustração é uma ilusão. O paraíso da infância precisa paulatinamente perder o seu encanto mágico, e isso por meio do reconhecimento de que todos os futuros direitos têm de ser conquistados pelo cumprimento anterior dos deveres e que, em última análise, a vida significa luta.

Pancadas, maus-tratos e suas conseqüências

Em 1970, numa grande cidade como Nova York, dos cerca de 2.500 casos de maus-tratos registrados contra crianças, vinte por cento levaram diretamente à morte. Três quartos dos maltratados tinham menos de quatro anos de idade; um quarto das crianças sofreu maus-tratos no primeiro ano de vida; em dez por cento dos casos o martírio começou já na primeira semana de vida.

O perfil sociológico das pessoas que maltratam crianças é igualmente surpreendente. Entre elas estão muitas pessoas comuns com formação universitária. Dez por cento delas têm salários acima da média. Menos de um por cento podem ser definidas como psicóticas e apenas 1,5 por cento como sádicas. Os pais tendem com mais freqüência aos maus-tratos infantis, mas na maioria das vezes fazem isso sob o comando da esposa. As mães realmente maltratam mais raramente, mas em compensação de modo mais extremo que os pais. Noventa por cento dos agressores dão como razão para os atos de violência os gritos e choro infindáveis do filho. Depois de introduzir o uso da violência, que ia do estrangulamento e pancadaria intensa até a escaldadura e queimaduras, eles alegaram que uma vez iniciada a violência, em geral só conseguiam parar quando a criança ficava muda.

Um estudo realizado em Los Angeles teve um resultado igualmente surpreendente: no caso das crianças espancadas e queimadas, tratava-se com freqüência dos filhos desejados e dos prediletos, em comparação com os outros filhos da família. Originalmente, eram os mais amados, mas haviam decepcionado os pais e, portanto, tornaram-se o seu alvo de agressão, o que confirma nitidamente a teoria da frustração no surgimento da violência.

Menos surpreendente foi o fato de que todos os pais que surravam seus filhos, também foram espancados na infância. Eles provinham de famílias pequenas, em que cada um cuidava de si mesmo. Amigos e sociabilidade, outros interesses além do trabalho e assistir televisão não representavam nenhum papel para essa gente. Eles desconfiavam de qualquer estranho e consideravam a ordem e a limpeza as maiores conquistas em seu bem cuidado lar.

Grupos que visivelmente tendem pouco aos maus-tratos infantis são — segundo Hacker[6] — os operários rurais itinerantes, os *hippies* e as mães adolescentes que vivem em grupos maiores. Eles têm a vantagem de poder contar com ajudantes nos cuidados e na educação dos filhos, e a proximidade do grupo parece impedir os abusos.

Os que abusam de crianças são principalmente os que zelam pela boa impressão exterior, sua independência e simplicidade e tendem ao isolamento. Eles mal têm alternativas para a violência, porque são cunhados pelas suas experiências da primeira infância e confiam (podem confiar) na aprovação da tradição. Menos surpreendente é um acúmulo de maus-tratos de crianças na época do Natal, porque a pressão sobre a "sagrada família" é muito grande e a sombra à qual nos dirigimos mais tarde isoladamente, ainda é um jogo leve.

É chocante como as crianças maltratadas querem bem aos pais violentos e não raro aos "castigos" dados pelos pais e ainda os interpretam como provas de amor, que somente por engano ultrapassaram o enquadramento costumeiro. Elas se sentem como "crianças más" e ainda cultivam uma consciência pesada por suas "más ações" e pelos conseqüentes aborrecimentos dos amados pais. Os sentimentos de culpa que os pais lhes inculcaram são usados para a desobrigação deles.

Esses fatos devem ainda favorecer a pouca compreensão dos pais. Em geral, eles se vêem como vítimas e fogem para racionalizações como: "Onde se aplaina, também caem os cavacos." De nenhum modo eles estão inseguros ou indecisos, desesperados ou desamparados. Ao contrário, eles acreditam piamente saber diferenciar entre o bem e o mal, e sabem que estão do lado certo, isto é, do lado bom. Eles lamentam de fato a forma extrema das suas medidas e o fato de terem sido surpreendidos, mas não a "educação com pancadas" em si. As pessoas que maltratam crianças em geral não duvidam do seu direito moral de maltratar seus filhos da maneira como também foram maltratadas.

Por meio do mecanismo psicológico da identificação com o agressor, com os próprios pais, essa tendência é estimulada de modo mais decisivo. Além disso, os pais naturalmente representam a mais alta autoridade para os filhos, da qual — a não ser numa curta interrupção durante a puberdade — não se duvida. Hacker parte do princípio de que as pessoas que maltratam crianças são sempre pessoas essencialmente perturbadas, porque a perturbação da situação doméstica lhes parece muito insuportável. Elas sofrem de graves distúrbios da personalidade e, correspondentemente, fazem seus filhos sofrer por isso.

A experiência sobre o tema da obediência feita em 1961 por Stanley Milgram mostra como é forte a fixação nas autoridades e a conseqüente dependência delas. Quando se incitaram cobaias humanas a torturar outras cobaias humanas com choques elétricos sob o pretexto da autoridade científica, revelou-se uma assustadora obediência humana à autoridade.

Na experiência de Milgram, um condutor da experiência determinou que todas as cobaias humanas em geral fossem "professores", que tinham de treinar a memória de outra cobaia humana — que na verdade era um ator iniciado no teste — por meio de castigos. Sempre que o suposto "aluno" errava a resposta, o "professor" devia lhe dar um choque elétrico, cujas possibilidades iam de 15 até 450 volts. Para que o "professor" pudesse obter uma impressão, era-lhe passado um choque de 45 volts. Finalmente, ele tinha de treinar o seu "aluno". Este logo começava a representar seu papel, pois não recebia nenhum choque autêntico. De início ele protestava timidamente, depois com mais coragem. A partir dos "75 volts" ele começava a gemer, a partir de "180 volts" a pedir por misericórdia. Choques de mais de "300 volts" faziam todos os seus gritos desesperados calar. Quando um dos "professores" queria parar, o condutor da experiência advertia, com toda a autoridade, que cada "professor" tinha de continuar; ele não tinha outra escolha. As cobaias humanas, de fato até 65 por cento delas, continuavam seguindo as indicações de um cientista até então desconhecido, até a dose mais alta de "450 volts", embora sofressem visivelmente com os gritos consternados provenientes de uma fita magnética. Muitos olhavam para outro lado, mas apesar disso não paravam de torturar o "aluno".

Os resultados chocantes dependiam obviamente menos do caráter das cobaias humanas do que do meio ambiente. Assim que se realizou a experiência num prédio de escritórios, só metade exata dos "professores" declarou-se disposta a ir até às últimas conseqüências; mas, ao transferir o lugar da experiência para os espaços da famosa Universidade de Yale, dois terços dos "professores" atenderam às exigências de continuar castigando o "aluno" com choques elétricos.

As experiências também foram realizadas em outros países. Cientistas da Alemanha partiram do pressuposto de que se teria podido contar no máximo com uma participação de 30 por cento nos atos cruéis de Auschwitz, que levariam a obediência mortal até às últimas conseqüências. O resultado, no entanto, foi chocante: 85 por cento dos testados se mostraram súditos obedientes dispostos a tudo, que chegavam às últimas conseqüências. A televisão da Baviera divulgou o resultado monstruoso e mostrou cenas da série de experiências. A perplexidade manteve-se dentro dos limites, porque em suma se prefere evitar o assunto.

As desculpas das cobaias humanas no papel de professores, interrogadas posteriormente, quase sempre traduziam a mesma lengalenga: elas alegaram que os cientistas, as autoridades, sabiam o que faziam, e que a elas mesmas não cabia nenhuma responsabilidade.

Da experiência, Stanley Milgram deduziu que na nossa cultura obviamente existem muito poucos modelos de desobediência dignos de nota. O que ele não disse é igualmente certo: que existem demasiados modelos de obediência e, portanto, de adaptação. Neste ponto pode parecer inesperado e prematuro, mas é preciso chamar a atenção para o fato de que é exatamente a essa adaptação obediente que se deve a inundação de doenças cancerígenas.

Quando analisam os motivos mais profundo por trás dos maus-tratos, os psicanalistas, como Hacker, chegam à suposição de que ao lado do amor pelos filhos a que a sociedade obriga e do amor dos pais pelos filhos esperado por ela ainda está em jogo um impulso contrário que chega às conseqüências mortais. É possível que esses pais, inconscientemente, invejem seus filhos por terem a vida toda pela frente, acreditando que já desperdiçaram a sua. Esses esforços inconscientes são inclusive responsáveis pelas guerras, quando políticos envelhecidos resolvem enviar a juventude do seu país ao matadouro, isto é, a um dos campos de batalha dessa terra. O nome infantaria até mesmo provém de *infant* (criança, em inglês). Assim, portanto, as crianças da nação tornam-se literalmente buchas de canhão. Seja como for, para os da infantaria, a escala mais baixa dos soldados, é importante antes de mais nada a obediência, o pensar por conta própria já é eliminado na sua formação básica. É por isso que podemos reconhecer nisso um paralelo com muitas formas de "educação".

Quanto mais cedo e mais violentamente as crianças sofrerem torturas, tanto mais elas se tornam dependentes, tanto mais a vontade infantil é totalmente destruída, a alma violentada, e tanto maior é a disposição de os torturados interpretarem a sua tortura como uma forma de dedicação, que em parte não querem perder — e com tanto mais certeza farão mais tarde algo semelhante com outra pessoa. Os prostrados quererão prostrar outros, quer se trate de crianças, soldados ou soldados-mirins. Desse modo, todos se tornam vítimas: os torturados, mas também os carrascos, que antes eram os torturados e não aprenderam nada diferente. Eles transmitem, de modo duro, o que lhes inculcaram à força e que se ancorou em sua alma por reflexo.

Também a experiência de que a violência é contagiosa como uma doença infecciosa, encontra aqui uma explicação e confirmação. É possível que ela deva a sua virulência impressionante à sua pseudojustificação e, assim, às vezes se torna rapidamente epidêmica.

Esse sistema, que se fortalece a si mesmo, porque nem os carrascos nem os torturados se revoltam diretamente contra ele, mas se submetem voluntariamente, torna todas as intervenções estatais extremamente problemáticas, porque, de início, tornam tudo ainda pior para as crianças. A terapia para essas famílias é igualmente difícil como para os correspondentes estados totalitários, que torturam e atormentam os seus cidadãos e que, segundo dizem, o fazem para o seu bem. Ambas as instituições proíbem decididamente qualquer intervenção externa. Quanto a isso, elas ainda têm um jogo fácil, pois todos os do seu ambiente preferem ignorar a permitir que o sofrimento se aproxime deles. Neste caso, o mecanismo anímico de defesa da repressão cumpre totalmente a sua função.

Os vizinhos naturalmente ouvem os gritos desesperados e o choro das crianças maltratadas, muitas vezes também o barulho das pancadas e depois o silêncio, mas em geral não querem acreditar — *porque não deve ser verdade o que não pode ser verdade, e porque nem sequer devemos pensar nisso, porque ninguém poderia fazer algo assim contra uma criança indefesa.* Assim — segundo Hacker — a grotesca proporção da brutalidade é a sua proteção mais eficaz.[7]

Esses mecanismos de repressão valem para muitas situações essenciais semelhantes. Os carrascos clericais da Inquisição, os sádicos dos campos de concentração, os criminosos de guerra dos Bálcãs, os que maltratam crianças em toda parte — *será que isso existe mesmo, ou trata-se de exageros, atos cruéis inventados e contos de fada perversos para infundir medo*? Isso se pergunta o bom cidadão e, na verdade, não quer saber a resposta, somente quer a sua paz.

Além disso, ainda há a possibilidade de fugir para o pólo oposto. Talvez exista esse horror, pensa-se então, mas trata-se de casos isolados, executados por pessoas doentes, sádicas e loucas. Pessoas normais não podem fazer algo assim, não podem sequer pensar nisso. Como, sem dúvida, eles próprios são normais, e portanto não têm nada a ver com isso, eles puderam deixar de ver e ouvir — às vezes durante anos, na casa do vizinho ou no país inteiro, como no tempo do nazismo. E finalmente se diz: *Por sorte uma coisa assim não é mais possível nos dias de hoje!* Esse falso argumento concludente encerra qualquer discussão já no seu nascedouro.

Contra a repressão e o veneno que dela flui só existe um meio: a radical e franca conscientização e o esclarecimento da própria problemática da agressão. Os mencionados argumentos da repressão são fáceis de desmentir. Não é possível deixar de ver o desaparecimento de milhões de judeus, o aparecimento de tantos campos de concentração, os constantes hematomas nos membros dos filhos do vizinho ou da sua mulher. De resto, tampouco é tão simples varrer da mesa os mais de milhões de casos de alergias e doenças infecciosas. Eles se tornam uma das nossas melhores chances de iluminar nossas próprias relações com a agressão do começo ao fim.

A institucionalização da violência

Mesmo que existam de fato indicações suficientes de que as crianças, especialmente no início da vida, são mais adestradas do que educadas — inclusive em famílias em que nunca se bate — e mesmo quando mais tarde, no âmbito do relacionamento conjugal, por exemplo, possam vir à tona muitos padrões de comportamento existentes graças ao adestramento, o começo teórico de aprendizado ainda é sempre unilateral e limitado para esclarecer a agressão.

Segundo Sigmund Freud, o pai de toda psicoterapia e da psicanálise em especial, a agressão é um instinto. Por sua vez, um instinto é um impulso inato no organismo para o restabelecimento de um estado anterior. Freud partia do princípio de que os instintos representam a ligação entre o corpo e a alma. À agressão ele atribuía o instinto da morte, que tinha uma importância decisiva para ele, porque o não-orgânico provém do orgânico e, conseqüentemente, a morte da vida. Sem dúvida toda a vida orgânica ruma para a morte, mas mesmo os colegas analistas de Freud não puderam acompanhar sua visão severa do instinto da morte. Para Alfred Adler, o instinto da agressão é um impulso independente, voltado para o poder e o prestígio, que a pessoa com complexo de inferioridade interior projeta para fora como compensação.[8]

O psicanalista Friedrich Hacker vê a agressão como "aquela disposição e energia inatas em cada ser humano, que originalmente se expressam em atividade e mais tarde nas mais diversas formas de auto-afirmação até a crueldade individual e coletiva, socialmente apreendidas e socialmente transmitidas".[9] Com isso ele chega a uma definição que também abre espaço a outros pontos de raciocínio.

Segundo a avaliação de Hacker, a violência não é idêntica à agressão, mas sim, uma forma de expressão nua, na maioria das vezes física da agressão. Ele formula: "Toda violência é agressão, mas nem toda agressão é violência. Agressão e violência se diferenciam essencialmente uma da outra..." E ele continua: "Todas as formas de agressão por fim levam à violência e são ameaçadas pelo perigo da primitivização e da regressão à violência. O grau e a intensidade do conhecimento minimizam esse perigo."[10] Segundo Hacker, o uso da violência "objetivando o desenvolvimento futuro é uma estratégia infeliz, visto que devido aos seus sucessos iniciais de estimulação da atenção e da criação de abertura, conduz à repetição, embota e gera violência contrária, aumento de violência, bem como brutalização generalizada. [...] A afirmação de que a violência cura as feridas que ela própria abre é pura insensatez. O contrário é que é verdade. A violência não pode ser subjugada pela violência no eterno instinto de repetição, mas somente pelo reconhecimento e conhecimento das circunstâncias e condições que geram a violência — e seu impedimento."[11]

Como a opinião de Hacker é muito abrangente — e além disso, o círculo vicioso se volta para a violência, que será mais exaustivamente abordada no próximo capítulo — vamos analisá-la mais de perto. Segundo ele, a criança pequena já faz manifestações agressivas por meio dos músculos do seu corpo e, na verdade, por puro prazer. A criança simplesmente se diverte com o fato de descobrir o seu mundo por meio de movimentos agressivos. Nesse primeiro período de vida ela é polimorficamente agressiva, isto é, suas manifestações de agressão são múltiplas e ainda totalmente descontroladas.

A criança começa já em época tão precoce, a sentir os seus instintos prazerosos como parte do seu ser, mas empurra para fora, no sentido de uma projeção, aqueles de que não gosta. Logo ela desenvolve a tendência de tornar-se agressiva quando não consegue obter algo; ela responde com agressividade aos seus medos e tensões projetados para fora. De preferência, ela eliminaria a fonte do desprazer. É por isso que é prematuramente impedida de dar livre vazão às suas agressões por meio de castigos e da retirada do amor. Esse controle passa pelas assim chamadas ligações de agressividade, que tornam a agressão um tabu em determinadas situações e as associam a outras. A criança interioriza as exigências do meio ambiente, à medida que se identifica totalmente com as primeiras pessoas que cuidam dela, por meio do que, ela adicionalmente desenvolve o seu eu e logo um eu superior, uma consciência. Dessa maneira ela capta a vigilância e a função punitiva do meio ambiente no controle pessoal, o que faz com que os impulsos exteriores aos poucos se tornem interiores.

Segundo Hacker, à medida que a criança se submete às condições preexistentes, uma boa parte da agressão livre nessas circunstâncias pode ser ligada a instituições garantidas, como a família. A criança finalmente goza da vantagem surgida do fato de ser membro dela e liberta-se do medo. Segundo Hacker, como seres humanos nós estamos continuamente sob a necessidade de arranjar para nós essas instituições como a família, os clãs, os grupos, e assim por diante, porque só podemos suportar uma parte minúscula de agressão sem colocarmos nossa vida em perigo.

As instituições, por sua vez, mantêm a agressão dentro de determinados limites. Assim, todas as instituições — inclusive as "boas" — estão desde o início associadas à agressão, mesmo que ainda não a dirijam para fora. Somente esse controle voluntário ou obrigado da agressão pela comunidade torna a convivência humana enfim suportável, segundo a opinião de Hacker. O controle regularizado da agressão que no animal se dá por meio dos instintos e dos correspondentes mecanismos de contenção, nos homens precisa ser feito por instituições que os próprios homens criam.

O exemplo simples da ONU pode deixar isso claro. A comunidade mundial de todos os Estados considera sua tarefa preservar a paz entre os povos. Ela só poderá conseguir isso, se os povos entrarem em acordo para assentar sua energia agressiva. Idealmente, em teoria, um monopólio da violência da ONU poderia encerrar imediatamente todas as guerras. No entanto, isso fracassa no momento em que as nações têm medo de tanta renúncia à violência, isto é, a delegação da energia agressiva à organização mundial. Os Estados Unidos, que em vista de energia agressiva é a nação mais ativa e livre da Terra, não quer dar à ONU nem sequer o poder jurídico sobre os soldados dos Estados Unidos. Que eles mesmos até agora tenham ditado mundialmente as penas em processos judiciais contra criminosos de guerra, não modifica nada. Como todos os que projetam os conflitos para fora e sobre os outros, os Estados Unidos são da opinião de que criminosos de guerra devem ser julgados, desde que não pertençam às suas fileiras.

Essa postura não só deve remontar a uma direção ou autoridade inflexível, mas também estar ancorada na população — e por certo, não só na norte-americana — como tornam claro o processo citado por Hacker e o massacre de My Lai. Quando o tenente norte-americano William Calley foi encontrado e considerado culpado diante de um tribunal de guerra pelo assassinato à queima-roupa de mais de quinhentas crianças, homens e mulheres vietnamitas, um grito de raiva percorreu a nação. Nove entre dez norte-americanos acharam o julgamento um escândalo e uma vergonha. Os senadores protestaram abertamente, visitaram o assassino em massa na cadeia, solidarizaram-se com ele e o nomearam herói do povo. O presidente o liberou da prisão e o enviou para prisão domiciliar.

Os oficiais do tribunal militar ficaram abalados, pois o exército havia se recusado por tempo demais a admitir o assassinato em massa cometido em seu nome, e havia se empenhado com toda a força em manter os fatos encobertos. Quando — obrigados pela pressão pública — abriram o processo, eles o fizeram com a própria precisão militar de modo correto segundo a prescrição, e as provas contra Calley eram consternadoras e esmagadoras. Quando os protestos contra o seu julgamento (prisão perpétua) começaram em todo o país, eles não entenderam mais o mundo. Enquanto eles agora não só eram xingados, mas também ameaçados de morte, o convicto assassino Calley se tornava um herói popular e recebia milhares de cartas de reconhecimento. A pilha de cartas dos fãs subia a cada dia.

Para as outras nações deve valer o mesmo. Os Estados Unidos de fato têm a vantagem de ser capazes de tais processos como uma democracia em pleno funcionamento. Os excessos dos exércitos de governos menos democráticos quase não vêm a público, e, quando isso acontece, não é diante de um tribunal do próprio país. Seria impensável que o incomparável horror das unidades da SS, na Alemanha, tivessem sido julgados por tribunais nazistas.

Como os juízes militares dos Estados Unidos e os jurados de uniforme, muitas vezes nós também não entendemos mais o mundo e, afinal, é provável que nunca o tenhamos entendido, quando se trata do tema da agressão e da violência.

A agressão dispensada pelos indivíduos ao coletivo — praticada desde pequenos — é administrada pela instituição e pode ser dirigida à vontade para objetivos externos. A violência do indivíduo, severamente proibida como um delito, subitamente é declarada como lei e considerada importante e valiosa. Ela muda de nome e é justificada com altos objetivos de guerra. O tenente Calley recebera ordens para agir contra uma aldeia vietnamita que colaborava com o inimigo comunista. Ele estava na guerra e (finalmente) lhe era permitido o que antes era considerado tabu. Algo parecido deve ter ocorrido com os agentes da SS, que depois do atentado contra Reinhard Heydrich, precisaram matar todos os homens da aldeia como desforra.

A legitimação da violência, habitual na guerra, serve-se de um embuste de rótulos simples e é encontrado em todo lugar. A própria violência é apresentada pela instituição como necessária, até mesmo como um direito natural, como cumprimento do dever para com a pátria. Ela serve de autojustificação e está a serviço de objetivos superiores. Quando, como uma criança, um soldado interiorizou os objetivos da sua instituição, desse ponto de vista ele os aceitará sem problemas e achará que eles estão de acordo com os próprios objetivos. Hacker torna nitidamente claro que também é violência o que parece justificável como contra-violência.

Mas o tenente Calley representa apenas um lado daquilo que continua inteiro na identificação com a sua atrocidade. Ele se defendeu — exatamente como quase todos os algozes nazistas — dizendo estar cumprindo ordens e que serviu ao seu país. Então ele alegou uma situação de emergência cumprindo ordens. Mas freqüentemente acontece de nos indivíduos surgir resistência contra essas ordens desumanas. Eles reconhecem de repente o abuso da energia agressiva, que a seu tempo delegaram à instituição, e se transformam em inimigos (muitas vezes amargurados) da mesma instituição. Com freqüência, eles lutam em postos perdidos e não raro acabam finalmente de joelhos diante do poder da instituição antes apoiada por eles.

Recentemente pude assistir como um médico engajado e diretor da clínica, que se recusou a encobrir um erro do seu médico-chefe, foi demitido do cargo. Ele teve de ir embora — não o médico-chefe, como pessoas ingênuas que acreditam no direito e na justiça esperariam. Agora ele tem de lutar contra a instituição à qual antes sentia pertencer. Num país democrático que foge da violência, como a Áustria, ele ainda tem uma chance de vencer.

Quando um dissidente do sistema recupera sua energia agressiva originalmente entregue e delegada e a usa contra a instituição, no intuito de combatê-la como um reduto da injustiça e da desumanidade, ele às vezes pode vencer. Mas isso só é possível quando gasta energia agressiva no caminho para essa vitória entregando-a a outra instituição — seja um advogado, um partido ou mesmo um superior militar de ordens.

Mas, assim que a vitória na "guerra justa" é conquistada, é preciso novamente criar uma instituição — com todos os riscos do abuso de poder e energia agressiva inerente a esse processo. Aconteceu, por exemplo, de lutadores pela liberdade como Emiliano Zapata ou Pancho Villa tornarem-se revolucionários eternos no México. Mal tinham derrubado um regime por meio da revolução, o novo governo não se diferenciava essencialmente do antigo, e tinha de ser derrubado por uma nova revolução. O líder chinês da revolução, Mao Tsé, parece ter reconhecido o dilema prematuramente, e por isso recomendou a revolução permanente como uma espécie de instituição. A revolução da cultura, no entanto, trouxe tanta violência e sofrimento, que o povo se opôs a essa idéia e ela logo foi sepultada.

A aparentemente sempre necessária revolução torna o dilema bastante claro: sempre temos de delegar a violência a instituições em posição superior para alcançarmos uma convivência pacífica. Se quisermos escapar do círculo vicioso, é melhor conhecer previamente essa necessidade.

Contra a repressão por instituições poderosas, a agressão até mesmo na forma da sua variante assustadora da violência sempre tem uma função libertadora e o caráter de uma válvula de escape. Portanto, convém lidar violentamente contra a violência. E tanto mais valiosos são aqueles momentos em que se consegue manter a agressão justificável num nível mais exigente.

Naturalmente, os defensores do direito dos cidadãos da República Democrática Alemã (DDR) precisaram de uma medida considerável de coragem, força e vontade de lutar — aspectos do princípio da agressão — quando ousaram manifestar-se nas ruas contra o incrustado sistema militar até então extremamente disposto à violência. Eles articularam seu protesto com palavras intencionalmente agressivas: "Nós somos o povo!" Hoje isso pode parecer inofensivo; contudo, deveria e pôde expressar a questão da própria legitimação e a ilegalidade do outro lado. Raras vezes os organizadores têm sucesso em resistir à desobediência civil e ao comando de revoltas, à tentação para a violência de maneira tão impressionante.

Se as pessoas nas ruas da República Democrática Alemã tivessem descambado para a violência, os cabeças-duras que dirigiam o país talvez tivessem lançado mão desse pretexto para derrubar o primeiro movimento popular genuíno desde a sua fundação com derramamento de sangue. É por isso que os fazedores de tumultos que, por exemplo, constantemente se misturam nas demonstrações de cunho intencionalmente pacífico, são os melhores lutadores para a parte contrária, pois eles lhe dão pretextos para uma reação aleatória contrária. De forma muito conseqüente, as tropas ordeiras de Silvio Berlusconi, o ministro-presidente italiano e empresário da mídia, no auge em Gênova, tinham uma aliança secreta com os brigões da direita, como as imagens da televisão revelaram depois. Com isso foi fácil incriminar pelo ataque a maioria dos protestantes pacificamente engajados e outros oponentes da globalização. De modo semelhante atuam os assim chamados autônomos nas demonstrações na Alemanha, dando-as por terminadas como ajudantes involuntários daquela violência governamental, que pretensamente combatem e para a qual continuamente trabalham.

Nas situações em que a ira popular se volta contra eles, os governantes do momento ainda têm uma outra chance, isto é, desviar para fora a energia associada à vontade de revoltar-se, direcionando-a contra um novo inimigo. Pois a satisfação que surge de uma imagem o mais simples e drástica possível do inimigo para eles é declaradamente estabilizadora. Imediatamente aumenta outra vez um sentimento de aliança com a instituição ameaçada. A violência sempre é simples; todas as suas alternativas, ao contrário, são complexas e exigentes.

Podemos até mesmo usar esse mecanismo a fim de conquistar para nós mesmos o poder de uma instituição. O político israelense Scharon é um mestre nessa estratégia. Ele dissolveu o tumulto palestinense, a Intifada, por meio da sua provocante visita à montanha do templo, para então subseqüentemente fazer-se levantar acima do escudo do poder como salvador da desgraça encenada por ele mesmo. Como político, não podemos condená-lo por este ter sido sempre o seu objetivo, mas o caminho que ele escolheu para isso está calçado na violência e, posteriormente, apenas gerou violência. Enxergar esse mecanismo obviamente é problemático para os alemães, porque Scharon é judeu. Infelizmente, ele não é o único que trabalha ou tem trabalhado com esses métodos. Estes independem da origem e da nacionalidade dos respectivos políticos e são altamente problemáticos porque trazem consigo um aumento da violência. Mesmo que o exemplo para nós seja difícil por motivo histórico, apesar disso a única chance é, no futuro, perceber isso desde o início e não apoiá-lo, ainda. Só quando pudermos enxergar com clareza as técnicas do jogo da agressão em diversos campos e em suas diferentes formas de manifestação, poderemos ter a esperança de impedi-la na semente, a fim de não ficarmos presos para sempre no círculo da agressão e projeção.

COMO SURGIU A AGRESSÃO NO MUNDO?

O mito do primeiro fogo

Depois dos diversos argumentos científicos para o esclarecimento da agressão, uma retomada dos mitos pode ajudar a ir um pouco além. Na concepção do universo mítico, nos mundos das imagens anímicas, a agressão é atribuída ao fogo e ao princípio da luz. Os portadores do fogo — seja o germânico Loki ou o Prometeu grego — em dado momento foram rebeldes que encarnaram a natureza do fogo. Por meio da quebra de palavra, da traição, da astúcia, da malícia e finalmente da violência eles roubaram o fogo dos deuses, que evidentemente o tinham monopolizado para si e não queriam dar nada dele aos homens. Por mais traiçoeiro e agressivo que o procedimento desses portadores de luz possa parecer, o lado divino contrário é igualmente problemático. A postura dos deuses pode ser vista como especialmente desagradável, pois mesmo ao entregá-lo não perderiam nada do seu fogo. Mas aqui, antes de mais nada, o fogo é naturalmente um símbolo de poder. Quem possui o fogo, domina facilmente o mundo. Aqui também se usa simplesmente a agressão para obter o fogo.

Do outro lado, o objetivo (positivo) dos portadores de luz santifica os meios, e com isso o acontecimento tornou-se o protótipo ou arquétipo dos acontecimentos posteriores. Eles fazem algo "mau" a fim de promover o bem, e se parecem bastante com o Mefisto de Goethe. Como o diabo, este não é chamado de Lúcifer à toa, nome que, traduzido, significa fazedor da luz.

Prometeu e Loki tornaram-se, assim, os primeiros heróis que se rebelaram contra a Instituição [*Establishment*] dos deuses. Para tanto, usaram de violência, uma forma especialmente não-redimida da agressão. E ambos tornaram-se vítimas da contra-violência dos deuses. Prometeu foi acorrentado a um rochedo no Cáucaso e uma águia come diariamente o seu fígado, o órgão atribuído a Zeus, o pai dos deuses. Como seu fígado se regenera à noite, o sofrimento de Prometeu é eterno. A situação de Loki não era melhor, pois ele — igualmente preso à rocha — recebeu nos olhos a saliva corrosiva do lobo Fenris ou, em outras representações, também da serpente Midgard. Sua mulher colheu o veneno numa tigela para que ele pudesse suportar o suplício, mas assim que ela tem de mudar de recipiente, ele passa por sofrimentos atrozes. O fato de os dois portadores da luz serem castigados para sempre por terem se apoderado do fogo, pode indicar que também nós, os homens seus sucessores, pelos quais eles cometeram os seus atos agressivos, temos de sofrer constantemente por isso.

Nesse mito, o partido dos deuses pode sentir-se como vítima de um sacrilégio, pois perdeu o fogo que era exclusividade sua. Além disso, para o mundo dos antigos não havia nada pior do que a *hibris*, a revolta contra os próprios deuses. Por outro lado, a mitologia grega aqui já é tão sábia, que condena a *hibris* como um verdadeiro pecado, mas reconhece ao mesmo tempo que ela representa exatamente a chance de os homens atingirem a unidade e, assim, tornarem-se semelhantes a Deus. Os homens que receberam o presente dos rebeldes devem ter sabido defender esse roubo, bem como os portadores da luz. Na verdade, foi-lhes sonegado com o Fogo um dos elementos, e, com a agressão, uma das forças básicas da Criação. Sem eles, não teriam chance em todos os seus empreendimentos terrenos. Ambos os lados — de um, os deuses e, de outro, os portadores da luz e os homens — sentem-se também com a razão, como é o caso em toda guerra ou em cada ato agressivo primitivo.

Com o fogo não veio apenas uma chance, mas também uma ameaça para os seres humanos; os deuses sempre apontaram para isso. Pela transferência do céu para a Terra, o fogo não perde o seu potencial de perigo. Isto é, ele tem de ser vigiado sempre, só que pelos próprios homens. É preciso encontrar formas de organização, como talvez os sacerdotes que guardam o fogo. Com a posse do fogo, esses especialistas vão ganhar uma enorme importância e ascender a semideuses. De início, eles ainda se lembram de que só guardam o fogo para a comunidade geral, e sempre se asseguram disso. Mas, com o tempo, eles provavelmente tirarão tanta satisfação do fato, que eles — como antes os deuses — desejarão monopolizá-lo para si mesmos. No máximo neste ponto do tempo, os lesados questionarão a legitimidade dessa retenção do fogo. E novamente um Loki ou um Prometeu se elevará e se revoltará, roubando a tocha com violência e girando mais uma vez a roda do destino.

E assim os novos possuidores do fogo estarão sujeitos à sempre igual necessidade de repetição. O fogo não é somente o elemento da agressão, mas a sua transferência também acontece com violência e, com isso, por meio de uma forma não-redimida da agressão. Nesse círculo da agressão, a violência não é uma forma de "distúrbio circulatório" como Hacker afirma, mas uma conseqüência quase obrigatória. E em todo caso ela continuará nesse papel por muito tempo, até que o ser humano entenda totalmente e interrompa conscientemente o mecanismo desse círculo.

Por analogia com esse mito, podemos entender melhor muitos mecanismos psíquicos no âmbito do nosso problema. Eles vão do mundo da criança pequena e do adulto até às irrupções coletivas de violência.

A criança queimada

Como a criança queimada tem medo do fogo, os pais basicamente têm duas possibilidades de educação. Eles podem deixar o filho fazer uma experiência dolorosa, com um fogo relativamente inofensivo, ou eles podem ficar falando convincentemente *à sua consciência*, para que ele evite o fogo desde o início. Uma rima competente diz: "*Messer, Gabel, Schere, Licht sind für kleine Kinder nicht!*" [Faca, garfo, tesoura e luz não são apropriados para criancinhas!], proibindo à criança tudo o que é agressivo. Pouca coisa interessa mais à criança do que esses objetos proibidos. Conseqüentemente, irrompe uma luta entre os pais poderosos, que monopolizam todas as coisas excitantes — em primeiro lugar o fogo —, como antes entre os deuses e a criança. Eles lhe prometem que algum dia serão mais condescendentes, quando ela for suficientemente grande. Uma criança saudável ansiará por esse momento e o datará de modo diferente de seus pais. Ela se revoltará e desejará brincar prematuramente com o fogo proibido. Em geral, os pais deixam de observar o momento certo da transmissão do poder, e surge um conflito que traz a agressão ao jogo da vida. Esse tipo de conflitos de transição temperados com agressão é descrito detalhadamente no meu livro *Lebenskrisen als Entwicklungschancen* [As crises da vida como chances de desenvolvimento].

Como o mito de Prometeu já insinua, a problemática se repetirá de geração em geração. Por exemplo, toda a linhagem seguinte tenderá a reclamar para si o fogo do erotismo e da sexualidade mais cedo do que os soberanos estão dispostos a concedê-los. Os jovens o conquistarão apesar da proibição, para proibi-lo por sua vez aos seus filhos da mesma maneira, até estes provarem a revolta e, finalmente, os vencerem. O que a última geração lutou para conseguir, mais tarde ela reterá aos seus descendentes, até que eles ofensiva e agressivamente o busquem, e assim por diante.

O poder do céu e o fogo do inferno

Os primeiros seres humanos tiveram de roubar o fogo dos deuses por meio de um ato agressivo. Provavelmente, um raio que se destinava a outra coisa bem diferente tenha caído da mão de Zeus, o pai dos deuses. Mas um dos homens intencionalmente o entendeu mal e, com coragem, conquistou o fogo para os seus próprios fins. E assim surgiram basicamente problemas semelhantes, como bem os conhecemos nos exemplos dos mitos ou no desenvolvimento da infância ou da psicanálise.

No início, por certo, imperava entre os homens um grande medo do fogo. Provavelmente, eles se tenham ferido nos incêndios das estepes e os deuses acreditaram que o fogo ainda era um brinquedo muito perigoso para eles. Mas em algum momento um deles teve coragem e o roubou dos deuses. Esse corajoso por certo só aprendeu a controlar o fogo por meio do sofrimento. Finalmente, no entanto, ele o domesticou e, aos poucos, passou a usá-lo para aquecer-se e depois para aquecer o seu alimento. Ele deve ter queimado as mãos muitas vezes até que aprendeu a só lidar muito cuidadosamente com essa energia. Só então ele entendeu o que os deuses queriam dizer e como tinham razão. Ele entendeu que o fogo é um poder do céu, mas também pode transformar-se num fogo do inferno. Ele luta sempre pelo seu lar no céu, mas também queima tudo em que tocar e, portanto, a qualquer momento pode transformar a Terra num inferno incandescente. Com a grande ambivalência do princípio de agressão inato, ele pode aquecer e queimar, nutrir e devorar. O fogo é tanto atração como susto, é esperança e ameaça, bênção e maldição, perigo e oportunidade ao mesmo tempo.

Assim, nas mãos do homem, o fogo tornou-se um constante desafio, como o princípio que representa. Com a sua ajuda os homens puderam conquistar novos âmbitos da vida. Mas eles não penetraram apenas no macrocosmo do mundo exterior, mas também no microcosmo do interior e exploraram o fogo atômico, que desde então constitui sua maior ameaça. Assim, eles tiveram de encontrar bombeiros em todos os planos, que na maioria das vezes só puderam seguir atrás do corajoso e até temerário jogo com o fogo.

O fogo manteve-se sempre como um símbolo do desafio. Os seres humanos brincavam intencionalmente com fogo para demonstrar coragem e destemor. Mas eles sempre se mostravam soberbos e se tornavam vítimas das chamas. Outros passavam pelo fogo pelo seu próximo e por pessoas amadas, e com isso provavam que para eles havia algo mais importante do que a própria vida. Muitos atearam fogo em si mesmos e se transformaram num guia luminoso para uma idéia superior, como os monges budistas, que protestaram contra a política norte-americana no

Vietnã como tochas humanas, ou como o checo Jan Palach, que se incendiou em protesto contra os abusos do exército soviético.

Aos poucos, os homens aprenderam a distinguir os dois lados do fogo e da agressão: por um lado, o fogo domado, que no contexto da cultura pode cuidar de um progresso autêntico e que mitologicamente se relaciona com Palas Atena, a encarregada da cultura no Olimpo e protetora divina de Prometeu; e, por outro lado, o fogo perigoso da destruição, que é associado a Marte. Naturalmente, ambos os tipos de fogo sempre se unem e dependem um do outro. Na verdade, Atena também se ocupou da guerra, mesmo que num âmbito mais exigente que o de Marte.

O papel duplo do fogo sempre se destaca. Ele pode ser mal usado em armas de fogo e instrumentos de tortura, como alicates ardentes, ou usado como sinal de alerta, como no brilho vermelho das lanternas. Quando atualmente os manifestantes formam cadeias de luz e acendem um pequeno fogo simbólico contra a hostilidade aos estrangeiros, eles demonstram coragem e lançam um sinal, e ambas as coisas têm relação com Marte ou o princípio da agressão.

PRINCÍPIOS PRIMORDIAIS — ELEMENTOS CONSTITUTIVOS DE UMA ORDEM SUPERIOR

Os seres humanos sempre tentaram organizar as manifestações da vida e do mundo para, por meio da ordem descoberta, diminuir o seu medo. O sistema periódico dos elementos, por exemplo, nada mais é do que uma tentativa bem-sucedida de explicar o mundo material a partir dos seus elementos constitutivos isolados. Toda matéria deste planeta compõe-se de uma mistura desses cerca de cem elementos. Essencialmente não pode haver nada que não seja feito deles. De modo semelhante, antigamente tentou-se repartir não só o mundo material, mas também todas as outras manifestações de vida nos assim chamados princípios primordiais. Com essa base abriu-se um conceito de universo que inclui também o fenômeno da agressão em todas as suas técnicas de jogo — e que, antes de mais nada, cria uma possibilidade de lidar com elas que vai muito além do que a ciência tem a nos oferecer até hoje.

Na Antigüidade, escolhia-se para isso o sistema clássico dos sete planetas, que eram denominados conforme os deuses mais importantes. Com a descoberta dos planetas restantes, o sistema foi ampliado para dez planetas. Essa visão do mundo caiu no esquecimento, com exceção da filosofia espiritual, pela qual, de tempos em tempos, é redescoberta em suas diferentes partes.

Os princípios primordiais que estão ligados aos assim chamados planetas interiores, que circulam em órbitas próximas ao Sol, simbolizam os comportamentos individuais, pessoais, os impulsos egocêntricos. A eles pertencem Marte e seu adversário Vênus, bem como o Sol e a Lua, Mercúrio e Júpiter.

No entanto, até mesmo o princípio central do Sol só se desenvolveu realmente quando se relacionou com os princípios exteriores, mais distantes. Os princípios ligados simbolicamente aos planetas exteriores, que circulam além de Saturno, em nossa conexão representam desenvolvimentos mais amplos. Isso vale especialmente quando se unem com os princípios dos planetas interiores. Os planetas exteriores então corrigem os esforços mais egocêntricos dos interiores. Aqui devem ser mencionados Saturno, Urano, Netuno e Plutão. Os princípios dos planetas exteriores interessam-nos especialmente em sua ligação com o princípio de Marte, que representa a agressão.

Nós reconhecemos esses princípios também no próprio corpo. Por exemplo, o princípio de Saturno, que representa os limites em geral e a redução ao essencial, vemos refletido no corpo pelos dentes, que formam uma falange limítrofe. Aqui são considerados principalmente os molares. O princípio de Saturno exige responsabilidade total.

Onde entra em jogo o princípio de Plutão, na maioria das vezes é necessário um desenvolvimento no sentido de uma mudança total, e aqui ela é inexoravelmente cobrada. Com isso são atingidos todos os quadros mórbidos de doenças auto-agressivas, especialmente quando ameaçam com conseqüências definitivas, como um desfecho mortal.

Encontramos Netuno, o princípio da dissolução de tudo o que se destaca, na doença de Creutzfeldt-Jakob e na Encefalopatia bovina esponjosa (BSE). O princípio de Netuno exige a renúncia a toda intenção, ele exige o desapegar-se de tudo. Aqui, por exemplo, referimo-nos à cobiça de lucro material, que esses quadros mórbidos produziram em primeiro lugar.

O princípio de Urano, que representa o original, o surpreendente e o imprevisível, exige independência e liberdade de tudo aquilo com o que entra em relação. Com ele, trata-se de estimular o desapego de quaisquer dependências pessoais, portanto, de livrar-se também da ilusão da independência. Ele ainda nos dará o que fazer em conexão com a hiperatividade.

Muitas das tentativas de divisão, no Ocidente, em última análise voltam à antiga doutrina dos elementos. Se analisarmos a doutrina dos tipos da psiquiatria, nos coléricos encontramos o elemento Fogo e, nos sangüíneos, o elemento Ar. Ligamos os melancólicos ao elemento Terra e os fleumáticos ao elemento Água. Desde Freud reconhecemos traços histéricos nos coléricos, traços esquizóides nos sangüíneos, traços depressivos nos fleumáticos e traços compulsivos nos melancólicos. Esses quatro tipos elementares são reencontrados no âmbito cristão nos quatro evangelistas. Até hoje esses tipos são a base da nossa compreensão do mundo.

O psicanalista Fritz Riemann, que bem cedo teve a coragem de admitir a antiga doutrina dos princípios primordiais e publicou um livro sobre os correspondentes tipos na astrologia, atribuiu a origem desses quatro tipos básicos às quatro tendências básicas do universo.[12] Segundo a concepção de Paracelso, ele ligou o ser humano do microcosmo ao macrocosmo da criação. Ao movimento da Terra ao redor do Sol ele deu o nome de revolução e viu nisso uma adaptação a uma órbita predeterminada, que é seguida em dependência. Ele reconheceu outra vez essa tendência na resignação depressiva, como a encontramos em todas as sociedades originais, que seguem o caminho eternamente igual dos antepassados. Ao contrário, o giro da Terra ao redor do seu eixo, a rotação, revela a dinâmica individual da Terra. Ela corresponde ao esquizóide girar-ao-redor-do-próprio-eixo e à nossa tendência atual de seguir o próprio caminho. No sentido positivo, expressa-se no processo de individuação, como descrito por C. G. Jung, e, no sentido negativo, no egocentrismo moderno. A força centrífuga sobre a Terra corresponde ao colérico tipo de Fogo, que é voltado para fora e corre o perigo de perder o seu centro. A força contrária da gravidade reflete-se outra vez no compulsivo tipo de Terra, que ameaça solidificar-se.

Na Antigüidade, os quatro princípios básicos eram ainda mais divididos, como neste exemplo do Fogo: o fogo original foi descrito como cardinal e reconhecido no caráter do deus da guerra, Marte (Ares); no seu auge, o Fogo foi descrito como fixo e associado ao Sol; o Fogo desenvolvido foi chamado mutável e reencontrou-se em Júpiter (Zeus).

Por meio dos nomes de deuses os quatro princípios básicos continuaram sendo diferenciados, tanto que surgiram dez princípios primordiais, que até hoje são a base de todas as disciplinas espirituais e são conhecidos principalmente na astrologia. Na verdade, nos velhos tempos referiam-se à doutrina dos princípios primordiais e de modo nenhum à visão do futuro apresentada como "astrologia" nas revistas atuais.

O pensamento de encontrarmos esses princípios em nossa vida diária não é tão estranho como pode parecer à primeira vista. O princípio oral, redescoberto pela psicanálise e antes atribuído a Vênus, torna-se claro no tema do fumo. Muitos fumantes têm um problema oral ou exatamente venusiano. Falta-lhes o prazer na vida, e fumando eles têm algo entre os lábios que gera uma certa satisfação. Quando param de fumar — talvez por motivos de saúde — tendem a comer mais e a beliscar, o que muitas vezes provoca aumento de peso. Essa inter-relação é menos lógica do que analógica. Eles têm simples e inconscientemente de continuar elaborando o seu problema oral ou de Vênus, e também podem fazer isso comendo e sendo gulosos por doces. Eles também poderiam chupar o dedão ou beijar.

Sem dúvida, também há fumantes que elaboram um problema de agressão com o fumo e, fumegando, *deixam escapar vapor*. Quando param de fumar, existe o perigo de buscarem outra válvula de escape; por exemplo, começam a gritar ou a bater. Entretanto, podem também ser mais ofensivos e saber contestar do ponto de vista figurado, e, dessa maneira, fazem justiça ao princípio de agressão de Marte. Isso evidentemente é mais saudável para eles mesmos (sobre isso, veja também o CD *Rauchen. Frei werden von Abhängigkeit* [Fumar, libertar-se da dependência]).

Por esse exemplo banal, pode ficar claro onde está a solução ao lidar-se com o princípio de agressão, e nisso ele não se distingue de outros princípios: cabe a nós tão-somente a escolha de viver a variante brutal não-redimida da agressão ou a mais desenvolvida, a mais livre. Ao contrário, não temos a escolha de ocupar-nos com o princípio da agressão ou de Marte. Assim como não podemos banir um dos elementos do sistema periódico do mundo, tampouco podemos fazer isso com um princípio primordial como o da agressão (Marte).

Antigamente, lidávamos com esse conhecimento de modo muito mais descontraído, embora o princípio de Marte não tenha sido apreciado em nenhuma época. Ares/Marte, juntamente com Hades/Plutão o deus dos infernos, era o menos apreciado do panteão dos deuses gregos e romanos. E justamente esses dois deuses malquistos são os que dão nome ao nosso princípio da agressão, o que torna ainda mais claro que não estamos nos aproximando de uma tarefa fácil.

Ares/Marte era considerado brigão, bem como falso e grosseiro, mas apesar disso tinha o seu lugar no céu dos deuses. Tentava-se ficar bem com todos os princípios e respeitá-los, para não ser inesperadamente afligidos por eles. Os homens da Antigüidade tinham consciência de que não podiam escapar a nenhum dos princípios primordiais e, por isso, cada um obtinha o seu espaço, o seu tempo e o seu direito.

Nós perdemos amplamente o acesso a esse costume de consagrar determinado tempo a um princípio, um costume que facilitava muito a vida, embora o pensamento não se tenha tornado totalmente estranho. O princípio do deus celestial Urano, ao qual se subordina tudo o que é súbito, surpreendente e deslocado da norma e, conseqüentemente, o lampejo de espírito bem como o ataque de apoplexia, ainda encontra o seu momento no Carnaval. Das 11 horas do sábado de Carnaval às 11 horas da quarta-feira de cinzas, as forças uranianas em nós e à nossa volta têm livre vazão. Só a última noite do carnaval encerra os instintos liberados e, com a Quarta-feira de Cinzas, anuncia-se o tempo da cinza e do jejum e, assim, o princípio de Saturno.[13] [No Brasil, esse intervalo de tempo é infinitamente maior!] No Carnaval é permitido exceder-se, violar as leis e fingir-se de louco. No resto do ano não há espaço para isso e seria até mesmo passível de castigo. Obviamente é melhor extravasar todas as necessidades anormais (que ferem as normas) e as próprias loucuras nesse tempo extra previsto para isso, e depois manter a paz. Quem lida intensamente com o costume do Carnaval, constata como antes as pessoas se entregavam e davam vazão às energias uranianas desse modo. Os tabus (sexuais ou hierárquicos) de cada época podiam ser rompidos num contexto isento de perigo e visível, sem de fato questionar-se a ordem. Assim, o princípio de Urano até hoje tem o seu tempo e espaço no Carnaval, que são negados aos outros princípios — principalmente ao de Marte e mais ainda ao de Plutão.

Quando reconhecemos que não podemos fugir de determinadas compulsões, é sempre melhor enfrentá-las com consciência, aprendendo a conhecê-las e a fazer-lhes justiça. Onde isso não acontece, a recusa em geral nos presenteia com um conselho claramente desagradável sobre a compulsão. Este pode fazer efeito tanto no exterior como nos problemas interiores. Depois de mais de duas décadas de interpretação de quadros mórbidos, não tenho mais dúvidas sobre a combinação de microcosmo e macrocosmo no sentido paracelsista. Muito corrobora a idéia de que estamos na Terra para aprender e que a vida é uma grande escola. Podemos aprender em todos os âmbitos possíveis e no que diz respeito a isso cabe-nos continuamente a escolha. Mas onde nos recusamos a enfrentar um problema, ele nos será ensinado contra a nossa vontade.

Por esse motivo, os nossos antepassados eram sábios ao reservar determinados períodos de sua vida para os princípios primordiais, ou até se sacrificavam por eles, quando essa disposição ao sacrifício estendia-se voluntariamente até os âmbitos dolorosos. Fazer sacrifícios voluntários é essencialmente mais fácil e agradável do que ser obrigado a eles, mesmo que o sacrifício não deixe de ser incômodo. Que daí tenha surgido uma religião, que como todas as religiões pode ser mal compreendida e mal interpretada, não muda nada na superioridade básica de uma lida consciente com os princípios primordiais. Para um químico ou físico é totalmente natural confiar no efeito da lei do sistema periódico; não é preciso prová-lo novamente a cada vez. Na medicina e psicologia podemos da mesma maneira confiar no efeito dos princípios primordiais.

Marte — o princípio arquetípico da agressão masculina

Do ponto de vista da filosofia espiritual, a agressão é a energia de todos os começos e pertence ao primeiro princípio primordial, Marte, com que toda a vida se inicia. Desse ponto de vista, a tentativa de eliminar a agressão do mundo não tem sentido. Se isso desse certo, seria o mesmo que abolir o mundo.

A palavra agressão provém do latim *aggredi*, que significa pôr as mãos em, atacar — o que originalmente não tinha importância e era considerado neutro. No nosso uso moderno da língua o conceito de agressão, ao contrário, tem um colorido quase exclusivamente negativo. É preciso enxergar essa unilateralidade e compensá-la com a descoberta do lado de Marte que favorece a vida.

Os austríacos ainda usam a palavra *angreifen* [atacar] no sentido neutro, e com ela podem indicar até mesmo um toque carinhoso. O alto-alemão conhece a referência positiva na expressão *etwas in Angriff nehmen* [começar algo]. As palavras *anpacken* [agarrar] ou *zupacken* [agarrar sem vacilar] indicam igualmente um início positivo.

O início, que sempre necessita da energia da agressão, na verdade é algo belo. Sem agressão nada pode começar e, portanto, o primeiro impulso sempre é agressivo, basta pensarmos no mito científico da criação pela explosão primordial, aquela explosão violenta que pôs tudo em movimento; ou nas histórias religiosas da criação, em que se fala dos primeiros sons, centelhas, palavras ou cantos. Também a primeira palavra, o primeiro som que cai no silêncio e o *perturba* como força agressiva, nem por isso é mau.

Todo início do ano acontece *naturalmente* a partir da energia agressiva da primavera. Os sucos sobem, as árvores *brotam* e a salada *cresce*, e ninguém vê nisso algo ruim. Se avaliássemos a primavera com nossos valores habituais, isso pareceria ridículo. Quando milhões de botões *rompem* seus envoltórios indefesos, milhares de brotos perigosamente pontudos *perfuram* a inocente Mãe Terra de maneira brutal, achamos isso totalmente agradável. Nós usufruímos a força agressiva de Marte na primavera — o novo ciclo de crescimento não pode iniciar-se sem ela. Às vezes até tomamos o partido das agressivas energias primaveris e com elas nos colocamos contra as persistentes, rígidas forças do inverno, que atribuiríamos ao princípio de Saturno.

Os brotos das plantas realmente têm as mesmas pontas perigosas que vemos nas lanças, caças a jato e foguetes. Nós também os chamamos de rebentos, e nisso *atirar* e *projétil* vibram juntos. Todos os projéteis têm a forma marcial — desde a ponta das lanças da Idade da Pedra até os cartuchos de uma metralhadora — senão eles nem poderiam voar, ao menos não tão depressa. É a forma ou assinatura de Marte, o deus da guerra, e ela não é boa nem má, porém marcial e, com isso, mais apropriada para o rápido movimento para a frente, para derrubar resistências e vencer. Inclusive comentários *ferinos* no sentido figurado atingem a alma mais profundamente do que falas *sem graça* e, por certo, atingem o seu objetivo.

Quer gostemos ou não de Marte ou da sua energia, ela está presente em todos os inícios. E quanto mais livremente puder atuar, tanto mais fácil será o início. Todo parto também vive da força de Marte dos envolvidos. A mãe a expressa com as dores da pressão, e o filho dá o seu ativo salto de cabeça para a vida. Se um dos dois recusar a sua tarefa marcial, o ginecologista por fim precisa colocá-la arrojadamente em jogo, à medida que *corta* com o seu *bisturi afiado* a barriga inchada e liberta a criança. O princípio de Marte é representado também no sangue, que jorra em maior quantidade, e nas mencionadas dores do parto (gritos).

Todas as tentativas de eliminar Marte por fim fracassam e só trazem sua forma não-redimida, como torna evidente o parto por cesariana. Se a criança está em posição transversal ou a mãe não fizer força suficiente, entram no jogo da vida as intervenções marciais dos médicos e o parto inicia-se problematicamente. Quando ainda por motivos compreensíveis a criança se recusa a dar o salto para a vida ou até se posiciona com o traseiro na frente, Marte tem de fazer valer o seu direito.

Antigamente, os ginecologistas pegavam a cabeça do bebê com uma espécie de alicate-gigante; hoje, eles a sugam com uma bomba de sucção pelo tempo necessário para quebrar a resistência. Quem não sai voluntariamente, é *pego* pela cabeça e é *puxado* para a vida. Não importam quais bons motivos imaginemos ter para evitar Marte. Pode-se compreender a recusa da criança, que sabe que precisa atravessar a parede com a cabeça. Ela também não tem culpa da posição imprópria da mãe no parto, quando esta é deitada de costas e toda a pressão da cabeça, em vez de visar a abertura do canal de parto, se volta para o períneo que, no caso, se torna de fato uma espécie de muro. Mesmo quando o dilema da posição desfavorável não é sua culpa, ela não pode ser poupada da experiência inicial de Marte. Os ginecologistas, que antes da época do médico francês Frédéric Leboyer[14] eram responsáveis pelo aumento da força marcial em âmbitos não-redimidos, tinham de intervir *agressivamente*, à medida que logo cortavam o períneo ou aceitavam como inevitável a sua ruptura, que costuravam depois. Em ambos os casos tratava-se de um *negócio* doloroso, sangrento e, com isso, marcial.

Um parto suave não é possível a partir da *natureza* da coisa, também não tem sentido e não era a ele que Leboyer se referia. O nome do seu livro expressivamente é *Geburt ohne Gewalt* [Parto sem violência]. Afinal, a violência e a brutalidade são campos não-redimidos da agressão e estão presentes num parto — mas podemos evitá-las à medida que escolhemos seus campos redimidos.[15] Por exemplo, quando a mulher pode usar toda a sua força escolhendo uma posição significativa como a de cócoras, em pé ou sentada, isso representa um apoio à força de Marte, mas agora de maneira redimida.

Sem Marte, portanto, nada vem a este mundo. Até mesmo um animalzinho doce como um pintinho, precisa destruir agressivamente a casca do ovo com seu pequeno bico marcial pontudo para enxergar a luz deste mundo. Portanto, dizia com razão o filósofo grego Heráclito que o deus da guerra (Marte) era o pai de todas as coisas. No âmbito primordial principal isso é verdade. Só que, no caso, não devemos deixar de ver que isso não é dito aqui no sentido da valorização e, conseqüentemente, tampouco no sentido negativo. A partir daí não devemos esquecer também que tudo o que tem um pai, também possui uma mãe. Neste caso, ela é facilmente a oponente de Marte, a deusa do amor, Vênus. Todo princípio tem um pólo oposto, do qual está mais próximo do que supomos. O papel do pólo oposto sempre nos ocupará, principalmente quando falarmos sobre o tema da polaridade.

O princípio de Marte expressa-se em qualidades como *rápido*, *pontudo*, *afiado*, *direto*, *corajoso*, *quente* ou também *enérgico*, que tanto podem ser usadas positiva como negativamente; por exemplo, para aquecer casas ou destruí-las com bombas incendiárias. Com facas afiadas podemos assassinar ou cortar pão; com coragem podemos salvar ou arriscar vidas. O princípio da agressão não está só no início, ele está sempre presente e não pode ser substituído, embora tenhamos a escolha do plano em que o viveremos. Podemos pensar depressa e corajosamente, para enfrentar um perigo no trânsito. Podemos trilhar ofensivamente novos caminhos para superar problemas antigos, com o intelecto aguçado podemos ultrapassar limites para encontrar soluções melhores. Podemos provocar brigas acaloradas, jogar toda nossa energia no prato da balança e vencer os debates orais para o bem da comunidade.

Uma vida corajosa sempre está repleta de Marte. Quem *pega* o *ferro em brasa* na sua vida e *luta* por soluções, vive Marte. Os grandes desafios apresentados pela vida moderna, de assumir corajosa e resolutamente o controle, são a principal tarefa do nosso tempo, e ela só é bem-sucedida com um relacionamento reconciliado com o princípio da agressão.

O ser humano é um *zoon politikon*, um animal social. Ele precisa de certa agressão para enfrentar os outros e seguir sua determinação. Um relacionamento sempre pede coragem e força ofensiva — desde o seu início até o seu fim. No decurso do relacionamento são necessárias as forças marciais para formá-lo de modo vivo e excitante, pleno e estimulante do crescimento, a fim de tentarem dar juntos os passos para o desconhecido.

Apesar do seu significado central para a nossa vida, o princípio de Marte ainda está esperando em vão pela sua salvação do canto do castigo. Quando se evita tudo o que diz respeito a Marte, naturalmente também os seus aspectos redimidos levam desvantagem. Onde houver necessidade de *incisões* duras ou quando se trata dos primeiros passos corajosos e limites tiverem de ser ultrapassados, sem Marte não há nenhuma chance de sucesso.

Por exemplo, a maioria dos políticos dos grandes partidos destaca-se — como a maioria dos eleitores — pela mediocridade e compromissos podres, o que levou as democracias ocidentais a uma apatia política. Todos querem quase obstinadamente chegar ao centro e se reencontram outra vez na mediocridade. Em muitas democracias clássicas uma grande parte da população há muito tempo não participa mais do jogo e abstém-se de votar.

Igualmente alta como a insatisfação da população com os políticos é a insatisfação com os médicos. Um dos motivos mais profundos disso é que ambos os grupos perderam a energia de Marte de modo muito notório. Nisso temos exatamente os políticos que a maioria escolheu, bem como os médicos que escolhemos para nós — nas democracias e na escolha livre dos médicos não pode haver dúvidas. O que aqui à primeira vista pode parecer um queixa, deve mostrar como nos falta o princípio da agressão em seu caráter positivo — e de fato em toda parte, não só na política e na medicina. Também no mundo cotidiano a energia marcial representa um papel de importância — para o nosso bem ou para o nosso mal. As linhas seguintes de Friedrich Nietzsche podem explicar isso e encorajar-nos a fazer as pazes com Marte:

Ecce homo
Sim! Eu sei de onde vim!
Insaciável como a chama,
brilho e me consumo.
Tudo o que toco vira luz,
Carvão é tudo o que deixo.
Com certeza sou chama.

Renegar Marte

Devido à pouquíssima atenção ao princípio primordial da agressão e à nossa recusa em tributar-lhe o devido respeito e reservar-lhe um espaço adequado, o resultado é que Marte muitas vezes é forçado a usar caminhos sombrios. Ele tem de anunciar-se em todas as formas não-redimidas possíveis. Na máfia e no crime organizado ele está muito bem representado. Sua influência mostra-se tanto nas guerras entre quadrilhas como nos negócios sujos que chegam até os estágios da economia e da política. A parte marcial, no entanto, só é perceptível aos que têm um faro para a sua qualidade.

Além disso, Marte principal e primordialmente participa de todas as guerras e de muitos quadros mórbidos e até mesmo é o único responsável por alguns deles. Quanto menos atenção dermos a um dos princípios primordiais, tanto mais furioso ele se torna na realização das suas exigências e no modo como nos obriga a prestar-lhe atenção.

Quanto ao princípio de Marte, sentimos por um lado com muita clareza que não podemos viver sem ele. Com exceção talvez da Costa Rica ou da Islândia, quase nenhum país renuncia voluntariamente a ter um exército; e sem sistema físico de defesa uma pessoa não é capaz de (sobre)viver. Por outro lado, nós nos esforçamos quase a qualquer preço para não olhar para o rosto de Marte, principalmente a não chamá-lo pelo nome. Isso vale tanto para o pequeno como para o grande, tanto para o indivíduo como para a coletividade.

Quase todas as guerras dos últimos cinqüenta anos foram conduzidas e planejadas pelos ministros da defesa. Uma pessoa ingênua pode se perguntar, como um ministro da defesa russa se defendeu no meio do Afeganistão ou os seus colegas norte-americanos em tantos lugares do mundo? Sem querer fazer avaliações, chama a atenção que, a milhares de quilômetros do lar, dificilmente convence a costumeira justificativa dos militares, isto é, a defesa da pátria contra agressores externos. Nesses casos, devem manter-se princípios como o da liberdade ou da democracia e sua defesa. Com freqüência, por trás dessas "medidas de defesa" podemos reconhecer o desejo de realização dos próprios interesses.

Naturalmente não podemos simplesmente generalizar todas as diversas intervenções militares. Por certo a intervenção norte-americana na Alemanha nazista foi uma luta heróica que libertou um continente. Mas não é possível comparála com a guerra do Vietnã ou o ataque russo contra o Afeganistão.

Mesmo que se trate claramente de um ataque, via de regra ainda se argumenta defensivamente. Essa idéia é mais fácil de vender, porque temos essas inibições de dar honestamente o nome a Marte e olhar dentro dos seus olhos guerreiros. Sempre se chega a uma negação semelhante do princípio da agressão. Já no nome do exército invasor põe-se a descoberto o desrespeito a Marte. Os exércitos alemães devem ser mencionados em especial, pois, da defesa do reino, passando pelo poderio militar até a defesa federal, nunca se defenderam, na verdade, mas no que diz respeito aos dois primeiros, atacaram bastante agressivamente. Antigamente falava-se de um *poder* de luta, de um ministro da *guerra* e de uma campanha de *conquista*. Ao menos por meio da fala, Marte distinguia-se, assim, mais honestamente — um indício de que com o tempo ele foi sendo avaliado sempre mais negativamente.

O temor de garantir Marte fica muito claro na história mais recente da Alemanha. Durante décadas deixou-se evidente para os jovens da república alemã que teriam de sacrificar um ano e meio da sua vida à defesa do país, porque o lado oriental dispunha de um exército popular armado até os dentes, que estava pronto para atacar o ocidental. Do lado oriental acontecia o mesmo com presságio inverso, só que ainda mais drástico. De repente, a defesa da união e o exército popular viram subitamente que estavam do mesmo lado, devido à reunificação. Então muitos pensaram que haveria um desarmamento em grande estilo. Essa teria sido a conseqüência lógica, se a argumentação anterior fosse verdadeira. Mas como todos nós pudemos ver, não houve desarmamento, e sim, na melhor das hipóteses, uma mudança de armamento. Para o quê? Perguntaram os ingênuos. Os adeptos do armamento não deram muitas respostas, porém pensaram no caso. É só não entregar nada de todo esse brinquedo marcial que, com o tempo, se poderá encontrar um adversário. Desde então, eles estão empenhados em procurá-lo, e não tem sido em vão. Em certos casos, basta bater em retirada para elaborar o tema de Marte no plano guerreiro. Portanto, não se renunciam só a milhões de projetos de rearmamento mas a novos aviões-bombardeiros, mesmo que ninguém saiba para o que são necessários. Contra toda lógica, eles continuam sendo construídos. Quem adquire esses caros aviões-bombardeiros para nenhum objetivo sabido, deve ter um relacionamento secreto com Marte. Cidadãos pacifistas suporão uma relação não-redimida. Os adeptos desses investimentos não se atrevem a confessar abertamente as suas intenções bélicas, e isso eles têm em comum com quase todos os adeptos modernos do princípio de Marte.

A postura pacifista

Os pacifistas consideram-se muitas vezes pessoas melhores, simplesmente porque estão contra Marte. Com a melhor das intenções, em geral eles querem eliminar Marte do mundo. Seria interessante testar a média de pessoas doentes de alergias e infecções entre eles. Pois o reprimido princípio de Marte precisa encontrar uma válvula de escape em algum lugar, afinal a história mostra como são desesperançadas as tentativas dos pacifistas. Mais sinceros — mesmo que em relação à sua designação — são os pesquisadores da paz, que se dedicam exclusivamente à pesquisa da guerra e do armamento, mas estão conscientes disso.

Como já demonstramos com vários exemplos, significativamente não se pode tratar de banir Marte do mundo, mas de vivê-lo de forma mais redimida. Ser contra a guerra é algo totalmente diferente do que voltar-se fundamentalmente contra o princípio de Marte. O primeiro é humano, o último apresenta perigo de vida, pois com ele Marte é obrigado a ficar no incontrolável reino da sombra, onde se torna muito mais perigoso. Sabe-se que quase todos os políticos pacifistas importantes morreram de modo violento. Aqueles dentre eles que originalmente eram generais como Anwar el Sadat ou Jitzhak Rabin, como soldados sobreviveram à guerra quase incólumes, mas como apóstolos da paz foram mortos com o primeiro tiro. É perigoso fechar a válvula de escape para as energias marciais, quando há um potencial ainda mais agressivo em jogo.

Seria ideal arranjar uma válvula de escape diferente para essa energia fogosa, algo que estimulasse o desenvolvimento. Se fosse possível levar os lutadores da Intifada que arremessam pedras a usar essa energia e risco para a reconstrução do seu país, sua situação pessoal e a de toda a região seria muito menos desanimadora. Proibi-los de arremessar pedras como castigo obviamente não é nenhuma solução, porque então eles não saberiam o que fazer com a sua energia agressiva.

Uma analogia com o microcosmo pode deixar claro como são problemáticas inicialmente e tão atraentes as estimulantes sugestões de desarmamento dos pacifistas radicais. Um desarmamento completo do nosso sistema de defesa corporal encontra-se justamente na fase final da leucemia ou também da Aids, e não é compatível com a vida. Essa analogia com o microcosmo pode parecer desagradável a algumas pessoas, que ainda estavam satisfeitas quando se tratava do desarmamento. Quando contemplamos o nosso corpo, o endurecimento é sempre preferível ao desarmamento.

Uma outra analogia, desta vez com o Oriente distante, pode igualmente nos levar a pensar. O samurai, que viveu toda a sua vida para o aperfeiçoamento da arte da guerra, é tão forte que nem sequer precisa mais lutar. O oponente reconhece à primeira vista a superioridade interior, que é um reflexo da superioridade exterior, e prefere renunciar à luta. Neste caso, o oponente inteligente com estado de consciência suficientemente elevado, mobiliza obviamente os instintos de sobrevivência; a história e a experiência mostram que isso não vale para todas as pessoas.

Abertura para o princípio de Marte

Seja o que for que possamos objetar ao militar, os soldados ao menos encaram o princípio de Marte, mesmo que num plano concebivelmente não-redimido. Por certo conseguem captar algo de positivo desse princípio, ou não praticariam voluntariamente, dia após dia, algo que todos os outros, e oficialmente também eles, esperam que nunca seja necessário ou usado.

O mesmo vivem os cirurgiões, que são igualmente treinados com instrumentos agressivos como armas e exercem um ofício em que se fura e corta. Neste caso, a esperança de que nunca tenham de usar suas armas e capacidade agressiva, nem sequer entra em cogitação. Obviamente, todo paciente ou leigo no assunto prefere pressupor que esses cirurgiões de fato usem seus instrumentos somente num caso de emergência, quando todas as outras medidas falharam. Quando vemos jovens cirurgiões *lutar* por cirurgias, de que na verdade precisam para a continuação do seu desenvolvimento profissional, temos a sensação do secreto fascínio exercido por Marte. Naturalmente, bons cirurgiões têm prazer em operar. Mas é preciso que tenham, ou nunca seriam conhecedores da sua profissão. Eles dividem os pacientes de antemão, antes mesmo que estes tenham sido internados, segundo o lema: "O próximo estômago é meu!"

No mínimo podemos duvidar que em *operações* militares seja esse o caso. Durante o treinamento de tiro ao alvo, um bom soldado com certeza se satisfaz no que se refere a apontar, atirar e contar os acertos. Por que isso seria diferente num caso real, se ainda é recompensado pela sua eficiência e cumprimento das ordens e com isso pode salvar a sua vida e a dos camaradas? Não é só nos livros de história que podemos ler com que prazer essas capacidades são transferidas para o combate. Que os "bons" soldados na guerra são solicitados mais depressa é uma verdade rudimentar. Mas o que é um bom soldado? Nesse ponto as opiniões divergem.

Assim que transpomos essas verdades quase naturais para situações concretas políticas ou militares, imediatamente torna-se mais difícil enxergar o efeito dos princípios envolvidos. O motivo são algumas avaliações pessoais que deturpam tendenciosamente a visão. Assim que tomamos partido, isso em geral nos deixa cegos. Só para praticar, seria significativo contemplar o exemplo seguinte sem avaliá-lo e abstraindo-se da nossa própria pessoa.

A Guerra do Golfo, em 1991, foi um exemplo claro do nosso relacionamento secreto e estreito com Marte. Na visão dos aliados tratou-se do desarmamento de um oponente, ao qual lamentavelmente há pouco tempo haviam armado. Na discussão ideológica e depois militar entre o Irã e o Iraque, os Estados Unidos de início tomaram o partido do ditador iraquiano Saddam Hussein e, com isso, segundo sua opinião, haviam escolhido o mal menor. Isso trouxe mais tarde a conseqüência de Saddam não temê-los como inimigo e de modo bastante malcriado e egoísta agir contra os interesses dos EUA. Entre os aliados logo concordou-se que algo teria de ser feito. Quem não queria participar ativamente da luta, ao menos tinha de financiá-la. Na Alemanha, que naquela ocasião ainda não queria ir ao campo de batalha, os políticos derramaram lágrimas de crocodilo, enquanto publicamente vendiam uma guerra necessária, que sua própria política e a dos seus aliados haviam ajudado a tramar. Enquanto isso, nas ruas imperava o movimento pacifista levado supostamente pelo amor à paz, mas fomentado antes pela raiva (marcial) contra os políticos e sua exportação de armas. Em casa, diante das telas de televisão, uma maioria de pessoas permanecia silenciosa e aprovava visivelmente quando os aliados norte-americanos executavam seu trabalho (de precisão) por nosso rico dinheiro. As notícias da guerra atingiam audiências recordes fantásticas e, com toda a lamentação oficial ainda tinha espectadores suficientes, porque as cenas de destruição, que lembravam jogos de vídeo, os fascinavam.

Enquanto o número de pessoas que se recusava ao serviço militar nessa época marcial duplicava na Alemanha, o exército inglês, cujos soldados participavam ativamente da guerra, registrava uma duplicação dos candidatos. Ali, bem como nos Estados Unidos, na França e em outras nações líderes ativas da guerra, podia-se perceber uma postura muito diferente, mais simpática ao princípio de Marte. Na televisão inglesa, qualquer noticiário começava com um reforço guerreiro, em que aviões Tornado de combate cruzavam ruidosamente o céu, tanques de guerra faziam um barulho surdo ao atravessarem o deserto e soldados de elite se arrastavam pela areia, tudo sob música de fanfarra e da frase triunfante: "*Britânicos na guerra.*"

As diferenças cada vez mais marcantes entre a Alemanha e a Inglaterra com certeza podem ser explicadas pelo histórico de diferentes experiências bélicas. O princípio de Marte aparece com toda a força em ambos os países, mesmo que com sinceridade diferente. Os ingleses defenderam conscientemente o seu engajamento marcial e não acharam nada demais espalhar por todo o país a satisfação dos seus jovens pilotos logo depois do ataque. Tratava-se de guerra e, portanto, no sentido de Marte, a destruição era considerada um sucesso. Na Alemanha, Marte também estava presente, só que com menor publicidade e aceitação. Os manifestantes pela paz não defendiam Marte ou a sua raiva, mas a escondiam por trás de palavras pacifistas e, nessa situação, bem pouco honestas. Os políticos escondiam sua consciência pesada por trás de comentários e apaziguamentos pseudopacíficos e estavam claramente satisfeitos que tudo passasse de modo tão violentamente marcial, ou seja, depressa pelo palco. Somente os militares alemães se batiam do lado de Marte e esclareciam — quando surgiam na televisão alemã como comentaristas — com visível satisfação, como sabiam atacar de modo profissional. De fato, eles tinham razão. Ao se engajarem com Marte no plano não-redimido da violência guerreira, não teria sentido fazer isso com hesitação. Atacar só um pouquinho é perigoso, bem como fazer isso devagar. Uma bofetada leve e aplicada em câmara lenta, não encerrará uma briga mais cedo, apenas espicaçará o inimigo. A bofetada provém do reino de Marte, mas a sua aplicação suave tem um outro caráter e, sendo assim, o resultado é uma contradição.

Quando é preciso operar, isso deve ser feito ininterruptamente com um bisturi afiado. Tudo o mais é mais desumano, doloroso e perigoso e, assim, mais tolo. Quando Marte não for expresso pelo fio do bisturi, então o será pela dor maior de um corte lento, torturante. A idéia de que as antigas agulhas de injeção, muitas vezes interminavelmente esterilizadas e por isso embotadas, possibilitavam um método de coleta de sangue mais indolor do que as modernas agulhas descartáveis é errada. Antigamente a injeção era uma tortura maior. Quando Marte é necessário, então que seja de modo conseqüente e corajoso. Também no âmbito do microcosmo do nosso corpo podemos derivar uma abundância de analogias desse assunto.

Na verdade, isso não significa que lidamos bem com o princípio de Marte quando o deixamos cair no plano mais primitivo e material. No campo da medicina é igualmente melhor usar as agulhas no tempo certo, de tal maneira que mais tarde nem sequer seja necessário operar. Aquilo que podemos regular com a interpretação correta, com a condução da energia, os correspondentes exercícios de movimentação como talvez no Qi Gong ou a alimentação correta relativa ao tipo físico, poderíamos alcançar de modo muito mais elegante, indolor, barato e melhor. Então é assustador que entre nós valorizemos muito menos essas medidas do que as intervenções cirúrgicas. Quando muitas vezes transformamos os chefes de clínicas inteiras em cirurgiões, isso corresponde mais ou menos à idéia de transformar marechais em primeiros-ministros e secretários federais. Um general brilhante pode ser um político totalmente inadequado, como comprovou o norte-americano George Patton depois do término da Segunda Guerra Mundial; ele mesmo sabia disso e o confessou. Quanto mais pura e ofensivamente um guerreiro vive o princípio de Marte, tanto mais impróprio ele é como administrador e salvador.

A guerra naturalmente é o campo mais rude, perigoso e primitivo do princípio de Marte. Já se vê isso no fato de sempre trazer à tona os traços de caráter mais primitivos e brutais dos seres humanos. Em nenhuma época se assassina, violenta, saqueia, toca fogo e tortura mais. Por isso, foi principalmente a guerra que deu tanta má fama ao princípio. E aqui só estamos representando a visão humana. Do ponto de vista da Terra, uma grande guerra, que recuasse a humanidade ensandecida aos seus primórdios, talvez parecesse uma salvação. Dessa perspectiva muito mais ampla, e principalmente na visão do grande regente do universo, no contexto de toda época tudo está em ordem. Assim podemos também considerar em ordem todos os problemas que temos com nosso lado não solucionado de Marte. Eles simplesmente pertencem à grande escola da vida, que todos podemos e devemos freqüentar juntos. Aqui deve ser representada intencionalmente a perspectiva humana, que abrange o nosso bem-estar de modo mais unilateral e avaliador, e que não usamos apenas para a sobrevivência da Terra, mas muito exclusivamente para a do ser humano que existe sobre ela. A sobrevivência da Terra sempre está garantida; para impedi-la, nós, os seres humanos, somos em número insuficiente. No entanto, estamos cada vez mais em condições de arriscar a sobrevivência da humanidade.

Como encontramos muito pouco acesso ao princípio de Marte, em todos os âmbitos, tendemos a deixar a agressão aumentar até o plano mais primitivo, o que se revela e se vinga sob muitos pontos de vista. No plano do macrocosmo, vivemos guerras terríveis entre as nações, e sabemos muito mais sobre a luta do que sobre a cultura da luta. Analogamente a isso, as brigas no plano microcósmico das famílias não raro chegam às vias de fato, e a luta é menos uma discussão mental, um esforço pelas melhores soluções, do que um assassinato recíproco, banal e primitivo. Isso tudo também é Marte, mas trata-se somente de seu lado mais primitivo, não-redimido.

O princípio de Marte na vida diária

Conflitos, separações

Quando um casal tende a protelar as discórdias ou a varrê-las para debaixo do tapete, elas se juntarão ali. Na maioria das vezes é desagradável dizer espontaneamente ao parceiro que a sua última observação foi ofensiva. Sentimos vergonha de falar francamente diante de outras pessoas e preferimos transferir o problema para a noite, quando estivermos a sós. Mas também então pode haver outras razões para não falar abertamente, e a conversa é adiada para a manhã seguinte. Isso pode se repetir até que aparentemente não pensemos mais no assunto. Mas por esse caminho a energia não desaparece; ela se acumula debaixo do tapete, ou seja, no subconsciente. Ali pode acumular-se tanta energia, que ficamos com medo de, principalmente, abordar esse assunto.

Esse é o momento em que — às vezes depois de um pequeno mas inofensivo propulsor que faz o famoso vaso transbordar — contratam-se advogados de família (divórcio). Esses profissionais, como representantes nos casos de agressão, importunam-nos com o cruzamento dos argumentos. Os próprios contratantes na maioria das vezes ficam sentados em silêncio, paralisados e fervendo por dentro, permitindo que os seus respectivos "assalariados" se ofendam mutuamente. Sob o patrocínio de um juiz e na segurança de um regrado trabalho ritual, os representantes travam aquelas batalhas que o casal recusou-se a travar no tempo do seu casamento. Na maioria das vezes eles simplesmente foram covardes demais, o que por sua vez demonstra uma falta de força marcial redimida. Está claro que esses atos não só os magoam, mas os tornam realmente doentes. As agressões disparadas de um contra o outro, em certas circunstâncias aumentam tanto e chegam a tal plano primitivo, que a comunicação entre eles é impossível. Os filhos em comum, na pior das hipóteses, tornam-se reféns.

Nos Estados Unidos, a avalanche de separações com a respectiva luta pelo dinheiro e pelos direitos já levou quase a uma espécie de tomada de poder pelos advogados, que provocam uma briga ou ao menos a estimulam, porque estão financeiramente envolvidos com o resultado, devido aos honorários do ganho de causa. No entanto, uma separação litigiosa na justiça já representa um bocado de redenção do princípio de Marte, visto que é de fato mais humana do que uma luta com os punhos ou as armas de fogo. A sociedade aqui já possui um ritual de negação do pior dos piores, como nos é apresentado talvez no filme de Hollywood, *A Guerra dos Rose*.

O *stress* e suas conseqüências

Assim que os homens entram em conflito, a química do corpo se modifica. A produção dos hormônios do *stress*, a adrenalina e a noradrenalina, aumenta e espera a correspondente atividade corporal. Se esta faltar, os vasos se contraem da mesma maneira, a freqüência cardíaca aumenta, as pupilas diminuem, os cabelos se arrepiam e o queixo aponta para a frente.

A situação dos nervos então é cunhada pelo simpático, o lado "masculino" das vísceras do sistema nervoso (em oposição ao parassimpático "feminino"). Trata-se, então, de ataque ou fuga. Quando essa situação se torna permanente, sem que — como refletida pela evolução — haja reação, ou seja, o ser humano não começa a lutar nem empreende a fuga, desgasta-se e instala-se um quadro mórbido psicossomático. Deste modo surgem sintomas como pressão alta e, na seqüência, angina do peito e enfarte.

O caminho que leva a esse resultado é hoje muito bem pesquisado graças à medicina convencional. A pessoa constantemente sob pressão sujeita-se a um organismo polarizado pelo estreitamento dos vasos, o qual, aos poucos, poupa-se do trabalho de alargar os vasos outra vez. Ele os deixa na posição constrita, o que aumenta a pressão. Nesse elevado nível de pressão outros picos de pressão sangüínea podem levar ao rompimento da fina pele interna dos vasos. Nesses pontos de rompimento finalmente ocorrem depósitos de gordura do sangue, como o colesterol, na armação de proteína previamente formada. Numa sociedade tão atormentada pelo *stress* como a nossa, esses depósitos começam depois da puberdade e alcançam — conforme o nível de pressão — no curso das décadas uma medida que pode ir até o total entupimento dos vasos. Se o coração for atingido, fala-se nesse caso de enfarte.[16]

Lutas rituais e luta como profissão

Quanto mais desenvolvido for um Estado, tanto mais ele conhece meios exigentes para lidar com Marte em planos mais redimidos, talvez na forma de rituais. Entre nós requer-se antes de tudo a postergação e a repressão da energia de Marte, de modo que a vida pública seja poupada dela. Apesar de todas as tentativas de criar regras e rituais para lidar com Marte, hoje revivemos uma tendência às suas mais primitivas formas de expressão. Uma expressão antiga, que quase não é usada, mais precisamente a *cultura da luta*, pode deixar claro esse dilema. Ainda existe uma boa quantidade de luta, mas não há mais possibilidades culturais de suportá-la convenientemente. Quando a função dos *talk shows* na televisão é modificada em favor de um maior índice de audiência, passando a *shows* de luta, isso mostra como é grande a necessidade de brigas, mas também como é grande o medo de lidar pessoalmente com o tema. De fato, esses espetáculos de luta são um novo desenvolvimento das antigas lutas substitutivas rituais. Em *culturas* que ainda tinham o direito a esse nome porque dispunham de um culto *obrigatório*, funcional, deixava-se que as brigas entre os clãs fossem muitas vezes decididas pelos seus representantes. Mas mesmo nós ainda temos uma série de formas e regras de comportamento relativa a isso, exatamente quando pensamos em processos judiciais e rituais de reconciliação.

Vamos imaginar que um presidente poderoso como George W. Bush e um ditador como Saddam Hussein tivessem de resolver pessoalmente a questão no espaço de um círculo nas areias do deserto. Nisso, por mais absurdo que nos pareça, fica claro o quanto já nos afastamos nos dias de hoje dessa lida ritual com a agressão. O pensamento, contudo, não é muito desacertado, pois, sob muitos pontos de vista, também se tratou de uma guerra de representantes na Guerra do Golfo, no ano de 1991. Não havia somente aliados contra os soldados iraquianos, mas muito mais aliados técnicos em armas contra os iraquianos, por trás dos quais, por sua vez, estava a indústria de armamento da época. Olhando com mais atenção, era a mesma indústria de armamento que — seja como for — havia armado e desarmado ambos os lados. Visto dessa maneira, vemos outra vez uma destruição quase ritual de bens de armamento, uma verdadeira festa para o princípio de Marte e seu servidor na indústria de armamento. Infelizmente, enquanto não entendermos isso não temos chance de enxergar esses excessos marciais primitivos; isso, para não falar em evitá-los.

Resolver tudo num terreno intelectual neutro com certeza é muito melhor e tenta-se fazer isso por meios diplomáticos. Sem dúvida, na maioria das vezes falta aos diplomatas o acesso ao princípio de Marte. Em vez disso, a tarefa deles é servir ao princípio oposto, o princípio de Vênus, descobrindo compromissos executáveis que tragam o maior número possível de vantagens para ambos os lados e provoquem menos sofrimento. Assim, eles se contorcem para não ferir ninguém e para manter a dignidade de cada lado a qualquer preço. Muitas vezes, eloqüentemente, eles preferem não dizer nada, em vez de corajosamente seguir adiante e lutar por soluções. Quando, nesse palco, um lado tem coragem de lutar e ameaçar, na maioria das vezes ele vence, pois o outro lado muitas vezes não ousa aproximar-se de Marte.

Um exemplo clássico é oferecido pela política de apaziguamento que os aliados tentaram usar contra Hitler antes da Segunda Guerra Mundial ou, meio século depois, a aliança contra Milosevic. Quem não ousa defender suas energias marciais, leva cada vez mais desvantagem diante de alguém que confia em fazer isso. Infelizmente, isso acontece independentemente da qualidade ética da respectiva posição. Esse é um dos motivos por que os grandes patifes muitas vezes são tão bem-sucedidos. Eles confiam no seu princípio de Marte, mesmo que em sua natureza mais primitiva. Para os diplomatas, como representantes do pólo oposto, Vênus, trata-se de paz — quase que a qualquer preço. Com isso, o preço fica muitas vezes alto demais e às vezes impossível de ser pago.

Quem por covardia prefere falar em vez de lutar, tem poucas chances contra oponentes mais primitivos, como talvez os desordeiros radicais de direita. Quem, ao contrário, falar a partir da força, não precisa sequer ameaçar: será entendido. Um tema que, sem um segundo plano marcial, não pode ser enxergado com clareza e muito menos solucionado.

Expressões como disputa, batalha de palavras ou cruzar espadas num duelo de palavras, mostram o quão profundamente o caráter esportivo ancorou em nossa língua essas matanças verbais rituais. Por fim, no caso dos parlamentares, muitas vezes também se trata de duelos verbais rituais. Cada partido envia ao ringue o seu melhor lutador, que não precisa ser o seu melhor político, e então, no sentido figurado, a poeira levanta. Com razão, hoje nos vangloriamos um pouco de nos termos tornado capazes dessas abstrações. Assim que os desentendimentos políticos escorregam para as ruas como no tempo de Weimar, quando os adeptos do nazismo se batiam com os seus oponentes, o nível cai e há perigo de retrocesso.

Outras profissões além das de advogados, soldados, políticos ou esportistas profissionais não dependem tão exclusivamente de Marte e da lida ritualizada com a agressão, mas sem o uso da energia marcial nem sequer seriam praticáveis, como talvez a dos jornalistas. Embora afinal o jornalista esteja comprometido com o princípio de Mercúrio, ele precisa de boa quantidade de coragem para investigar por trás dos bastidores em suas pesquisas. Além disso, ele sempre tem de encontrar novos temas, o que o transformou num repórter frenético na caricatura. Naturalmente, a parte marcial fica mais clara nos jornalistas que transmitem as notícias a partir de lugares em guerra ou em crise e sob perigo de vida. Como os soldados, eles *atiram* as suas imagens, espreitam as oportunidades e não raro armam ciladas.

Na forma não-redimida dos *paparazzi* no campo da reportagem social desenvolveu-se uma caçada humana, que tornou a vida de pessoas proeminentes um inferno e que é sustentada pelo instinto de caça de repórteres fotográficos agressivos e seus inescrupulosos comissionados. Essa forma conquista hoje cada vez mais a supremacia. Os repórteres perseguem as figuras proeminentes muitas vezes com maior empenho e mais agressividade do que os policiais perseguem os delinqüentes ou os caçadores, os animais selvagens. Mas quando os jornalistas caçam criminosos, estes muitas vezes logo se tornam proeminentes. Com todo o aborrecimento devido a esses ataques, não devemos esquecer que não foram policiais que revelaram o escândalo de Watergate, em Washington, porém dois arrojados jornalistas. Seja como for, é necessária uma boa dose de Marte para trabalhar no jornalismo; o plano determina como sempre o próprio caráter e o grau de reconciliação com o princípio de Marte.

Na Alemanha, a profissão marcial mais importante é a de empresário. Dele se espera a coragem de empreender algo novo, de ousar bastante, de em certas circunstâncias até mesmo arriscar tudo numa só cartada. Ele quer conquistar o mercado e lutar por suas idéias e produtos em novas esferas de influência e ajudá-los em sua ruptura. Para isso ele tem de tomar *decisões* e assumir *responsabilidades*. Sob uma observação mais profunda, esses dois conceitos revelam claramente sua relação com Marte. Decidir significa originalmente tirar a espada da bainha para iniciar a luta. A arma, por assim dizer, é engatilhada, e seu portador se prepara. A responsabilidade relaciona-se com a capacidade de responder. A expressão, por sua vez, ainda revela que originalmente algo tinha a ver com palavras contrárias, portanto, com a réplica.

Na profissão de empresário fica patente também como a valorização de Marte está mal encomendada em nossa sociedade. No início, quando se trata das qualidades marciais da audácia e da disposição ao risco, ninguém se apressa em ajudar a assumir a responsabilidade. Quando a sua audácia fracassa, quando o novo projeto é uma decepção, ele tem de se arranjar sozinho com isso. Mas assim que ele tem sorte, o Estado vem e obriga o felizardo a dividir meio a meio com ele.

Em sociedades como a alemã, que foi levada a punir diretamente as atividades marciais também nesse âmbito, o Estado chega por meio de impostos diretos e indiretos a obter dois terços do lucro. Mas como os empresários em geral são pessoas com uma boa relação com Marte, muitos não aceitam isso sem luta e buscam saídas para essa situação, que consideram injusta. Esse fato de vez em quando faz com que os empresários não sejam muito valorizados pelo seu desempenho. Na verdade, com sua coragem e sua disposição de correr riscos eles fazem a sociedade florescer, financiam-na em grande parte, mas ainda assim, como recompensa, são vistos por uma parte da população como pessoas nocivas à sociedade, que não se alegra com o seu sucesso.

Países como a Suécia experimentaram antes o que acontece com uma comunidade que despreza os seus empresários e os afugenta: ela se transforma num Estado social hostil à inovação e a curto ou longo prazo impagável, em que a responsabilidade própria se torna um estrangeirismo. Nisso é indiferente se a fuga dos empresários da responsabilidade é moralmente condenável pela sociedade; eles estão amplamente sob o princípio de Marte, e isso segue suas possibilidades. Por outro lado, quando os trustes não contribuem mais para a sociedade na qual vivem, como acontece cada vez mais no enquadramento da globalização, isso por certo pode ser condenado.

Nos países do outrora bloco oriental pode-se reconhecer o que acontece quando se abolem empresários ou quando funcionários públicos tentam encarregar-se das funções daqueles. O funcionário atribuído ao princípio de Saturno de muitos pontos de vista é necessário ao Estado, mas ele é totalmente inadequado quando se visa o sucesso empresarial, pois em geral lhe faltam as qualidades marciais. Seu interesse está na preservação do que já existe, sob a vigilância das leis. Por outro lado, uma pessoa acentuadamente marcial dificilmente se enquadraria como funcionário com habilidade empresarial. Não se pode prescindir dos funcionários, assim como não é possível prescindir dos empresários — do desequilíbrio surgem os problemas.

O fato de estarem todas as principais qualidades primordiais sempre representadas numa população, possibilita uma mistura equilibrada de profissões. O perigo existe numa intervenção estatal muito forte, com as correspondentes avaliações e a funcionalização de todo o sistema. Por outro lado, a falta de quaisquer intervenções leva a extremos de desprezo e exploração humana, como no início do capitalismo. Assim, essa contemplação do papel do empresário e do engajamento empresarial marcial deixa claro o quanto é necessário o equilíbrio dos diferentes princípios primordiais para possibilitar a harmonia do todo.

O caminho do guerreiro

Até mesmo um conflito militar intenso pode ser organizado com regras rituais e, com isso, tornar-se menos severo. Pensemos na arte da guerra dos cavaleiros da Idade Média. Em seus torneios, muitas vezes eles lutavam pela honra da sua amada e usavam suas lanças para um ritual que visava a vitória, mas em geral não visava a morte do seu oponente.

Os japoneses até hoje sustentam suas guerras tradicionais e sua arte da luta com honra, casos em que de vez em quando incluem o princípio de Plutão, o que dá à briga uma dimensão mais profunda e ameaçadora, especialmente quando cai para planos não-redimidos. No Ocidente, em geral podemos ganhar poucas formas plutonianas de briga guerreira, quando pensamos nos aviadores camicase que se arremessavam como "vento divino" contra os navios norte-americanos, verdadeiras bombas vivas. Isso é diferente na arte de luta oriental, por exemplo no aikidô ou no judô, que também encontram cada vez mais adeptos entre nós. Infelizmente, justamente o seu aspecto ritual e filosófico é subestimado. Nele está a chance de encontrar soluções mais exigentes.

O caminho do guerreiro, no entanto, não existe somente no Japão, mas também em muitas outras culturas, conhecido realmente como um caminho de auto-realização. Naquela tradição xamanista de que Carlos Castañeda nos aproximou, o guerreiro é o degrau mais alto da realização. Ele é tão forte, que já não se curva diante de ninguém, e é tão humilde, que não permite que ninguém mais se curve diante dele.

Os diferentes modos de guerrear lutando marcialmente podem ser revelados num jogo de xadrez. Construído de modo severamente hierárquico e correndo sob regras estritas, ele representa um típico ritual de luta. Primeiro, todas as figuras têm de proteger o rei, mas todas podem, de vez em quando e a seu modo, atacar o oponente e, com isso, tirá-lo do jogo (da vida). Cada lance deve ser analisado intensamente em todas as suas conseqüências, pois ele não pode — como na vida — ser revogado. A maior, quase ilimitada liberdade de movimentação e, com isso, a maior força de ataque, pertence à Rainha. Com suas capacidades, ela está acima de todas as outras figuras — submetendo-se apenas ao relativamente desajeitado rei.

O xadrez é um jogo eterno e sempre atual. Trata-se de uma luta, mas não de agressão cega; aqui podemos ter "abatido" mais figuras do que o adversário e, no entanto, perder a partida. Na verdade, a tática e as capacidades estratégicas (Mercúrio), bem como às vezes a necessária disposição ao sacrifício (Plutão), não são exatamente as forças do princípio de Marte. Ele prefere o ataque direto e, na melhor das hipóteses, a defesa para a frente.

Novos e velhos gladiadores, os torcedores

No esporte e em todas as profissões que se relacionam com ele, estamos propensos a reconhecer as lutas rituais como tais. Só a dimensão dos interesses e os gastos com que são executadas as Olimpíadas ou os campeonatos mundiais de futebol, mostram quanta energia existe por trás dessas realizações. O "vocabulário" dos repórteres mostra com muita nitidez que também nesse caso se trata principalmente do arquétipo de Marte. A maneira de os torcedores se expressarem é ainda mais clara e drástica e, na verdade, quase belicosa. Muitas vezes eles vão aos estádios com selvagem pintura de guerra e acompanham os seus heróis aos países estrangeiros — de batalha em batalha — tentando fortalecê-los com gritos e uma agitação de fazer medo, desmoralizando o adversário. Isso, na maior parte das vezes, causa um efeito sobre o próprio time estimulado e sobre o adversário vaiado, motivo pelo qual os times são mais fracos fora do que em casa, onde sabem que dispõem de mais fãs torcedores. Obviamente, os jogadores temem ou amam a gritaria belicosa e as danças correspondentes.

Em sua variação como *hooligans*, os torcedores honram totalmente o seu nome e transformam-se em desordeiros brutais, para os quais as instituições esportivas só servem de pretexto para brigas de marginais. Marte aparece outra vez em sua forma não-redimida nos estádios — até chegar a casos de morte. Depois daquele memorável jogo de futebol entre os times de Liverpool e Gênova, em que trinta e quatro italianos foram assassinados por *hooligans* ingleses, um dia depois constava na chapa de um caminhão de carga inglês: "Liverpool x Gênova = 34 a 0."

Para os vinte e dois milionários no gramado verde isso naturalmente tem outra aparência ainda. A maioria deles se conhece pessoalmente e, apesar da considerável concorrência, não nutrem más intenções uns para com os outros; às vezes, até mesmo são amigos. Nos ferimentos freqüentes, que acontecem sob a pressão do sucesso ou são aplicados por motivos táticos, no entanto, revela-se a variante não-redimida de Marte. Isso aparece naturalmente melhor nos atacantes da formação antiga e, especialmente, nos meias-direitas que, com violência incivilizada, lutam para passar pelas fileiras do adversário e muitas vezes também são chamados de *vagalhões*. Mesmo para os jogadores defensivos trata-se de *resistir*, de *impedir* os atacantes de agir e de vencer o *duelo*.

Até em tipos de esporte que à primeira vista parecem menos agressivos, Marte na maioria das vezes representa o papel de líder. Em torneios de tênis aparentemente bem-comportados, a pequena bola de feltro, batida com a ajuda das raquetes, alcança velocidades de mais de duzentos quilômetros horários nos saques, velocidade só atingida pelas balas de canhão.

Tanto nos tenistas como em outros esportistas em geral, chama a atenção o embrutecimento das tradições e o paulatino desaparecimento da gentileza e do cavalheirismo, apesar das regras mais severas e da vigilância mais intensa (talvez pelas câmaras de televisão). Também aqui, Marte está no ramo descendente e, por exemplo, é cada vez mais relegado ao canto mais escuro por toda a sociedade. Desse canto, ele se anuncia outra vez na versão primitiva da própria brutalidade. Enquanto antigamente os tenistas também corrigiam as decisões erradas a favor do adversário, isso hoje se tornou totalmente incomum. Ambos os contraentes lutam com todos os meios exclusivamente para a própria vantagem. O ex-jogador de ponta, Brad Gilbert, chegou a escreveu um livro em que revelou os seus melhores truques. O título diz tudo e representa muita coisa que hoje em dia se tornou habitual no esporte: *Winning ugly* [Vencendo de maneira desonesta]. Vencer a todo custo.

No futebol, isso se tornou quase um hábito: arremessar a gol de modo ilegal também com as mãos, fingir tombos espetaculares, pisar ardilosamente no adversário quando o árbitro não está olhando, e assim por diante. No "jogo" de futebol americano, isso chega a proporções extremas. Esse tipo muito belicoso de esporte ultrapassa cada vez mais os limites da simples luta para tornar-se uma guerra. A agressividade por ele exigida e estimulada pelos espectadores, que vai até a brutalidade, revela-se em números muito claros. Mais de um quinto dos atuais jogadores da liga nacional de futebol (NFL) já esteve diante da justiça devido a crimes graves. A lista de contravenções vai de estupro e uso de drogas a ataques a mão armada. No *superbowl* de 2000, a final americana de futebol, entre o New York Giants e o Baltimore Ravens, apenas dentre os jogadores convocados dezesseis haviam sido presos no ano anterior. As *máquinas de guerra* com mais de cem quilos de peso, como eles mesmos gostam de se chamar, muitas vezes vêm de condições subprivilegiadas e cresceram num clima de violência.[17]

Tudo isso são sinais da lida cada vez mais tolerante com os planos redimidos de Marte. Se as regras fossem respeitadas e se se enfrentasse o adversário com postura cavalheiresca e com um sentimento de justiça, Marte ainda estaria presente, só que de modo mais elegante e menos ofensivo.

No que diz respeito à falta de espírito esportivo, uma disciplina tão nobre como o golfe por certo ainda é uma exceção, embora Marte também não saia prejudicado quando a bolinha dura é atingida pelo taco com tanta força que sai voando por centenas de metros. Em esportes como o boxe e as lutas, ao contrário, o componente de Marte não pode deixar de ser visto. Reconhecemos também a influência de Marte quando os heróis alpinistas se lançam como balas na corrida até o vale. Ao que parece, os espectadores gostam mais ainda da corrida do que os próprios corredores, porque podem ver e viver muito mais as emoções. A visão de quedas tão espetaculares durante a corrida não se tornou um índice de audiência apenas na televisão. Nas corridas de carros, os acidentes, entre outros o que ocasionou a morte do campeão mundial de Fórmula 1 Ayrton Senna, levou o interesse a um novo auge.

No mundo circense vivemos um gosto semelhante pelo calafrio, em que os números perigosos são os mais fortes atrativos. O adestramento de cavalos pode ser esteticamente exigente, mas o domador que coloca a cabeça na mandíbula do tigre e arrisca a sua vida, atrai mais (pessoas). Os artistas têm de trabalhar sem rede de segurança, para fazer um bom espetáculo. O que pode haver por trás disso, se não a horrível possibilidade de os espectadores serem testemunhas de uma queda mortal?

Por fim, todos os tipos de esportes e profissões perigosos apresentam um claro componente de Marte. O fato de muitos espectadores sentirem prazer com o perigo, mostra como somos secretamente atraídos por Marte — e muitos até se fixam em sua natureza não-redimida. O risco de vida tornou-se novamente uma atração. As lutas de gladiadores da antiga Roma reviveram e, hoje, apresentam-se com outros trajes e em outros palcos. O medo da morte como o medo humano mais profundo, hoje é elaborado por meio dessas substituições. Os esportistas mostram que não têm medo da morte nem do diabo, e isso lhes rende a admiração das massas. Nessas oportunidades, a nossa postura reprimida diante de Marte aparece com toda a clareza. Se nós mesmos vivêssemos com mais coragem e de modo mais ofensivo, não teríamos de gozar secretamente quando outras pessoas correm risco de vida diante dos nossos olhos. Quanto mais nos reconciliamos com o princípio de Marte, tanto mais desenvolvidos serão os planos em que gozaremos a sua força.

Especialmente macabro para os médicos de emergência e os bombeiros torna-se o gosto pelos casos potenciais e reais de morte, quando depois de um acidente os espectadores atrapalham e às vezes até mesmo impedem o trabalho de salvamento. Esses *voyeurs* ficam pessoalmente ameaçados, pois, assim que há uma batida num lado da rodovia, os basbaques do outro lado arriscam a sua vida e provocam acidentes paralelos.

Com Marte não nos tornamos menos *voyeurs* do que com Vênus. No caso do princípio de Vênus, nós apenas o vivemos com mais clareza e o confessamos mais depressa também. Assim encontramos na televisão, que se fundamenta cada vez mais no índice de audiência e, portanto, no gosto das massas, dois ímãs que atraem os espectadores: transmissões esportivas, que abordam principalmente temas reprimidos de Marte, e filmes de sexo, que satisfazem os correspondentes anseios venusianos.

Válvulas de escape para a agressão

O esportista amador, que, como o próprio nome já diz, torna-se ativo por amor ao seu esporte, e que pode estar livre da pressão do desempenho e da tensão de obter sucesso, tem afinal os melhores pressupostos para lidar de modo significativo com Marte e de manter um relacionamento satisfatório com ele. Se o tempo à sua disposição para isso de algum modo é mínimo, e ele não tem consciência das suas ambições marciais, não é possível salvar o tema de Marte. Sem dúvida, uma elaboração pequena e ainda por cima inconsciente dos temas da agressão, sempre é melhor do que ignorá-los ou reprimi-los. Realmente, redimir um problema de Marte dessa maneira não é possível, mas ao menos é possível elaborá-lo. Temos constantemente de fazer essa última opção. A primeira opção em geral só elimina a pressão do problema.

Para evitar mal-entendidos: as explicações dadas até aqui sobre os inter-relacionamentos da agressão e do esporte não se voltam em nenhuma hipótese contra o esporte em geral. Ao contrário, o esporte parece-me uma das poucas válvulas de escape realmente usadas para satisfazer a grande força primordial da agressão num enquadramento ritual. Quando há mortos devido aos jogos de futebol, isso não é motivo para eu pensar numa proibição dessas realizações, mas, ao contrário, pensar em como colocar à disposição dos torcedores válvulas de escape ainda mais eficazes para o seu acúmulo de agressividade.

Temos muito o que agradecer ao futebol. Se os seus milhares de partidários não tivessem uma oportunidade semanal de livrar-se do acúmulo de tensão, nossa sociedade estaria em situação pior. Podemos até mesmo ficar agradecidos de os torcedores se encontrarem voluntariamente nos castelos de concreto dos estádios e extravasarem a sua alma gritando como loucos. Se toda essa energia fosse liberada na família ou no trabalho, a paz nesses lugares estaria em má situação. Devido a essa possibilidade de descarga de energia, uma visita ao estádio também é incomparavelmente melhor do que a transmissão pela televisão. Só assim dá para compreender que alguém se esforce tanto para assistir a jogos monótonos, cujos bons momentos são apresentados pelos repórteres da televisão confortavelmente resumidos em dois minutos. A pessoa paga preços elevados, enfrenta o trânsito engarrafado em qualquer condição de tempo, tanto para ir como para voltar para casa — justamente por causa daquela atmosfera no estádio que lhe permite dar livre vazão aos seus sentimentos (principalmente aos agressivos).

Quem quiser proibir o futebol com toda a seriedade depois de deslizes marciais na forma de tumultos sangrentos, deixa de ver todos esses inter-relacionamentos e, por exemplo, também o fato de que devemos incomparavelmente muito mais vítimas de morte ao princípio de Mercúrio, responsável pelo trânsito e as ligações de todo tipo nas nossas ruas. De resto, muitos desses acidentes de trânsito se devem ao acúmulo e repressão da energia de Marte, que se descarrega nessas oportunidades impróprias.

Quem assiste às caçadas de perseguição e ultrapassagem nas ruas e, principalmente, em rodovias da Alemanha, e observa o modelo dos carros, reconhece a assinatura do princípio de Marte. Em alguns casos, os carros até apresentam o nome de animais selvagens como o Jaguar. Também o Mustang imita um cavalo selvagem e permite que se veja Marte. Dardos prateados são tiros e têm a velocidade de balas. Na criação dos carros hoje existe uma abundância de modelos de estilo agressivo, basta nos lembrarmos dos focinhos de tubarão dos BMWs ou da "cara" agressiva de muitos carros esportivos.

Por certo seria muito melhor para todos os envolvidos no trânsito, que os esportistas não oficiais em nossas ruas preferissem ir várias vezes por semana aos estádios de concreto armado, extravasando sua energia no *squash* ou nas partidas de futebol. Se eles optassem por maltratar mais a bolinha do *squash* e menos o acelerador, a situação seria bem melhor. Esportes agressivos são uma descarga não só para aqueles que os praticam. Quanto mais tomarmos consciência disso e quanto mais conscientemente o praticarmos, tanto melhor para todos.

Imagens de heróis marciais

Ao lado de quadros profissionais bem descritos, existe uma série de ídolos e astros que, de vez em quando e de modo especial, representam Marte. O ideal dos **nobres cavaleiros**, que sempre estimula a fantasia nas lendas e filmes, é um exemplo da forma redimida do princípio de Marte. Como variantes modernas dos cavaleiros já foram citados os esportistas, que em suas turnês e competições se atêm com a mesma seriedade quase sagrada e atenção semelhante ao povo em geral — mesmo que, hoje, com uma certa perda de cavalheirismo e honestidade.

Hoje em dia, os **aventureiros** e **descobridores** têm, comparativamente, piores possibilidades de viver as suas energias marciais, visto que no mundo exterior praticamente tudo já foi descoberto. Uma variante tipicamente norte-americana dos aventureiros, que também tem muitos adeptos entre nós, é a do **cowboy** — um mito do velho oeste hollywoodiano. Ele representa o bom herói que, com dureza marcial masculina, luta pelo direito e em caso de necessidade também morre por ele. O alto valor do emprego que lida sempre com um Colt é uma situação duplamente marcial, porque tanto a rapidez como o disparo pertencem aos seus âmbitos primordiais. Quem puxa a arma primeiro, sobrevive; e é o primeiro a estar nitidamente mais perto do princípio de Marte.

As lutas pelo oeste selvagem contra os verdadeiros donos da terra, os índios, em última análise foram guerras de conquista. Toda a nação norte-americana foi conquistada com força marcial, mas sem uma base de direito e justiça, e desde então até hoje não só tem uma forte relação mitológica com o *cowboy*, mas também uma relação relativamente aberta com as armas e o seu uso na guerra. Pela constituição americana, todo cidadão dos Estados Unidos tem garantido o direito de portar uma arma, e quase toda geração de jovens norte-americanos até hoje teve oportunidade de aprender a conhecer Marte cara a cara numa guerra.

A sombra desse "herói" aparece em seu nome tão clara como honestamente. O vaqueiro (*cowboy*) na verdade não é um homem, mas é infantil e atribuído ao princípio lunar feminino, o que também corresponde à sua tarefa original, cuidar das vacas. A vaca é um símbolo tipicamente feminino, e o rapaz, como o correspondente homem jovem, também pertence ao princípio lunar e, portanto, ao reino infantil. De fato, a cultura norte-americana tem mais traços infantis do que adultos com a sua Disneylândia e seu culto ao *fast-food* ou "refeição rápida". Portanto, o marcial no país das oportunidades ilimitadas não raro é obrigado a triunfar em trajes infantis especialmente perigosos. As muitas andanças descontroladas de estudantes fortemente armados exemplificam isso a seu modo. Mas também resultam misturas positivas, quando a coragem marcial se encontra com a ingenuidade infantil e o país das possibilidades ilimitadas segue o curso do sucesso segundo o lema: "*If you can dream it, you can do it.*" [Se você pode sonhá-lo, você pode fazê-lo].

Na Alemanha, o **comissário** dos filmes policiais de certo ponto de vista representa o papel do *cowboy*. Na verdade, ele luta predominantemente com as armas da mente. Apenas no final, os punhos têm de ser usados e as armas têm de ser empunhadas para a vitória da justiça. A justiça, primordialmente uma situação de Vênus, neste mundo muitas vezes é atribuída ao seu pólo oposto, Marte, para obter o seu direito. Ao lado dos clássicos comissários, que podem confiar na sua razão aguçada, também existem os tiras violentos, que, no estilo de Schimanskis, também fazem voar os seus punhos e até mesmo empunham a sua "arma" sexual, para defender os seus interesses e os da justiça, ou o que consideram ser a justiça.

Analisando e resumindo, descobrimos que a maioria das **figuras de culto da juventude moderna** está sob o fetiche de Marte. Exclusivamente os *popstars* freqüentemente são atribuídos ao jogador oponente Vênus, embora também aqui apareçam suficientes atitudes marciais. Quando Mick Jagger prende uma mangueira de jardim entre as pernas e molha as suas fãs ou quando Michael Jackson constantemente verifica a braguilha da sua calça ao andar, Marte manda saudações. Visto dessa maneira, Marte mantém-se no palco não raro de modo algo doloroso, e na forma de muitos ídolos da juventude, inofensivamente, para a desatenção que em geral recebe em toda parte.

Agressão e masculinidade

Há um significado mais profundo no fato de o símbolo de Marte (♂) ser ao mesmo tempo o símbolo dos homens e do masculino, enquanto que o símbolo de Vênus (♀) represente o feminino. Essa atribuição à primeira vista pode parecer muito estreita e injusta. Mas devemos saber com clareza que aqui não se trata de pessoas concretas, mas do plano arquetípico, portanto, dos princípios feminino e masculino ou yin e yang.

Depois da publicação do nosso livro *Frauen-Heil-Kunde* [A Saúde da Mulher], pediram-me muitas vezes um livro semelhante para os homens. Mas o problema de livros para homens é que eles quase não são lidos, muito menos pelas pessoas a que se destinam: os homens. Isso se deve ao fato de os homens em geral não (poderem ou deverem) confessar fraquezas ou problemas. No tema da agressão, no entanto, nenhum caminho em nenhum capítulo deixa de aludir à interrelação entre a agressão e o mundo masculino.

Em virtude do simbolismo, bem como dos resultados dos exames científicos, não pode ser por acaso que o sexo masculino tenha mais a ver com o tema da agressão em seu caráter negativo, a violência. A questão é até que ponto isso é dado pela natureza ou condicionado pela cultura. Será possível que a violência seja masculina?

Nos últimos anos, a pesquisa da ciência natural descobriu que existe uma correlação entre o teor de serotonina e a agressividade: quanto menor o teor desses hormônios mensageiros — e esse parece ser mais fortemente o caso dos homens — tanto maior é a tendência para a agressividade. Um baixo teor de serotonina não se correlaciona unicamente com o aumento da agressividade, mas também com o baixo *status* social. Com o aumento do teor de serotonina, também sobe o *status*, e vice-versa. Tirar conclusões desses resultados sempre é arriscado. Assim, um estudo antiqüíssimo estabeleceu uma inter-relação entre o aumento do consumo de gasolina e os carcinomas bronquiais. Ele deixou a gasolina sob suspeita considerável de provocar câncer pulmonar, até que se encontrou uma correlação igualmente forte entre o fumo e o câncer dos brônquios, à qual se deu preferência. Mas hoje não pode haver mais dúvidas de que hormônios como a testosterona estão ligados ao desenvolvimento masculino e o estrógeno, ao feminino.

Ao contrário, observações etnológicas permitem a conclusão de que a agressividade é muito mais um fenômeno social. Relatos do século XVIII sobre o Taiti mostram que quase não há diferença entre mulheres e homens no que se refere à agressividade. Isso também pôde ser comprovado nos anos 60 do século XX. No Taiti, as mulheres tinham o mesmo *status* que os homens e, em conseqüência, não se comportavam de modo mais suave e cuidado ou menos agressivamente do que estes. As diferenças às quais nos acostumamos com prazer, segundo as quais as mulheres se prestam mais para cultivar, cuidar, preocupar-se e sustentar, agasalhar, educar, ajudar e limpar, enquanto os homens são correspondentemente mais adequados para liderar, lutar, dirigir, administrar os negócios, pesquisar e planejar, não representavam ali nenhum papel. Desses resultados e de resultados semelhantes a esses, o antropólogo norte-americano, David Gilmore, deduziu que por natureza os homens não são mais agressivos do que as mulheres, mas são aos poucos induzidos a isso durante a sua socialização. Portanto, ele tende para a tese de que nós aprendemos tudo — inclusive a agressão destrutiva.

Mesmo a visão retrospectiva dos antigos mitos que aprecio fazer e o conhecimento infinito das tradições neste caso não levam a conclusões muito confiáveis, pois também os mundos de imagens anímicas míticas estão impregnados das correntes do espírito da época, que mudam conforme o gosto. Um exemplo totalmente clássico é a mitologia dos germanos. Os deuses deles até hoje são conhecidos por nós como bandos de desordeiros lutadores, cujos maus modos agressivos levaram diretamente ao crepúsculo dos deuses. Em última análise, agradecemos essa imagem distorcida a Richard Wagner, que a tornou imortal em suas óperas. Também grandes espíritos como Nietzsche captaram essa imagem unilateral, e até mesmo C. G. Jung a aceitou. Com o *kitsch* mítico nórdico floreado com os atos pavorosos dos nazistas, os germanos com seus deuses Odin/Wotan definitivamente se tornaram símbolos assustadores de todos os horrores possíveis.

Contudo, são exatamente as divindades germânicas e as islandeses que ainda estão sob sua influência, que revelam possibilidades de redenção pronunciadamente pacíficas. Quando houve entre os nórdicos a passagem do matriarcado para o patriarcado, não aconteceram guerras brutais como nos outros lugares até a completa derrota do lado feminino, mas houve um compromisso resistente. Os adeptos de uma religião orgiástica da fertilidade, os *Wanen* comprometidos com o princípio feminino e os *Asen* comprometidos com o arquetipicamente masculino, amigos dos caçadores, uniram-se e, juntos, formaram uma nova comunidade de deuses, aos quais além dos *Asen* Odin e Thor, também pertenciam os *Wanen* Freyja e Freyr.

Quando muito mais tarde os islandeses se viram diante de uma decisão comparável, com cujos mitos viviam associados esses *Wanen* e *Asen*, eles puderam descobrir um mundo de deuses bem misturado e o correspondente compromisso. Por meio de diferentes tentativas de conversão que colocavam sob pressão o cristianismo que se espalhava agressivamente, eles convocaram uma reunião do povo para decidir qual a religião que deveriam seguir no futuro. O resultado foi uma situação de empate entre os adeptos dos antigos deuses e da nova profissão de fé cristã. Assim, convocou-se um sábio do norte do país para que este tomasse a decisão. Ele decidiu — para evitar brigas dolorosas — que era aconselhável adotar oficialmente a nova crença sem, no entanto, proibir a antiga. Ele mesmo continuou fiel aos antigos deuses; por assim dizer, tomou-os interiormente para si. Como sinal exterior disso, ele jogou suas estátuas na maior cachoeira do país, a Godafoss. Assim, os antigos deuses continuam vivos até hoje no interior dos homens e na natureza, e muitas coisas que para nós parecem desencantadas e mortas, continuam tendo alma na Islândia.

Com base nessa história também é compreensível que na Islândia, um país em que nunca se achou necessário ter um exército, as mulheres pudessem ir às urnas já em 1840. O resto da Europa, totalmente sob a influência cristã, precisou incomparavelmente de mais tempo para dar esse passo. Isso com certeza também se deveu a um pólo feminino hostil ao mundo dos mitos, pouco disposto a assumir compromissos.

Onde o patriarcado com sua religião teve de superar a resistência muito maior e mais tenaz contra o cristianismo, ele lançou mão de medidas de compensação mais rígidas, a fim de mudar a inferioridade inicial numa possível vitória triunfal sobre o matriarcado. Conseqüentemente, nas culturas surgidas dessa situação de sujeição, até hoje é mais difícil o acesso às possibilidades femininas mais suaves de decisão e solução.

Também na Islândia e na sua mitologia até hoje germânica, o princípio masculino — apresentado pelo deus da raiva, Wotan (Odin) e pelo deus Thor, que brande o martelo — é dotado de atributos marciais, ao passo que Freyja, como deusa dos Wanen, representa o pólo feminino, que corresponde à Afrodite/Vênus dos antigos. Também aqui o masculino é o princípio doador e o feminino é o receptor, e todas as ações violentas partem do pólo masculino. Ele só é melhor equilibrado pelas divindades femininas como Hel, que corresponde ao antigo Plutão/Hades, e justamente Freyja, a deusa do amor e da paz.

Finalmente, podemos desmascarar ainda a agressão e sua falta de cortesia expressa na violência corporal como correspondente arquetipicamente do pólo masculino. Enquanto tivermos consciência de que "arquetipicamente masculino" não significa simplesmente todos os homens, mas o princípio masculino, que naturalmente também representa o seu papel na vida das mulheres, não surgem maiores problemas. O vibrante princípio masculino de Marte encontra a sua assinatura clássica na forma fálica do membro masculino, instalado para a explosão e a expulsão, e está do lado oposto da forma receptiva, protetora da vagina feminina. Espada e bainha, dessa forma, podem ser facilmente atribuídos aos dois sexos. Seguindo esse esquema, o Sol irradiante sempre foi considerado masculino, o que classifica a Lua como feminina, pois ela recebe e reflete a luz do Sol. Segundo esse pensamento, os músculos vermelhos e duros em sua consistência, com sua força voltada para fora, devem ser atribuídos ao princípio masculino primordial de Marte. Mas, naturalmente, as mulheres também têm músculos e, no útero, até mesmo o músculo mais importante e poderoso depois do coração. No entanto, o modelo do corpo masculino é sem dúvida mais forte e mais visivelmente formado por músculos do que o feminino, que, devido aos tecidos gordurosos subcutâneos, é mais suavemente arredondado. Ao tentar usar os músculos, os homens também tendem a desempenhos rápidos, curtos, ao contrário das mulheres, que em geral resistem por mais tempo e são mais confiáveis a longo prazo.

Para responder à pergunta: "Até que ponto a agressão é masculina?" recomendam-se dois passos. Em primeiro lugar, trata-se de renunciar à avaliação e de reconhecer que tudo, inclusive a agressão, tem dois lados: a auto-realização corajosa, avaliada como positiva, e a violência negativa, vivida como destruidora. Por outro lado, o conhecimento soluciona os princípios primordiais e a sua aceitação resolve o problema. Quem puder ver que a agressão marcial corresponde arquetipicamente mais ao masculino, e a agressão plutoniana, ainda a ser abordada, mais ao feminino; quem aprender finalmente a diferenciar entre planos mais ou menos redimidos, pode livrar-se do improdutivo *hick-hack* na questão acerca dos sexos. Uma mulher "masculina" também pode vir a agir de modo mais destrutivo e agressivo do que um homem muito "feminino". O melhor exemplo é dado pela primeira-ministra britânica, Margaret Thatcher, e seu sucessor, John Major, que, numa comparação direta, parece menos masculino e capaz de resistir. De resto, a agressão arquetipicamente masculina, como é expressa pelo princípio de Marte, simplesmente é diferente da arquetipicamente feminina. Falaremos mais sobre esse tema no capítulo dedicado ao princípio de Plutão.

A violência masculina

Em inúmeros exames ficou claro e hoje não se contesta cientificamente que o plano não-redimido da agressão marcial em forma de violência está mais ligado aos jovens e homens deste mundo. Contudo, se isso é inato e hereditário ou se é adquirido e fruto de treinamento, até hoje não pôde ser determinado. Diversos indícios apontam que o caminho da socialização masculina passa por muita violência desnecessária. De resto, a educação, enquanto intervenção na herança, ainda é tabu; seja como for, é o único caminho sobre o qual podemos ter influência.

O psicólogo Detlef Stoklossa[18] escolheu como subtítulo para o seu livro sobre a agressão dos rapazes: "Contra o preparo dos rapazes para a guerra." Ele parte do pressuposto de que na nossa sociedade os rapazes ainda são educados para a guerra. A abundância de dados científicos citados por ele que apontam nessa direção é diretamente contundente. Na Alemanha, os rapazes, de modo desigual e com mais freqüência do que as garotas, são encaminhados à orientação pedagógica — por causa da agressividade insuportável, da hiperatividade, da gagueira e de outros problemas da fala, bem como dos problemas de aprendizado e de desempenho escolar. Eles repetem de ano com mais freqüência e só são readmitidos em dois tipos de escola, as escolas públicas e as escolas para crianças especiais. Nos Estados Unidos, constatou-se que o desempenho escolar dos jovens tem caído gradualmente, e que entre estes há meninas, ao passo que a parcela dos meninos com depressão, assim como a taxa de suicídios, aumentou visivelmente. Segundo pesquisas, em 97 jardins-de-infância alemães, cerca de 70 por cento de todas as crianças que se sobressaíram eram meninos. Quando, apesar disso, os homens conseguem ganhar dois terços da receita privada nos países industriais, dominar a maioria das profissões e deter a maioria das armas, podemos intuir o violento esforço de compensação que eles realizam até hoje.

Stoklossa relata que dos 1.996 suicídios cometidos por jovens de 10 a 25 anos de idade, 624 foram de meninos e "apenas" 168 de meninas; em acidentes, a proporção é de 3:1. Ele comenta: "O desejo de intrepidez masculino aumenta o risco de acidentes. A mania de grandeza e de superioridade gera decepções e fracassos, obstinação, agressividade e recusa em falar. Ter de ser sempre heróico e correto estimula o desejo de se isolar, a doença e, por fim, a morte. Quanto mais os meninos tentam atender tais padrões de masculinidade, tanto mais eles se enredam no tumulto que mais temem: eles se transformam em gagos à procura de palavras, em asmáticos à procura de ar, em fracassados obstinados e silenciosos na escola, em desiludidos destruidores de si mesmos, em caras gritalhões e furiosos, em homens efeminados e covardes."[19]

Os meninos apanham visivelmente mais durante o processo educativo. E reagem de modo muito mais agressivo. Portanto, a fuga para a violência diante das próprias decepções e derrotas e da vergonha pode ser considerada tipicamente masculina. Mas não é só no sistema educacional que a violência física chega a noventa por cento de rapazes e homens. Dois terços de todas as vítimas são do sexo masculino. Em muitos âmbitos, os meninos reagem ultrapassando os limites e sem demonstrar consideração. Segundo estatísticas oficiais, entre os 41 mil jovens que foram condenados em 1996, 5 mil eram meninas.

Até agora, exclusivamente os meninos têm se tornado delinqüentes juvenis. Muitas vezes trata-se de esquisitões que se excederam nos seus atos. Para eles, o barril já estava para transbordar há tempos, só que, devido ao isolamento escolhido por eles mesmos e por se calarem a respeito, ninguém percebeu isso.

Os jovens turcos são os que mais sofrem devido a limitações e rejeições. A colisão da posição de perdedores com a dura exigência masculina de domínio da sua cultura original tem levado a horríveis explosões de violência. Em 1996, o cientista da educação, Joachim Kersten, que se dedica ao tema da masculinidade e da criminalidade, chegou à conclusão de que provas violentas de masculinidade ocorrem com maior probabilidade quanto mais os jovens são empurrados para a margem da sociedade. Isso não acontece somente com jovens das minorias, mas, em geral, cada vez mais com os meninos, se considerarmos a sua grande participação em escolas públicas e escolas para crianças especiais.[20]

O mundo masculino dos soldados

As modernas figuras masculinas de identificação renunciam com freqüência cada vez maior aos movimentos humanos de compaixão, solidariedade e sentimento de justiça e tendem a ser máquinas desumanas. Assim, um soldado da Força Especial norte-americana, respondendo à pergunta de um jornalista sobre a sua motivação, disse que ele se considerava uma máquina de lutar que se tornaria ativa no lugar para onde os seus superiores o enviassem. Raciocínio próprio ou compaixão não eram (mais) um problema para ele. Diante dessas afirmações, pensamos involuntariamente nos guerreiros de Odin, nos guerreiros furiosos ou guerreiros de ursos, que surgiam quando a baba dos animais do inferno, do germânico lobo Ferris, como o Cérbero dos antigos, caía na Terra. Eles lutavam por tempo indeterminado e totalmente inconscientes até perderem a vida ou Odin prendê-los novamente nas correntes. Quando ele não fazia isso a tempo, eles matavam uns aos outros, pois o seu único objetivo era matar.

Por esse exemplo fica claro que não encontraremos algo novo. Até mesmo o modelo para os modernos soldados norte-americanos de elite já está há muito tempo à disposição na paisagem arquetípica da nossa alma. Não nos deve surpreender que as tropas especiais persigam esses ideais, mas certamente se encontram entre nós cada vez mais lutadores furiosos sem a correspondente incumbência do governo. Segundo um estudo de 1989 do Giessener Zentrum, para a medicina psicossomática, também na Alemanha aumentaram muito a mentalidade de abrir caminho a cotoveladas, a concentração em si mesmo e o egoísmo. A solidariedade e a compaixão, ao contrário, diminuíram na mesma medida.

O *exterminador* dos estúdios de Hollywood é uma das máquinas masculinas de luta. Nos Estados Unidos misturam-se aí a ficção e o mundo masculino real dos soldados. "Se quiserem ser um grupo de assassinos profissionais, matem a mulher em vocês" não é o lema dos *skinheads* alemães radicais de direita, mas dos *marines* norte-amerianos, aquele grupo do qual os Estados Unidos se orgulham tanto. Nessa concepção não-redimida do universo marcial, as mulheres representam de lado a lado um papel secundário especialmente assustador. "*I have a rifle and I have a gun. One is for killing, the other for fun!*" [Eu tenho um rifle e tenho uma arma. Um é para matar, a outra para me divertir!] é outro lema dos *marines*. Por sorte, esta frase é quase intraduzível, mas quer expressar que eles têm uma arma para matar e outra para se divertir, violentando (sexualmente) as mulheres. Nessas imagens da linguagem e da vida, define-se o ser humano mais como máquina do que como criatura sensível.

Os heróis modernos, com suas características tipicamente masculinas, de fato não são mais humanos, pois eles agem de modo predeterminado e, portanto, também previsível. Eles têm sempre de vencer, o que torna os filmes do ramo muito monótonos para aqueles que simplesmente já entenderam a trama. Como tipos vitoriosos imbatíveis, os heróis não só são durões, mas sempre dispostos à violência, calculistas, refinados, frios e impiedosos. Eles nunca desistem, mesmo quando no início da sua "viagem heróica" o vento sopra forte contra o seu rosto. A qualquer momento eles podem controlar-se e controlar os outros. Assim, são invencíveis e, por fim, sempre superiores. Eles são guerreiros por natureza, têm o corpo musculoso, anguloso, rijo e forte. Não se conhece quase nada sobre a sua vida psíquica. Na maioria das vezes são calados, e certamente é bom que por último vençam o mal numa luta heróica.

A moderna política do presidente Bush dos Estados Unidos corresponde a esse modelo, que, como numa pintura em branco e preto, divide o mundo em bem e mal, revivendo velhos clichês do oeste selvagem e que deixa os seus "meninos" atacar o mal do mundo na luta final.

Imagens no cinema e na televisão

Ideais, como os formulados pelos *marines* dos Estados Unidos e como são celebrados em Hollywood, existem em forma mais amena em todas as partes do mundo, tanto mais que a exportação de imagens por meio dos filmes para cinema e dos seriados de televisão há muito tempo determinam o mundo de imagens psíquicas dos adolescentes. Até mesmo os canais públicos de televisão perseguem esse ideal doentio, que torna as pessoas doentes e as incentivam. Quem assiste aos programas comuns de televisão, assiste semanalmente a uma centena de mortes nos mais diversos canais, quase todas originadas do já mencionado mal-entendimento masculino do mundo. A isso acrescenta-se a glorificação da violência em incontáveis vídeos para crianças e jogos de computador.

Essas produções primitivas não devem levar a culpa de serem responsáveis pela violência da nossa sociedade; no entanto, documentam um clima espiritual em que essas variações já se tornaram normais e são apresentadas como tais. Aqui não se cria casualmente um campo crítico, mas ele é estabilizado e estimulado. E as ressonâncias que podem tornar-se diretamente perigosas para a sociedade, são animadas. Se levarmos em conta a grande disposição humana ao aprendizado e a tendência à imitação, é de meter medo.

Por direito, as estações públicas de televisão em países como a Alemanha, Áustria e Suíça têm a incumbência de ensinar. Mas hoje elas transmitem cada vez mais imagens que só encontram eco nos cantos mais escuros dos espectadores. Contudo, com a sua programação, elas correspondem aos desejos da maioria. Podemos dizer o que quisermos contra o índice de audiência, mas com certeza ele é democrático. Será possível que a crescente falta de consciência com relação aos próprios lados sombrios da alma leva a esse gosto por apresentações da sombra? Sua satisfação por meio da projeção sobre as telas de cinema e de televisão, por sua vez, pode ser o campo para estabilizar os lados mais escuros da alma. Nós criamos aqui um círculo vicioso que vale a pena analisar.

Imagem condutora militar

Com todo o susto das imagens condutoras militares, não devemos deixar de ver que o serviço militar é um dos poucos caminhos oferecidos para a iniciação de jovens, pois eles são atingidos com força especial pela ausência de rituais da puberdade.[20] No entanto, a socialização militar para o homem, justamente o seu desenvolvimento para a humanidade, é uma caricatura, e pode fornecer-nos um assustador material de exame. Seu objetivo, quando fundimos as muitas ideologias, que diferem de nação para nação, é fazer os homens jovens matar mais depressa e melhor do que os outros, a fim de não serem mortos também. Em última análise, trata-se de matar e ser morto, de mirar, atirar e acertar. Para alcançar esse objetivo, eles se exercitam, são rebaixados e tornados submissos. Obediência e total submissão entre os militares valem como métodos para formar "bons" guerreiros, isto é, mantê-los receptores e cumpridores obedientes de ordens.

Naturalmente os soldados podem prestar serviços valiosos na proteção contra catástrofes, como recentemente na inundação da Alemanha oriental e em missões de paz como na Bósnia e no Afeganistão, embora isso não altere em nada o direcionamento essencial da sua formação.

O tempo do serviço militar também é definido como o período de serviço *às armas*, e diz-se que homens jovens têm de servir. À medida que serve às armas, o jovem torna-se oficialmente um servidor da pátria, mas extra-oficialmente ele serve a Marte no seu plano não-redimido. Se olharmos com mais atenção a quais ideais ele serve e para o que ele é "preparado", descobrimos uma caricatura do caminho humano. Trata-se de disciplina e de submissão sob a lei da guerra; trata-se de saudar, exercitar e preparar-se para esse único objetivo. A rigidez sem compromisso do direito de guerra, que por assim dizer deixa todos os direitos dos cidadãos sem efeito, aponta a direção. O caminho humano de desenvolvimento, como é descrito pelas religiões e doutrinas de sabedoria, recebe na socialização dos soldados o seu equivalente grosseiro.

A uniformização é um pólo oposto extremo da individuação. A blindagem torna-se o pólo oposto da sinceridade, quer se trate da blindagem física por meio de coletes à prova de balas ou de uma blindagem da alma, em que a compaixão humana natural é expulsa. O endurecimento em todos os planos contrasta com a suavidade do coração. Dureza em vez de suavidade, função em vez de compaixão. O resultado são bloqueios de sentimentos orientados contra o inimigo e, em casos extremos, de humilhação. No âmbito psicológico, está relativamente claro que quem é humilhado em sua formação, também fará isso aos outros assim que se oferecer uma oportunidade — não só aos inimigos no campo militar hostil, mas também às mulheres no exterior. A violência em massa contra as mulheres em muitas guerras fala uma língua clara e intencionalmente não compreendida pelos militares.

Além dos mecanismos psicológicos já descritos, a separação entre a cabeça e o coração, isto é, entre a cabeça e o ventre, é um outro pressuposto para essas más ações, que parecem pertencer à socialização tipicamente guerreira juvenil. Quem não tem controle sobre si mesmo, muitas vezes sente que os outros assumem esse controle, enquanto ele tenta apoderar-se dos outros. O sentimento humano de vida é liquidado. O guerreiro "instruído" (e homem) tende a infligir a si mesmo aquilo de que se queixa como vítima e pelo que — com exceção de si mesmo — responsabiliza todo o mundo.

O caminho do pequeno herói para os grandes sujeitos passa pela mutilação pessoal da formação e pela decepção, e acaba em raiva e vergonha. A saída desse vale de lamentações muitas vezes é procurada por meio da agressividade e violência. Assim talvez se possa explicar por que as unidades de elite recebem novos pretendentes. Esses jovens gostam de lutar, gostam da guerra e querem ser "verdadeiros homens". Então, faz-se deles o que os oficiais consideram "verdadeiros homens". Num exército obrigado à defesa, que abrange todos os rapazes, devemos pensar que efeitos isso pode ter sobre a metade da população, exatamente a masculina. É por isso que só podemos defender funcionalmente a causa de um exército profissional, ao menos para limitar o mal. Mas com isso a questão sobre onde os jovens podem dar o passo para se tornarem homens fica em aberto. Não só as casernas e os campos de batalha, mas o mundo inteiro se torna uma arena para os homens. Aqueles que não o conseguem oficialmente, sempre podem ainda extravasar na família, na empresa, na roda de amigos ou no clube.

Mas quem aprende a praticar o desprezo em vez de o respeito pela vida, inclusive a própria, automaticamente recebe pouca consideração das outras pessoas. Onde, inclusive, são treinados sentimentos de vingança, como talvez na formação islâmica para a guerra "santa", em que a dor, a compaixão e a tristeza são ignoradas e reprimidas, não se pode mais esperar humanidade. Então, a vida isolada não tem mais valor, e o ponto mais profundo da socialização da guerra é alcançado. Mesmo que não na forma tão grosseira como foi descrita acima, algo parecido acontece com a maioria dos meninos.

Quando um homem é um homem?

O resultado dessa socialização é que meninos e homens não podem mais mostrar-se fracos, não podem mais confessar nenhum erro e decepção, com isso não aprendendo nada e, finalmente, não recebendo o que é necessário. Por exemplo, todo ser humano precisa de sono e regeneração suficientes. Porém, dos dois sexos, os homens concedem-se muito menos do que as mulheres, pois tendem exatamente a considerar o seu corpo como máquina e, portanto, o tratam como tal.[22] Enquanto o corpo funciona mais ou menos, eles fingem que tudo está em ordem. A falta de sono, a longo prazo, não só leva a distúrbios do sono como reduz imediatamente a resistência imunológica. Como resultado, os homens adoecem claramente com mais freqüência do que as mulheres.

Os homens não só prestam pouca atenção à alma, isso quando acreditam na sua existência, mas com demasiada freqüência igualmente prestam pouca atenção ao seu corpo, excetuando-se o culto unilateral à boa forma física. Assim, com freqüência comem de modo totalmente errado. Por um lado, um bom pedaço de carne cabe a um homem "de verdade" segundo a auto-imagem descrita acima. O resultado são lanches em vez de refeições regulares e um abuso de proteínas insalubres que chega a ser perigoso. O "verdadeiro" homem não só se comporta como uma fera, ele *é* uma fera. Faca e garfo são instrumentos primordialmente marciais e potencialmente perigosos. Matar diariamente e por cota é cada vez mais um privilégio masculino, mesmo que as mulheres entrem crescentemente para esse caminho (de insanidade).

Os homens não só ficam doentes e obesos com mais freqüência, eles não ligam — dito de maneira contundente — ou então ligam demais para o seu corpo.[23] Os primeiros deixam que ele fique flácido; os últimos, matam-no prematuramente. "Zu wenig und zu viel sind des Narren Ziel" [Muito pouco ou demais é o objetivo do tolo], diz a sabedoria popular. Nesse sentido, a maioria dos homens é tola e trilha o caminho do tolo — sem dúvida, em sua variante totalmente não-redimida, pois também o tolo é um arquétipo que traz em si um plano redimido.

Os homens têm claramente menos contatos sociais do que as mulheres. Como seres humanos que tendem ao isolamento social, eles ficam doentes com mais facilidade e, do ponto de vista estatístico, morrem visivelmente mais cedo. Sem dúvida, de muitos pontos de vista, são mais bem-sucedidos do que as mulheres. Embora 75 por cento de todas as tentativas de suicídio tenham sido empreendidas por mulheres, 70 por cento de todas as tentativas "bem-sucedidas" ficam por conta dos homens.

Os motivos disso são numerosos mas, em última análise, podem ser relacionados à mencionada socialização com ausência da fala. Disso segue não só um maior isolamento social, mas também uma pressão muito maior, para a qual não existe válvula de escape; além disso, surge uma deprimente falta de esperança.

É fácil acompanhar a trajetória nessa falta de perspectiva em que aparentemente só existe a agressão negativa ou destrutiva. Em primeiro lugar, as maiores expectativas são depositadas nos meninos. Toda esperança está depositada neles; assim, eles têm o desejo de tornar-se dignos dessa expectativa e de atender às altas exigências. O próximo passo leva à decepção ou à frustração que, em geral, atinge os jovens bastante despreparados. Disso surge a vergonha, que não deve absolutamente ser demonstrada. O resultado é a solidão.

Assim, os meninos aprendem a envergonhar-se dos próprios sentimentos e a menosprezá-los, a reprimi-los, por mais que eles queiram vir à tona. A "cabeça quente" provocada pelo excesso de tensão interior tende para a explosão ou a implosão. No primeiro caso, em algum momento a raiva e a ira são orientadas contra o mundo em forma de violência; no segundo, contra eles mesmos em forma de suicídio.

A desilusão que meninos e homens vivem corresponde àquela que provocam. No caso das crianças maltratadas podemos mostrar como a combinação da expectativa original muito alta e a conseqüente preferência pelos outros no caso da decepção podem causar o oposto brutal. Os estimuladores originais tornam-se então os carrascos mais cruéis.

Todas essas reflexões também atingem planos concretos como o da saúde. A psicossomática da personalidade sujeita ao enfarte é tão óbvia, que nem mesmo a medicina convencional pode deixar de admiti-la a longo prazo. Ela corresponde exatamente ao ideal masculino de um empreendedor moderno. Apoiando-se em Paul Watzlawik, o cabaretista austríaco Bernhard Ludwig chama um dos seus programas de "*Anleitung zum Herzinfarkt*" [Introdução ao enfarte]. Infelizmente, esse título corresponde exatamente à trajetória masculina na sociedade moderna. Exatamente os posicionamentos e posturas que perturbam os homens são considerados masculinos entre nós. Nesse caso, o princípio de Marte é propagado num plano primitivo, não-redimido.

Disso deve resultar afinal uma grande pena e simpatia pelos homens. No evangelho de Lucas (9:25) diz-se significativamente: "De fato, de que serve ao homem ganhar o mundo inteiro, se ele se perde e se arruína?" Mas é exatamente isso o que acontece aos homens de formação moderna no patriarcado.

Esses homens precisam desesperadamente de toda ajuda. Mas o pior é que, segundo a socialização típica, não podem mais pedir ajuda, quer à própria parceira, quer a um médico. Assim, qualquer ajuda chega tarde demais.

Um exército de mulheres mais pedagogicamente engajadas, as quais tentam despertar a tolerância e a sensibilidade, o respeito pela vida e por todos os mais fracos na educação dos jovens, pouco conseguem contra os antigos ideais masculinos dos caçadores e das castas de guerreiros. Assim, os jovens só aterrissam num vínculo duplo[24] que, então, segue por todo o resto da vida dos homens. A pedagogia — em geral sustentada pelas mulheres — tenta levar o seu ideal de sensibilidade, consideração e cooperação até o amor ao homem próximo (jovem); por outro lado, no entanto, os ideais da sociedade masculina são ainda mais fortes e apontam na direção contrária, determinando a tendência. A isso acrescentam-se também os problemas já descritos de início, que atacam mais o tipo de educação do que o conteúdo.

As expressões habituais e na moda entre os jovens, que difamam o comportamento solidário, falam uma linguagem assustadoramente clara e noticiam qual o ideal que a nossa sociedade concretiza na realidade. O "homem verdadeiro" reconhece como seu pólo contrário o homem que toma banho quente de chuveiro, o que usa pára-quedas, o molenga, o que mija sentado, o que troca de meias, o que só passa com o farol verde, o que estaciona à sombra, o fetichista, o separador de lixo, o fanático pelo ar puro, o que devolve as garrafas emprestadas, o que troca de cuecas, o que chega pontualmente aos encontros, o que vomita depois de três cervejas, o homem grato, o que alimenta os patos, o que colhe flores ou o que compreende as mulheres e, finalmente ainda, o que planeja a vida.[25]

Quem acha que essa é uma tendência nova, deve lembrar-se das pouco mais antigas e não menos claras explicações dos precursores, de como ali existiam os desesperados, os chorões, os homens sem brios, os covardes, os medrosos ou os sem força de vontade e os bananas.

É compreensível que o "verdadeiro homem (jovem)" não queira ter relação nenhuma com todos esses tipos. Para ele é muito mais importante causar impressão entre os que se parecem com ele e que, em geral, inferiorizam as mulheres e o feminino com ditados e piadas. Somente por essas expressões já se pode ver o que movia os homens antigamente e o que espicaça os jovens hoje, e isso continua assustadoramente igual. Os homens que têm e mostram sentimentos e expressam suas decepções são difamados como *molóides* e *chorões*. O homem que nem sempre consegue praticar o ato sexual e que, portanto, não é nenhuma máquina de sexo é descrito como homem sem brios. Com a expressão *filhinho da mamãe* zomba-se daquele que ainda é apegado à mãe e que ainda não conseguiu sair da casa dos pais. Nisso, deixa-se de ver que ele tem mais chances de conseguir realizar-se do que os aparentemente independentes usuários de ditados. As expressões *covarde* e *medroso* diminuem aqueles que expressam o seu medo e o confessam movidos pela necessidade. O "verdadeiro" homem, ao contrário, não tem medo, mesmo que na maioria das vezes apenas por falta de fantasia. A pessoa sem força de vontade tem fraquezas visíveis e além disso ainda as mostra: com isso é inferior ao ostentador de força, que esconde suas fraquezas e o medo por trás de placas de músculos muitas vezes lamentavelmente exibidos. O banana, por fim, é mole e se lava demais para um verdadeiro homem que, obviamente, sempre tem de cheirar mal um pouco ou, ao menos, ter má reputação.

As expressões mais novas tornam tudo isso ainda mais claro e doloroso. O molenga certamente é alguém que também tem lados suaves. Para o homem verdadeiro, o que *mija sentado* tem demasiada consideração, pois protege aquelas serviçais mais femininas que limpam a sua sujeira. Mas isso já parece ser humilhante para ele. O que *chega pontualmente* partilha esse "problema da consideração". O "verdadeiro homem" gosta de deixar os outros esperar e prefere chegar atrasado. Exceto no sexo, quando na maioria das vezes chega depressa demais devido à constante tensão sob a qual está. Mas ele também não liga para isso, pois, lamentavelmente, evita chamar a atenção como *o homem que entende as mulheres*. Ele arrisca ser castigado pela vida por chegar tarde demais. Um pedido de desculpas já o deixa desorientado como *o que pede desculpas*.

A consideração também é discriminada como acontece com *os que ficam por último no bufê;* um "verdadeiro homem" certamente tem de forçar inescrupulosamente a passagem só para mostrar com isso que se coloca acima de todos os outros e, naturalmente, também acima das regras e leis de convivência. Em nenhuma hipótese, ele será, por exemplo, *uma pessoa que só atravessa no sinal verde*, que não só cumpre a lei, mas também serve de exemplo para as crianças. Isso, é claro, é inconveniente para um homem "autêntico". Quem não tem consideração por si mesmo, também não precisa ter consideração pelos outros, caso contrário corre o risco de chamar a atenção como *quem toma banho quente, passa creme, usa pára-quedas* ou *estaciona à sombra.* O "verdadeiro homem" obviamente é tolo demais para violentar-se logo de manhã debaixo do chuveiro; ele mantém intocada a sua casca grossa e dolorida e não cuida dela. Ele tem de estacionar o seu carro sob o sol escaldante do meio-dia, para finalmente saltar sem pára-quedas (desta vida).

Ele tem de ser o maior inimigo da sua saúde, e assim, torna-se a caricatura de toda uma sociedade. Para não chamar a atenção como fetichista, ele tem sempre alguma coisa estragada para comer. Ele passa a vida de preferência em locais poluídos, afinal não quer parecer um *fanático pelo ar puro*. Além disso, naturalmente ele tem de beber como gente grande, caso contrário corre o risco de chamar a atenção como o beberrão que *vomita depois de tomar três cervejas*. Prefere fumar erva forte, pois se fumasse *cigarros com filtro* ficaria em má posição no seu grupo ou bando. Sobre fígado e pulmões ele sabe pouco, mas esse desconhecimento não o perturba; seu ideal tem de girar em torno da autodestruição. *As pessoas que usam roupas de lã* são um terror para ele só por isso, porque visivelmente estão entre as pessoas fracas que atendem às necessidades do corpo. Ele nunca faz isso. Ele é tão rígido consigo mesmo quanto é rígido com os outros — seja como for, ao menos cultiva essa exigência mesmo que, na verdade, seja um adepto da lamentável projeção e, com freqüência, fraco exatamente ali onde menos deveria ser, pois nada torna a pessoa tão impotente como a nicotina e o álcool.

Nem mesmo a gratidão existe para ele. Ela o transformaria numa pessoa grata e, para um "verdadeiro homem", isso já revela demasiada dependência. Até que ponto alguém pode ser dependente sem que isso lhe acarrete problemas? Ele também xinga *os que usam a camisinha uma única vez*, pois prefere arriscar a própria vida e a dos outros, ou tornar-se certamente um porco que usa a mesma camisinha mais de uma vez. Ele também não tem nada contra *fazer filhos* em menininhas, pois verdadeiras mulheres não querem ter nada com ele. Ele nem sabe que muitas vezes as mulheres contraem câncer do colo do útero por causa da sua falta de higiene, visto que principalmente a má educação e a burrice são a sua proteção mais eficaz. Ele faz pouco de toda forma de higiene dos *homens que trocam de meias e de cuecas:* o verdadeiro homem tem de cheirar muito mal, sendo que em regra essa é a sua única relação com essa região.

Além disso, lamentavelmente, ele tem de prestar atenção para não deixar vir à tona um indício de consciência do meio ambiente ou de inteligência, pois então pode chamar a atenção e ser tratado como um *selecionador de lixo* ou aquele que *devolve garrafas emprestadas*. Ele não deve demonstrar compaixão por outras pessoas ou animais e, bem generalizadamente, por pessoas mais fracas, pois isso o define como humano e pode sugerir que ele é o *que alimenta os patos*. Para não representar *o que colhe flores*, ele não pode proporcionar alegria às garotas, das quais, apesar de sua auto-imagem distorcida — talvez causada por um semelhante desprezo por si mesmo — se tenha aproximado. Ele mesmo não se concede nenhuma compaixão. Ele não deve mostrar alegria sob hipótese nenhuma, pois nada é mais caloroso. Quando ele encara o jogo duro com boa cara, o sensual é contra. Ele odeia um planejamento de vida, seja lá de que tipo for, motivo pelo qual muitas vezes arruína a sua vida — mas, ao menos ele não precisa se envergonhar diante dos seus camaradas como um homem *planejador da vida*. Assim, características importantes para a (sobre)vivência como o medo e o respeito são difamadas em seu meio ambiente. Qualidades como a solicitude, a compaixão, a disposição de ajudar e a sensibilidade, que possibilitam a convivência e nos tornam humanos, são degradadas. No sentido de que ela leva à solidão e ao isolamento, podemos reconhecer que a socialização de jovens do sexo masculino tem algo de totalmente desumano.

Como redimir Marte

Nós perguntamos: Como tudo isso é possível? Por que não detemos imediatamente toda essa loucura?

Os políticos tentam controlar o problema com a ajuda do seu exército de pedagogos e pedagogas, que têm objetivos elevados de educação. Por um lado, no entanto, os pedagogos têm, como também os pais, muito menos influência do que acreditávamos até aqui e, por outro lado, eles tentam intervir num plano impróprio e muitas vezes de forma contraproducente.

Sabemos hoje, graças a diferentes exames, que o grupo de pares, isto é, aquele grupo de jovens da mesma idade com o qual crescemos, tem uma influência mais forte sobre o comportamento infantil do que a dos pais e, principalmente, a da educação escolar. Portanto, no que diz respeito a isso, dispomos de menos possibilidades de direção do que se pensou tempos atrás; outros fatores têm significado muito maior. Por exemplo, ao lugar em que as crianças crescem, ao grupo de jovens existente ali cabe um papel mais relevante; isso não é compensado com a força desejada pelas medidas educativas na escola e na casa dos pais. A decisão sobre o lugar em que se quer que o filho cresça deve ocupar um papel muito mais central na vida.

O segundo e o principal problema contra as tentativas da direção educacional, no entanto, tem muito a ver com o fato de quase todos os pedagogos e até mesmo alguns fundadores de religiões não recomendarem, pregarem e estimularem o princípio de Marte, mas sim o seu pólo oposto, Vênus. Contudo, esse conceito, que como quase todas as aproximações alopáticas ao mundo sempre é defendido por uma maioria, quase não tem chance de se concretizar. Sempre é mais fácil simplesmente estimular o pólo oposto, mas isso não traz os resultados desejados, como podemos ver por toda parte.

Atacar a violência com o amor traz pouca perspectiva e sucesso duradouros. Mahatma Gandhi e Martin Luther King também não venceram dessa maneira. Na guerra civil hindu, *a arma* da ausência de violência realmente teve um efeito considerável, mas também foi uma arma e teve pouca coisa em comum com o amor. E, antes de tudo, podia-se confiar no alto padrão ético das colunas do exército britânico. Uma resistência pacífica contra as tropas da SS teria apresentado um resultado muito diferente. Martin Luther King entendia a sua ausência de violência como uma forma cristã de amor, mas os seus adversários da CIA viam isso de modo diferente e reconheciam nele um grande perigo.

A cura verdadeira só cresce de um princípio homeopático. Conseqüentemente, trata-se de não fugir para o pólo oposto, mas de encontrar e de oferecer planos redimidos de Marte. Em vez de permitir a violência de forma egoísta, que tanto se expressa nas ruas como também nas telas, é muito mais objetivo fazer propaganda de uma participação corajosa, até mesmo arriscada e ousada mesmo em situações de risco: de abraçar sem vacilar um conceito de vida arriscado e ousado e lutar pelos próprios sonhos. A auto-afirmação, a autodeterminação e a realização do próprio caminho de vida devem ser os objetivos pelos quais vale a pena lutar. É propício proteger-se da injustiça e da desonestidade, concretizar interesses de vida justos para si e para os outros e defender seus ideais, mas também oferecer resistência quando os direitos vitais são ameaçados; e é propício praticar a crítica construtiva, o que ajuda a dar chances a uma cultura de luta, que conhece e representa a participação heróica dos mais fracos e sua defesa. Para isso podemos continuar usando ideais antigos como os de Ivanhoé, Robin Hood ou Zorro. As virtudes dos cavaleiros do Graal também estão totalmente ligadas a Marte. Em última análise, é justamente o caminho da individuação humana o que exige mais coragem e participação, iniciativa e a força de dar os primeiros passos no país desconhecido, isso sem falar no tema da parceria. Mas todos esses são temas de Marte à espera de ser descobertos por pessoas corajosas.

Plutão — o princípio arquetípico da agressão feminina

Plutão, o deus do inferno, era ainda menos amado na Antigüidade do que Marte, na medida em que isso é possível. A forma plutoniana de energia também é agressiva, ela é inclusive considerada o princípio arquetípico da agressão feminina.

Para nós é mais difícil entender o princípio de Plutão do que o de Marte, afinal ele só entrou na nossa consciência há pouco tempo na forma do planeta Plutão — se deixarmos de lado o conhecimento dos antigos. Sabemos algo sobre Plutão por meio da mitologia. Plutão/Hades é o deus do reino dos mortos, que reclama as almas no final da vida, em cujo reino elas são julgadas, e que, quando se deixa avistar no mundo superior, trata de inspirar medo e susto. Assim, certo dia ele raptou Kore, a filha da Lua e da deusa da fertilidade, Deméter. Em nosso mundo, depois dos raptos seguem-se na maioria das vezes extorsões, e ambos são métodos de luta tipicamente plutonianos, com os quais todos os outros deuses e também as pessoas têm grandes dificuldades. No reino sombrio de Plutão, Kore é transformada em Perséfone e em deusa do inferno, que por um contrato tem de reger o reino dos mortos durante um terço da sua vida.

Kore quer dizer *menina sem nome* ou *fruto ainda não maduro*, ou seja, *semente*; e, se ela quiser se desenvolver, é obrigatória a descida ao inferno. Por esses caminhos, Plutão também dá a sua contribuição à vida, ao amadurecimento. Assim como são formadas em nosso intestino grosso aquelas substâncias vitais que corretamente chamamos de vitaminas, no reino de Plutão tudo o que morre e murcha é transformado em húmus. Com isso, torna-se a base para a nova vida. No inferno de Plutão, assim como no intestino grosso, aquele "morra e viva" sobre o qual Goethe fala, sente-se à vontade. O poeta vai até mais longe em seu conhecimento plutoniano, que ele considera condição para uma vida realizada: "Enquanto você não tiver isso,/esse morra e viva/,você é apenas um hóspede sombrio/na Terra escura."

Com isso, a metanóia, a mudança de mentalidade, o remorso e a metamorfose dizem respeito à grande transformação, que pertence visivelmente ao princípio de Plutão. Só depois que o remorso leva a uma transformação básica da mentalidade pode acontecer a grande transformação. A metanóia transforma-se num pressuposto interior da metamorfose que, então, atinge também o exterior.

Portanto, no reino de Plutão nunca se trata de modificações superficiais. As transformações que ele exige precisam realmente chegar até as raízes da existência e ser radicais (do latim: *radix* = raiz). Numa época que valoriza os fenômenos e em que *fenomenal* tornou-se uma palavra querida e *radical*, um palavrão, o princípio de Plutão encontra grandes dificuldades. Só raramente ele recebe o seu direito ao bom senso, mas tem de conquistar e, não raro, extorquir o seu reconhecimento.

Onde as pessoas geram uma grande transformação em seu próprio sentido e ser, são possíveis desenvolvimentos maravilhosos com base no princípio plutoniano, como documenta a história da vida de tantas pessoas de destaque. O caçador de cristãos e assassino, Saulo, transformou-se em Paulo, o cabeça da propagação do cristianismo em todo o mundo. Francisco de Assis transformou-se de *playboy* em santo e santa Teresa de Ávila, antes do enfarte que motivou a sua transformação interior, era uma freira muito renitente. Na época moderna devemos mencionar uma pessoa como Karl Ludwig Schweisfurth, que de grande produtor das lingüiças (Herta) transformou-se num crítico desse tipo de alimentação.

As pessoas que têm um bom relacionamento com o princípio primordial de Plutão são também as que ousam dar os passos mais arrojados nas psicoterapias. Elas sentem que quem ousa também vence. A terapia da reencarnação, uma psicoterapia que aceita de modo especial o lado psicológico da sombra, objetiva essas transformações. Na viagem de descoberta através do reino plutoniano das sombras consegue-se encontrar muitos tesouros e abrir fontes não intuídas de criatividade. Assim sendo, essa terapia ainda atende às exigências de um outro lado do princípio plutoniano: na mitologia, Plutão também é o deus da riqueza (interior).

A agressão plutoniana distingue-se da variante marcial pelo fato de ser desigualmente mais oculta e traiçoeira e voltada mais para o interior e contra si mesma. Onde Marte é a guerra, Plutão é a guerra civil. Onde se podem esperar explosões de Marte, em Plutão trata-se mais de implosões. Enquanto Marte busca o corpo-a-corpo, Plutão trilha caminhos ocultos e não recua diante do uso de veneno. Na cultura pura, Marte mostra-se nas infecções causadas pela guerra do sistema de defesa contra os germes. Nas alergias já se mistura Plutão, pois nesse caso trata-se de uma luta essencial contra os símbolos e, principalmente, contra si mesmo. Nas doenças auto-agressivas Plutão concentra-se totalmente *no gatilho*, pois a situação é a de uma guerra civil que corresponde com todos os sinais à autoflagelação. Também nos quadros mórbidos como o câncer, depois de uma fase marcial de crescimento ofensivo e invasivo, finalmente Plutão entra em ação com mais força — quando o câncer consome o próprio anfitrião, sem levar em conta as próprias perdas e o risco da própria decadência.

O princípio plutoniano aprofunda ainda mais o tema da agressão do que Marte, que mitologicamente, com as suas lutas e guerras, trabalha a favor do inferno e tem os mortos na consciência. É por isso que Plutão pode ser definido quase como um grau superior de Marte, ao contrário de Vênus, que é oposta a Marte e vive em grande tensão com ele.

Pode causar irritação o fato de um princípio feminino estar coberto com um nome masculino — Plutão. A razão deve ser buscada nas estruturas patriarcais que já determinavam a vida dos antigos. Até hoje, é freqüente os representantes masculinos serem considerados essencialmente mais importantes. Podemos e devemos falar de Perséfone, a esposa de Plutão. Mas, com essa denominação, a inter-relação com o princípio primordial passa quase despercebida.

O fato de não termos um nome adequado para esse princípio feminino tão importante da agressão, mostra que ainda não temos uma boa compreensão dele. Da mesma forma, ficamos perplexos com a energia plutoniana do terrorismo que nos causa tantos danos. Aqui temos mais um exemplo de que uma energia feminina reprimida por muito tempo irrompe com todo o seu poder típico. Essa energia permanece inalterada, mesmo quando lhe atribuímos um nome masculino. Entre os germanos, a autoridade era Hel.

No presente, o princípio de Plutão força a sua passagem para o primeiro plano, porque praticamente nos limitamos a viver formas de expressão não-redimidas. Isso, por sua vez, só depende de nós mesmos. Basta pensarmos no plutônio, que certamente é a substância mais perigosa que se pode fabricar neste planeta. Isso pode deixar claro para nós de qual potencial se trata. Aqueles países ricos do mundo que usaram truques plutonianos nas armas ABC para comandar suas guerras, agora as transformaram em armadilhas para todos nós. Podemos dizer que agora a nossa antiga despreocupação com Plutão se vinga, e a vingança também pertence a esse princípio primordial.

Ao perigo das armas atômicas acrescentam-se os das armas químicas, que já nos pregaram um susto na Primeira Guerra Mundial, e os das armas biológicas, que são criadas nos laboratórios do assim chamado primeiro mundo para serem usadas contra nós. Seja o que for que um ditador do porte de Saddam Hussein nos tenha a oferecer — nós lhe mostramos como se faz. E por trás disso está o princípio primordial de Plutão. Nós desenvolvemos as armas ABC a esmo, sem realmente sermos capazes de controlá-las. Isso também nunca será totalmente possível, pois esse princípio simplesmente não pode ser controlado com os métodos que servem para controlar os demais arquétipos.

Conseqüentemente, a única saída que resta é o resgate e, com ele, a tarefa de fazer justiça a Plutão num plano mais exigente — principalmente naquele plano da transformação interior. Nesse sentido, sem dúvida, abrem-se grandes oportunidades.

Vivemos hoje em dia o tipo de agressão de Plutão em sua forma aparente não-redimida e do modo mais grosseiro no terrorismo do suicida. Os que praticam os atentados sacrificam-se pela sua idéia e se tornam, ao mesmo tempo, assassinos de massa e suicidas. De ambos os pontos de vista, esses candidatos ao suicídio são orgulhosos e não podem ser contidos por medidas do âmbito dos outros princípios.

Depois que a nossa sociedade também se tornou vítima desse tipo de terror plutoniano — bem como depois do atentado de 11 de setembro em Nova York e da perda de controle em Erfurt — devido às fortes emoções não estamos mais em condições de enxergar os princípios por trás dessas ações. De resto, o horrível ataque de um terrorista da Intifada a um café israelita é uma mera perda de controle e também faz parte do princípio de Plutão.

Será mais fácil compreendermos isso se tomarmos distância e analisarmos um exemplo de outra época e cultura: o mundo viveu a auto-agressão de forma mais consciente e além disso ritualizada quando o candidato japonês ao prêmio Nobel de literatura, Yukio Mishima, praticou o haraquiri no outono de 1970. Depois de um ano inteiro de campanha contra a decadência, a corrupção, o materialismo e a poluição do meio ambiente, ele enfiou a ponta da espada no baixo-ventre com a frase: "Viva o imperador!", antes que um amigo lhe cortasse a cabeça no contexto desse ritual. O seu assassino e melhor amigo também praticou finalmente o haraquiri e um amigo também decepou sua cabeça antes de, por sua vez, praticar o haraquiri. Para os três homens tratava-se de um ritual e de um sinal para a posteridade.[26] Seja o que for que pensarmos disso, não podemos deixar de ver que o princípio de Plutão ultrapassa a morte e também atua depois dela. Lembremonos aqui dos monges budistas no Vietnã que puseram fogo em si mesmos e do estudante checo Jan Palach.

Podemos observar nos adeptos das Intifadas do Oriente Próximo o que acontece no serviço militar regular, quando Marte se associa a Plutão na forma de fanáticos religiosos. Mesmo que o lado israelense seja tecnologicamente superior em armas, dificilmente pode resistir com meios tradicionais ao fanatismo da facção contrária, disposta a sacrificar a própria vida. A censura ao terrorismo estatal, que de vez em quando é feita a Israel, só é eficaz plutonianamente. No caso da Palestina, isso significa uma de duas coisas: ou resulta em processos radicais de mudança de mentalidade, que modificam as pessoas até o fundo da sua alma, ou os dois tipos de terrorismo — por assim dizer, de baixo e de cima — cedo ou tarde se chocam. As armas dos desamparados israelenses contra o terror se abrutalharão por necessidade, simplesmente porque os únicos meios eficazes provêm do arsenal de Plutão. Mas, comparativamente, isso ainda não substitui as armas justas e as lutas do princípio de Marte por técnicas mais traiçoeiras. As tropas do princípio de Marte sempre e em todo o mundo estão em postos perdidos contra os guerrilheiros e terroristas.

No plano do princípio plutoniano também é preciso entender melhor o pavor paralisante que os ataques do dia 11 de setembro deixaram atrás de si. Os ataques terroristas do Al-Qaida praticamente não puderam ser impedidos e, como última conseqüência, também não o poderão ser no futuro. O princípio de Plutão está camuflado demais e, principalmente, ele não se assusta com a morte que todos os outros princípios tanto temem. Assim, essa se torna a sua melhor arma. Afinal, os Estados Unidos deveriam saber o que lhes ia acontecer, pois na Segunda Guerra Mundial já haviam tido uma amostra com os aviões camicase, os pilotos japoneses suicidas. Naquela época, ainda eram os soldados comprometidos com o princípio de Marte que lançavam mão de meios plutonianos com presteza, à medida que se jogavam contra os navios dos Estados Unidos como tochas ardentes. Como soldados regulares, eles eram relativamente previsíveis, enquanto os terroristas modernos fundamentam-se em meios totalmente plutonianos e não podem ser controlados. Eles simplesmente não podem ser reconhecidos antes de se sacrificarem pela sua causa. A camuflagem da traição aliada à disposição ao auto-sacrifício torna Plutão totalmente imprevisível e quase inatacável para os outros princípios.

Um método de luta igualmente plutoniano é o envio de bactérias do carbúnculo. Do mesmo modo como é muito difícil escapar desse "terror" comparavelmente silencioso, será difícil rastear as suas fontes. O refinamento do princípio de Mercúrio e a dureza marcial ao tomar medidas enérgicas não obterão sucesso neste caso.

Por outro lado, apesar ou exatamente devido a essas características, o princípio de Plutão exerce um grande fascínio sobre as pessoas. A indignação contra as bombas atômicas de Hiroshima e Nagasaki, que deve ser atribuída a Plutão devido ao material usado, o plutônio, além de estimular o desarmamento, estimulou o armamento em igual medida. Mal as bombas foram detonadas, começou a corrida pelo armamento, que levou muitos países a ter em seu arsenal a mais horrorosa de todas as armas.

Sobre as guerras santas no interior e no exterior

A um guerreiro que age segundo o princípio de Marte, não pode acontecer nada de pior do que ser enviado para uma das assim chamadas guerras santas, pois esta não pode ser vencida enquanto restar um único adversário vivo. Assim, as guerras santas praticamente só podem ser conduzidas por fanáticos. O ministro da propaganda nazista Goebbels quis transformar a Segunda Guerra Mundial, que se aproximava do fim, numa dessas guerras santas, quando gritou para as massas fanáticas no palácio de esportes berlinense: "As nossas divisões sairão como para um culto a Deus...!" e com isso arrancou aplausos tonitruantes — mas, por sorte, apenas dos adeptos do nazismo que haviam sobrado na linha de combate da pátria. Os soldados alemães do poderio militar há muito tempo já estavam desiludidos, esgotados da luta e não sentiam mais satisfação, muito menos com esse tipo de "culto divino". Eles também já estavam fartos dessa "guerra total" que os nazistas ainda estimulavam, gritando satisfeitos.

Quando o presidente George W. Bush lançou a sua cruzada contra o mal depois do dia 11 de setembro, ele não pensou que essas guerras santas nos mais extremos campos de batalha do mundo não podem ser vencidas, como já mostraram as cruzadas históricas contra o Islã. Hoje não o ouvimos mais pronunciar as palavras guerra santa, mas só as ouvimos dos seus adversários fanáticos. Estes, sem dúvida, podem nos ensinar o temor e, ao mesmo tempo, Plutão em sua forma não-redimida. Quando a religião (Júpiter) se une com a guerra (Marte), cedo ou tarde Marte é substituído por Plutão.

Por mais difícil que possa ser imaginar-se participando de atentados suicidas fanatizados com o conhecimento do princípio de Plutão, é possível fazer isso; e assim, abre-se o único caminho para fazer as pazes com esse princípio. Em última análise, esse tipo de terroristas apontam mais para dentro do que para fora, isto é, por meio de sua ação ficarão iluminados e encontrarão a libertação. Os *mullahs* fanáticos, orientados pelo poder, convenceram-nos de que é preciso empreender a guerra santa contra os inimigos externos do Islã. Mas, na verdade, o *jihad*, "o grande esforço" ou a "guerra santa" aponta claramente para os caminhos de desenvolvimento interior e para a luta contra o próprio ego no Alcorão. Os supostos guerreiros de Deus deixam-se motivar até o último sacrifício, o da própria vida, pois a promessa do Alcorão é de que os abatidos em combate na guerra santa irão imediatamente para o sétimo céu, portanto, para o céu mais elevado, visto que eles e a sua luta na guerra santa se relacionam com a luta contra os infiéis.

A isso acrescenta-se que os jovens fanáticos em geral quase não têm o que perder neste mundo. As condições sociais em seu país caíram para um nível tão baixo com a nossa tática de ajuda no terreno da globalização, que eles colocam todos os seus trunfos no além. Neste mundo eles literalmente não têm nada a perder e, segundo sua opinião, tudo a ganhar no além. Eles recebem o único reconhecimento com a fama efêmera de mártires, e do outro lado acena-lhes o objetivo maior da sua fé.[27]

Se quisermos controlar esse horror no mundo, temos de mudar não só as condições de vida no planeta, mas também a nós mesmos até as profundezas da nossa alma — assim como o princípio de Plutão exige. E isso diz respeito a toda a Terra, pois explosões plutonianas não assolam apenas o mundo islâmico, mas atingem também a Chechênia, assim como as Filipinas, a Tunísia ou o Paquistão, mas também Nova York e Washington e, continuamente, Israel e a Palestina.

No plano corporal o exemplo do câncer

Os atentados suicidas ainda podem estar longe de nós no que se refere ao espaço, mas todo ser humano naturalmente participa pessoalmente do arquétipo plutoniano. O quão perto esse tema chegou de nós em sua forma assustadora e não-redimida é demonstrado pelo quadro mórbido do câncer, que ameaça grandes porções da população do primeiro mundo. Podemos entender o câncer como uma espécie de Intifada no próprio corpo, como uma guerra civil bem camuflada de células não identificáveis pelo sistema de defesa, que desistiram de qualquer solidariedade com o próprio país físico e que só lutam e crescem pelos próprios objetivos. De fato, a sua guerra de início é de natureza marcial, mas com o tempo torna-se cada vez mais plutoniana, quando as células do tumor começam a ameaçar as células sadias, chegando a escravizá-las e, finalmente, a asfixiá-las. Os campos de conquista dessas células em geral partem de uma inchação-mãe; nesse estágio quase não podem ser reconhecidas nos tecidos e, então, tornam-se cada vez mais perceptíveis, quando já é tarde e, com freqüência, tarde demais.

Para tornar o câncer supérfluo, a transformação na vida da pessoa atingida deve ser tão radical como é a metamorfose das células cancerígenas. As células cancerígenas voltam às suas raízes, elas desistem de todas as qualidades diferenciadas em seu ser a favor de suas qualidades e possibilidades originais. Não raro elas perdem a capacidade de respirar ou oxidar e mudam para a fermentação mais primitiva porque é original e menos eficaz. Os médicos falam que elas se tornam embrionárias e voltam ao estágio inicial, em que ainda eram igualmente onipotentes e lhes estavam abertas todas as possibilidades da existência celular. Assim, elas podem de fato viajar por quase todo o corpo graças à formação das metástases. Elas são bem-sucedidas nisso, porque são quase autárquicas outra vez e, assim, auto-suficientes, de modo que quase não precisam das outras células. Isso é importante para elas, porque suas estruturas de comunicação se rompem no meio ambiente aliado à pressão.

Na forma de expressão das células vêm à tona duas questões básicas que todo homem tem de fazer em algum momento e que adquirem poder explosivo especial quando são feitas sob a ameaça de morte pelo câncer: "De onde eu venho?" e "Para onde vou?" As células cancerígenas mostram o caminho, pois elas conquistam de volta (quase) todas as possibilidades do início; elas se tornam extremamente auto-suficientes, e para elas todo o mundo (corporal) está aberto outra vez. Sim, elas até mesmo alcançam a imortalidade. Enquanto as células cancerígenas encontrarem alimento, elas não têm de morrer, o que as distingue de todas as células humanas conhecidas até agora. Nesse caso, é igualmente clara uma caricatura do desenvolvimento humano. E nisso ao mesmo tempo aparece uma tarefa, que — voluntariamente aceita — pode tornar supérfluo muito câncer na situação médica aparentemente sem esperança: o caminho da auto-realização, que coloca a alma imortal no centro de todas as ambições.

Quando os homens deixam para trás todas as diferenças e complicações da sua vida, quando voltam a si mesmos, tornando-se novamente simples e auto-suficientes e reencontram todas as possibilidades e chances do início da sua vida, quando fazem as perguntas essenciais sobre o sentido e objetivo e se põem a caminho da sua alma que, então, em algum momento os leva à imortalidade, são possíveis as remissões espontâneas, que a medicina convencional envergonhada chama de "milagres". Aqui também está a chave para a autêntica prevenção do câncer, que tem de ser muito mais do que o reconhecimento precoce na medicina moderna. Nesse sentido, podemos até falar de uma espécie de guerra santa, pois, em última análise trata-se do todo e, por isso, de ficar curado e inteiro.

Diante dos aspectos plutonianos, a luta da medicina convencional por meio de medidas marciais pode não ser suficiente nem levar ao objetivo, principalmente no último sentido. Sem transformação interior, sem aquela metamorfose e mudança no sentido do mais profundo remorso, a metanóia, não há como alcançar a vitória nessa guerra santa. Com ambos, no entanto, acena a maior de todas as vitórias, justamente a interior, que também soluciona os problemas no exterior.[28]

A perda de controle como guerra santa

Nos atentados suicidas juvenis em nosso mundo moderno encontramos o mesmo princípio plutoniano, e ele desperta susto e medo. Como pôde acontecer uma catástrofe como a de Erfurt? — essa é a pergunta para a qual os alemães encontram tão poucas respostas como os americanos para as explosões semelhantes de violência nas suas escolas. Em Erfurt a imprensa teve antes de tudo o problema de que não se podia culpar a família e as circunstâncias. Esse garoto era bem cuidado, tinha tudo o que poderia esperar. Apesar disso, ele se suicidou e arrastou muitos outros para a morte.

De quem pode ser a culpa? Acaso os professores foram tão brutais a ponto de impedir o acesso do aluno à formatura alguns meses antes? Teriam sido os vídeos sobre violência, com os quais ele se "divertia" — como de resto milhões de outros rapazes? Se for isso, estamos diante de um barril de pólvora devido à sua inimaginável propagação. Ou o fácil acesso às armas teria desencadeado a catástrofe? Como sempre, tentam-se encontrar explicações de modo lógico, para então fazer a tentativa de impedir algo semelhante no futuro por meio da força da lei. Mas quem reconhece o princípio primordial de Plutão por trás do fato, sabe que isso são ilusões. De fato, dificultar o acesso às armas e impedir o comércio de vídeos sobre violência ajuda, mas um problema plutoniano nunca pode ser resolvido com medidas funcionais.

O mero decurso dos acontecimentos em Erfurt, mas também de outros dramas semelhantes, permite-nos concluir que o arquétipo de Plutão mostrou-se em sua forma não-redimida. O mundo interior desse criminoso deve ter sido analogamente impregnado pela falta de perspectivas como o dos terroristas suicidas fundamentalistas. Eles já deviam ter perdido tudo o que lhes era importante na vida. Nessa situação de desesperança neste mundo, quando todos os caminhos estão obstruídos, todas as chances perdidas e só se pode esperar sofrimento, eles trocam de plano e investem no além. Eles superam o medo da morte. A morte torna-se até mesmo uma parte do seu cálculo, em que muitas vezes a vingança representa um grande papel: mostrar ao outro que ele nos deixou na mão, ao menos uma vez na vida — mesmo que só no momento final. No momento em que perdem o controle, eles recebem a maior atenção possível e despertam nos outros aquele medo, que — mais ou menos admitido — sentiram durante muito tempo.

Entre todos esses jovens encontraremos almas desencorajadas além da fronteiras da dor, para as quais as saídas deste mundo estavam tão obstruídas, ou ao menos pareciam obstruídas, que investiram na grande transformação — no "morra e viva" no plano mais horroroso imaginável.

Do ponto de vista da alma eles vivem a maior metamorfose imaginável da vida para a morte, e mesmo a metanóia, o grande remorso, entra na ação. Quando eles jogam fora o corpo em seu excesso de violência, o que eles fazem principalmente contra si mesmos deve ficar claro para a alma. Essa experiência mostra-se repetidamente para nós nas vivências comparáveis durante a terapia da reencarnação.

Para os que ficam para trás e para os sofredores é tarde demais para isso. A melhor chance para todos é criar antes para eles e para nós as possibilidades dessas transformações radicais na vida. Para todos nós a solução é a mesma que para os soldados israelenses, que perceberão aos poucos que a dureza marcial não oferece nenhuma chance contra o terror plutoniano. Ou eles desistem das conquistas da sua civilização e vão ao mesmo plano brutal de Plutão com os terroristas, ou eles dão um grande passo de conscientização.

Qual é uma solução real, qual a estratégia redentora? Podemos parar de atormentar a própria alma e a alma dos outros. Para as escolas isso não significa a redução de todas as exigências, muitas vezes implica o contrário. As almas podem ser torturadas tanto pela falta de exigências como pelo excesso delas. Se, em vez do ridículo culto moderno à juventude, nós pusermos conscientemente a família e a escola e, com elas, a infância e a juventude outra vez no ponto central da vida e da sociedade, os trilhos poderão ser colocados de outra maneira. No momento fazemos muito pouco por essas primeiras fases da vida e, em vez disso, cultivamos inconscientemente um culto à juventude, que rotula pessoas com mais de quarenta e nove anos como segunda escolha, o que não traz nada, ou ao menos nada de significativo, para os jovens.

O tema da alma pode ser integrado tanto na pedagogia quanto na medicina. Entretanto, não deve tratar-se de sobrecarregar os professores, que já são muito mal pagos, com a responsabilidade psicológica, mas vale a pena abrir o espaço hierárquico competente para a psique.

Entre muitos passos, um deles pode ser reconhecer o significado do período de gravidez e da primeira infância para o desenvolvimento posterior e transmitir às mães o conhecimento correspondente.[29] No plano seguinte, entram em questão as professoras do jardim-de-infância e as professoras do ensino básico, mas principalmente *os* professores de jardim-da-infância e *os* professores do ensino básico. Os meninos que são o problema real com relação às explosões de violência, precisam urgentemente e sempre mais de figuras masculinas de identificação, na medida em que os pais não se saem bem no papel. Podemos pensar em aulas correspondentes e na criação de cargos para que os pedagogos e os psicólogos com formação pedagógica possam desenvolver os conceitos correspondentes, a fim de transmitir aos alunos um sentimento sobre a importância da sua vida interior. A atual psicologia universitária, que tenta com toda a seriedade por meio da estatística, isto é, da matemática, explicar os fenômenos psíquicos, é concebivelmente inadequada para isso. Ali, o âmbito da alma é abordado demasiado funcionalmente, mais ou menos como quando os doentes mentais têm de ser "reparados" outra vez por meio do treinamento do comportamento.

Por que deve fazer sentido — se entendermos o ser humano como uma unidade de corpo, mente e alma — dirigir mais ou menos cinco por cento da energia pedagógica na direção do corpo (aula de ginástica), 95 por cento na direção da mente e zero por cento na direção da alma? Por que deve fazer sentido, dos 95 por cento dedicados à mente, por sua vez dedicar 95 por cento ao treinamento de um dos hemisférios cerebrais, exatamente o esquerdo, que é arquetipicamente masculino?

O outro tipo de formação mencionado pode começar a fazer com que os princípios primordiais sejam aprendidos. Quem conhece os princípios de Marte e Plutão com todos os seus matizes, está menos desamparadamente exposto à sua ação, tanto no interior como no exterior. Sabemos que perigos conhecidos são só meio-perigos. Assim, os jovens ao menos teriam a chance de reconhecer que neles se desenvolvem coisas para cujo controle precisam de ajuda. Em última análise, essa responsabilidade naturalmente não cabe unicamente às escolas. Sem a correspondente sintonização e concordância na casa dos pais, esse objetivo dificilmente é alcançado.

Mais difícil do que a teoria é a prática. Mas também aqui os pedagogos engajados já mostraram em experiências surpreendentes, como isso é possível. Numa espécie de pesquisa de campo, um professor demonstrou, com a participação de toda a classe, como surge o fascismo. É possível ver claramente os mecanismos, os conflitos na guerra e até mesmo revelar as guerras civis. A base para isso é uma aula sobre temas como a projeção e a corrente política do bode expiatório, que controla toda luta eleitoral e a maioria das hierarquias sociais. Enquanto ainda vivemos de modo não muito redimido, não é de admirar que nas escolas e até mesmo nos jardins-da-infância se espalhe aquela típica forma de comunicação plutoniana com o nome de *mobbing* [ataque em multidão].

O primeiro passo é observar bem esse mecanismo, o seguinte pode ser mostrar as condições para o seu surgimento. Assim, todos podem entender com que rapidez uma tendência maldosa pode entrar no jogo da vida através de Plutão.

AGRESSÃO E PROJEÇÃO

Num princípio tão pouco sofrido e em troca tantas vezes suportado como o de Marte, não é de estranhar que ele seja individual e socialmente reprimido. Ao lado da repressão, a projeção é o mais freqüente e competente mecanismo de defesa. Nós descobrimos o que classificamos como essencialmente negativo — como no nosso caso a agressão — nos outros, em vez de em nós mesmos. As outras pessoas são vistas como apreciadoras da agressão e agressivas, muitas vezes também e justamente quando isso não é verdade. O pesquisador da agressão Friedrich Hacker, tantas vezes citado, disse laconicamente que sempre foi um truque do diabo fazer acreditar que ele não existe e que, se existisse, ele estaria nos outros, não em nós mesmos.

Por exemplo, o que o Oriente e o Ocidente fizeram um ao outro na época da Guerra Fria, foi uma nítida e trágica farsa de projeção. O bloco oriental empurrou todo o mal do mundo para o oeste capitalista, e este fez exatamente o contrário. Sempre que acontecia algo negativo isso era oportunamente atribuído ao adversário. Em tempos passados, pouco tempo depois da sua vitória, os aliados da Segunda Guerra Mundial uniram-se na inimizade da mesma forma íntima e entregaram — segundo Hacker — a superfície de projeção para a auto-agressão amplamente poupada e negada.

Em essência, até hoje essa é a razão principal do desentendimento político. O adversário sempre é responsabilizado pelo mal, ao passo que os poucos progressos feitos são reclamados para si mesmo. Essa política do bode expiatório intelectualmente é pouco exigente, tanto mais que o conteúdo de verdade representa um papel cada vez menor sobre os acusados. Assim, a projeção festeja novos triunfos em cada campanha eleitoral. Esse procedimento torna a política facilmente transparente e monótona para aqueles que conhecem o mecanismo da projeção.

O que pode parecer uma condenação da política à primeira vista, é muito mais pensado como uma analogia. Os políticos, como ponta da pirâmide do poder, refletem exclusivamente a população que representam. Que o eleitor aceite esse jogo de atribuição de culpa, tem a ver com a correspondente implicação pessoal.

Na nossa sociedade, a projeção em geral está se tornando um negócio feito de modo cada vez mais desavergonhado, influenciada fortemente como o é pelos Estados Unidos. Aquela norte-americana que prendeu uma caneca de café quente entre as coxas num *drive-in* e se queimou ao levá-la à boca, recebeu seriamente seus direitos diante de um tribunal dos Estados Unidos e uma enorme soma como indenização. Não havia o necessário aviso na caneca. Algo semelhante aconteceu com a mulher que colocou o seu gato para secar no forno de microondas e assim o matou. O fabricante do aparelho foi considerado culpado porque não havia avisado nada sobre esse perigo. Mesmo quando estamos longe de sentir simpatia pelo fabricante — esse tipo de condenação ou projeção é um problema e fará efeito em todos os âmbitos. Ele bloqueará cada vez mais uma sociedade e transformará os homens em covardes, que pensam constantemente que os outros são responsáveis pela sua própria vida e pelos seus problemas.

Entre nós ainda não houve casos extremos como esses, mas quando alguém escorrega no inverno, a primeira pergunta é a seguinte: Quem é o responsável por espalhar a neve? Quase como um reflexo buscam-se os culpados, como se dessa maneira fosse possível resolver qualquer problema. Na medicina o dilema tomou formas muito opressivas. Como cada vez mais se prestam queixas para obter indenização, os ginecologistas começaram a fazer cada vez mais cirurgias cesarianas também na Alemanha, porque juridicamente trata-se do melhor caminho para eles. Para mãe e filho ao contrário, o parto natural é claramente o mais seguro.[30]

Enquanto isso, já podemos definir a política como uma busca ininterrupta pelos culpados, aos quais culpamos continuamente pelas nossas próprias negligências. Nas firmas e nas famílias caminha-se crescentemente na mesma direção. Quase ninguém mais está disposto a tomar decisões e a assumir responsabilidades, porque, ultimamente, quase em toda parte isso é confundido com culpa.

No caso da responsabilidade — como diz o termo *Verantwortung*, em alemão — trata-se de encontrar as respostas (*Antwort*). Como tememos os temas de Marte, *responsabilidade* e *decisão*, quase como tememos o próprio princípio de Marte, nesses âmbitos temos os maiores déficits no que se refere ao progresso autêntico. Mas quando ninguém mais quer assumir a responsabilidade, é preciso tornar as pessoas obrigatoriamente responsáveis, ou seja, atribuir-lhes responsabilidades. O fato de isso lhes transmitir um gosto de culpa, tornou-se um dos principais impedimentos para o nosso desenvolvimento.

Em virtude da projeção é difícil descobrir um problema em nós mesmos. No caso dos políticos, o que nem todos os não-políticos percebem, é o fato de atacarem em toda parte, só que é muito mais difícil aceitar quando se está pessoalmente envolvido. O fenômeno da nossa própria cegueira impede o nosso caminho e o nosso progresso como poucas outras coisas. Os planos redimidos da convivência só nos ajudam com o princípio da agressão quando percebemos isso, quando desistimos da tendência à projeção e buscamos as respostas em nós mesmos outra vez. As excursões para a história antiga e mais recente podem revelar a medida do problema da agressão e da problemática das doenças no mundo.

Reconhecer a própria sombra

Como o inter-relacionamento da sombra e da projeção já foi exaustivamente descrito em outros livros,[31] aqui aludiremos brevemente ao fato de que a sombra é aquela parte de nós que não aceitamos e não queremos aceitar como verdadeira e que, por isso, preferimos empurrar para longe de nós. Do modo mais simples, a sombra é empurrada para os outros, de preferência os inimigos. A pessoa comum, por exemplo, não enxerga o seu vício de trabalhar ou de fumar e fica indignada com os viciados em heroína que, por uma indizível combinação coletiva, sem mais nem menos são apresentados primeiro como viciados e até mesmo como os únicos viciados desta sociedade. Quando a televisão narra sobre o problema das drogas, ela sempre menciona os 1.500 mortos por heroína e não os 100 mil mortos pela nicotina ou aqueles mais de 2.500 alcoólicos mortos somente no trânsito urbano.

Esse exemplo pode mostrar que sociedades inteiras e nações também têm sua sombra. Muitas vezes, a sombra combatida em comum é a única consistência — o que é aproveitado pelos políticos e donos do poder para distrair-se dos problemas interiores. A sombra é mais rápida no jogo do que podemos imaginar. Trata-se de um tema antiqüíssimo, que foi reconhecido em muitas sociedades arcaicas. Nelas, na maioria das vezes, tentou-se lidar com o problema da sombra com medidas simples que hoje parecem ingênuas. O bode expiatório original era realmente um animal, sobre o qual intencionalmente se empurrava todo o mal e toda a escuridão. No final do ano, então, o animal era sacrificado ou, como nas primitivas linhagens judaicas, banido para o deserto — uma expulsão realmente ingênua da sombra. Mas essa política consciente do bode expiatório atingia no máximo um carneiro ou bode. Hoje os bodes expiatórios em sua maioria têm forma humana e provêm principalmente das minorias.

Goethe também alertou para não se lidar com esse tema polêmico de modo pessoalmente imparcial, à medida que colocou na boca de Mefisto as famosas pa-

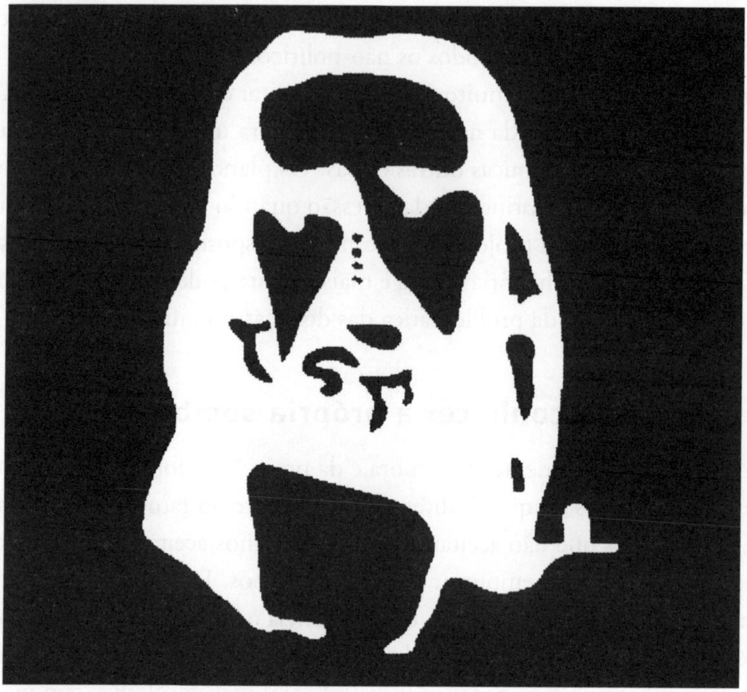

lavras: “Uma parte daquela força que sempre quer o mal, e sempre consegue o bem.” Até hoje ainda não entendemos essa sentença e na maioria das vezes, somos ativos em seu lado de sombra, à medida que nos tornamos uma parte daquela força, que sempre quer o bem e consegue o mal.

O seguinte jogo ótico [fonte: www.opticaseurovision.com/percepcion.php] pode tornar claro o mecanismo da projeção que existe em muitos planos: coloque um papel branco grosso perto deste livro, e preste atenção a uma iluminação especialmente clara na folha do livro com a máscara escura. Olhe então para essa face demoníaca e fixe o olhar por um minuto no seu centro, sem piscar. Se algumas lágrimas rolarem ao fazer isso, deixe que rolem, elas se enquadram neste tema.

Depois desse minuto continue a fixar os olhos na careta, enquanto empurra o papel branco sobre ela com uma das mãos. Agora olhe simplesmente para o papel branco, e você verá como ali — como uma imagem oposta interior — surge uma “sombra” clara da apresentação original.

O que é tão surpreendentemente agradável, quando no sentido do diabo do Fausto, partindo do escuro se descobre a claridade oculta dentro ou por trás dele, é igualmente assustador na direção inversa muito mais usada quando, por exemplo, por trás da forma clara do parceiro, em algum momento, surge essa sombra.

Mas pior ainda é quando no decurso da vida por trás da bela, mas falsa auto-imagem torna-se visível a própria sombra escura. Confrontá-la e aceitá-la exige enorme coragem e, portanto, força marcial, e estimula a disposição para a metanóia e, conseqüentemente, a energia plutoniana.

Exemplo da Inquisição

A Inquisição, que ceifou a vida de tantas pessoas, principalmente mulheres, em essência foi uma orgia de projeções. De início, a situação era simples: na Europa paupérrima a vida das pessoas era difícil, cheia de privações — a não ser que as pessoas fossem regentes mundanos ou príncipes da Igreja. Para estes últimos a única limitação era o celibato, que lhes proibia os prazeres sexuais. A maioria dos homens da Igreja seguia — como ainda faz hoje — o caminho mais simples e ignorava a proibição, a fim de gozar a vida em todos os seus aspectos. Honesto e corajoso teria sido mencionar o dilema ao Papa e tentar obter uma mudança na prescrição do celibato. Em vez disso, alguns poucos fervorosos, principalmente entre os dominicanos, começaram a procurar a solução do problema fora do lugar e a uma distância segura de Roma.

Sua lógica era a mais pura projeção: quando um dignitário da Igreja cristã, que consagrou sua vida a Deus, apesar disso se sentisse atraído por uma mulher, isso não podia estar certo. O diabo devia estar no jogo e, portanto, ser aliado da mulher, caso contrário ela não teria sido capaz de deixar o homem sagrado inseguro. Impossível uma mulher sozinha ser tão forte. O problema já não estava mais no clero, mas na mulher e, afinal, no diabo. Como era difícil responsabilizar este último, dava-se queixa da mulher. Isso ainda tinha o efeito colateral de que o denunciante recebia dez por cento e a Igreja noventa por cento das suas posses, caso ela não sobrevivesse à denúncia. Isso era praticamente certo.

O assim chamado interrogatório altamente doloroso não deixava nenhum resquício de chance à acusada. Quando não queria confessar que tinha uma ligação com o diabo, ela era torturada até que confessasse ou determinados "sinais" provassem a sua culpabilidade. Os exames eram simples e transcorriam de acordo com o modelo seguinte: o *homem* jogava a mulher amarrada na água, e quando ela afundava, o caso estava resolvido. Se, contra a expectativa, ela ficasse na superfície, é porque o diabo a teria ajudado; e então, por direito cristão, ela podia ser queimada.

A acusada tinha de subir à fogueira, porque o mundo masculino cristão achava que morrer era melhor do que ter de continuar vivendo possuída pelo demônio. A isso se acrescentava a idéia de que a alma era purificada no fogo e que, dessa maneira, Satã era expulso.

Os "arrazoados" eram diferentes, a conseqüência continuava sempre a mesma.

Na lógica daqueles que se encarregavam da projeção, esses assim chamados julgamentos divinos e outros parecidos eram totalmente bem-sucedidos. Por um lado, o problema da própria sensualidade havia se tornado um problema das mulheres; os homens da Igreja ficavam totalmente desobrigados da responsabilidade e, como pobres vítimas de Satã, ainda podiam imaginar que o diabo visava justamente a eles. E, além disso, eles e também a sua Igreja ainda ficavam ricos com o método, o que *rende* até hoje.

Isso hoje nos parece perverso, mas naquele tempo a Inquisição era a medida de todas as coisas e determinava o espírito da época. Seus horrores foram tão inimagináveis, que a Igreja se calou sobre isso durante todos esses séculos. Somente o papa João Paulo II conseguiu ao menos pedir perdão globalmente por todas as injustiças cometidas. Isso aconteceu muito tarde, mas é melhor tarde do que nunca. Infelizmente, o essencial do seu passo corajoso não foi reconhecido, tanto que novas projeções e as emoções associadas a elas continuam vivas.

A partir da lógica dos que projetam, a conta foi aberta e continua aberta até hoje. Quando eliminamos todas as mulheres atraentes do próprio meio ambiente, naturalmente é mais fácil seguir o celibato. Mas essa é a elaboração clássica de um problema na projeção.

Enquanto esse mecanismo não for enxergado com clareza por uma grande maioria, corremos o perigo constante de sermos alcançados por sua lógica perversa. Se pudermos transformar os atos cruéis da Inquisição em direito vigente com a ajuda das projeções e adicionais racionalizações, também igualmente será possível fazer isso com todos os outros julgamentos. Aqui só ajuda descobrir esse mecanismo psicológico bastante perigoso a tempo e com o correspondente esclarecimento.

O anti-semitismo segue a mesma lógica em todo o mundo. Principalmente na Alemanha, na época do nazismo, projetava-se inescrupulosamente todos os problemas sobre os judeus. Como era de esperar, a maioria logo se sentiu aliviada, pois os outros eram culpados. Para muitos, os milhões de assassinatos de judeus também trouxeram algum rendimento material além do alívio dos problemas psicológicos, pois era lícito apoderar-se descaradamente do patrimônio dos perseguidos e assassinados e assim enriquecer. A direção nazista conseguiu tornar esses atos desumanos apetitosos aos seus adeptos por meio da projeção e assegurá-los com racionalizações até no direito vigente na época. Até mesmo juristas intelectualmente instruídos funcionavam a partir dessa base horrorosa e se tornaram culpados em série. Se algo assim ainda fosse possível no século XXI, isso seria um indício de que aprendemos muito pouco desde a Inquisição, no que se refere à lida com o princípio de agressão e o entendimento das projeções.

Grandes grupos de pessoas — por exemplo, grupos do povo e até nações inteiras —, exatamente como as famílias e indivíduos, têm seus modelos de projeção que todos os outros reconhecem bem, mas que eles mesmos nem sequer enxergam com clareza. A melhor chance é ouvir os próprios inimigos. Nas acusações deles também carregadas de projeções é mais fácil reconhecer a verdade sobre nós mesmos. Nos outros e em seus bodes expiatórios é possível ver melhor o tema da projeção, mas também o modo como se vai à luta e como se lida com Marte.

Quando selecionamos uma situação histórica qualquer, como talvez a Segunda Guerra Mundial, e analisamos os diferentes modos de abordagem e elaboração das diversas nações, obtemos um quadro das possibilidades da projeção.

Os alemães por certo caem mais fortemente na tentação de projetar, afinal o mal partiu indubitavelmente deles. Assim, já na conflagração da guerra, a culpa pelo suposto atentado contra a estação transmissora alemã Gleiwitz foi atribuída aos poloneses. Na realidade, soldados alemães com uniformes poloneses haviam atacado a própria emissora para criar um pretexto para a invasão da Polônia. E, apesar de isso já ter sido esclarecido há tempos, até hoje há alemães que negam a culpa do próprio país pela guerra, que vêem nos horrores dos campos de concentração apenas propaganda mentirosa dos aliados e se sentem como vítimas de uma conspiração. A projeção pode tornar as pessoas cegas a esse ponto!

De modo geral, a maioria dos alemães aceitou a culpa, sobretudo porque os seus exércitos caíram sobre os países vizinhos com um estilo literalmente prussiano. O Ministério do Armamento e da Guerra havia encenado os ataques frontais de maneira altamente marcial. A confissão coletiva de culpa de uma grande maioria finalmente precipitou-se em esforços de reparação que, em essência e sem grandes resmungos, foram financiados pelas gerações seguintes. Eles morderam a maçã azeda, assim como fiel e amarguradamente lutaram até o amargo fim, acreditando nas autoridades. De tanta consciência de culpa, também assumiram sozinhos e de maneira tipicamente séria toda a responsabilidade; em seu sofrimento, humildemente deixaram os italianos e austríacos saírem livres. Mas, no mínimo, não queriam ter de analisar mais atentamente no que consistia essa culpa e a quem ela cabia. Em vez de uma dominação do passado, preferiram fazer um milagre de economia doméstica e, com esforço *made in Germany*, distrair-se das manchas negras no próprio colete. Assim, também foi possível aceitar os chefes nazistas inflexíveis da economia, pois, sem dúvida, eles já tinham provado que eram bons organizadores. Como agradecimento pela generosidade dos norte-americanos, adotou-se o seu estilo de vida até nas sutilezas e, certamente tarde, mas muito duradouramente, trocou-se de lado.

Como foi muito mais refinado o caminho austríaco! De fato, esses políticos pós-guerra tiveram a coragem, a cara e a ousadia de entrar para a história como a primeira nação invadida, apesar de os austríacos da chefia para baixo em todas as posições de direção possíveis participarem da guerra e do holocausto. Eles desertaram entusiasmados e marcharam para casa, para a Alemanha e não só estavam engajados na política de ataque nas iniciais guerras-relâmpago, mas ajudaram a sustentar a guerra até o amargo fim. Hoje, imagens algo desagradáveis dos noticiários semanais provam a disposição festiva em todo o país por ocasião do "ataque". Como foi possível sair da situação, sem feridas, desvantagens, perdas territoriais ou outras sanções é um mistério e talvez possa ser explicado o mais breve possível através do literal charme austríaco. É um maroto quem falar em deturpação da história, desonestidade ou embelezamento. Aqui se vê mais honestamente como está a relação com a agressão no papel relevante que o esporte representa no país e na sua apresentação no exterior; aí há um verdadeiro ataque. Até hoje, os austríacos no exterior distante ainda gostam de ser confundidos com os australianos e só paulatinamente, desde que por certo saímos do século suspeito, podemos ler nas camisetas: "*Austria — we don't have Kangaroos*" [Áustria — nós não temos cangurus].

Os italianos foram ainda mais primorosos. Depois que eles, cujo fascismo era mais antigo que o alemão, mudaram de lado no último momento, no final da guerra estavam subitamente entre os vencedores. Manter a bandeira ao vento correto, no momento correto, naturalmente também é um tipo de arte bélica que precisa ser dominada. Aqui o princípio de Vênus entra em jogo: Participou-se com entusiasmo, mas não em demasia, dos dois lados. Desde a época dos romanos, os italianos preferiram dedicar-se às coisas musicais da vida, motivo pelo qual o seu tipo de fascismo não alcançou a brutalidade do alemão. Ao final da guerra — talvez para a sua perplexidade —, eles estavam do lado dos vencedores e simplesmente não tinham nada a ver com a questão da culpa, motivo pelo qual também não a projetaram sobre ninguém.

Mas talvez a acentuada preferência e simpatia dos italianos pelos alemães e austríacos também se deva à difusa intuição de que já estiveram no mesmo barco, e a uma espécie de reparação para um oportunismo tanto ofensivo como entusiasmado. A mobilidade e no final estar sempre entre os vencedores também são virtudes. E os aliados menos móveis e um pouco inábeis de antes recebem assim um pouco de solidariedade tardia gratuita. A pouca elaboração do próprio problema da agressão revela-se na força alcançada hoje pelos direitos exagerados na Itália, e não são poucos os que se atrevem a mostrar a (antiga) bandeira como neofascistas.

Os japoneses oferecem um surpreendente aprendizado em questões de repressão. O seu fascismo não se tornou culpado de um holocausto, mas os crimes de guerra dos soldados japoneses (das tropas de ocupação) eram impregnados de grande crueldade. Até hoje não há tomada de responsabilidade pelos crimes de guerra que, por exemplo, foram cometidos na Coréia. Para a política japonesa e o povo em geral a época da Segunda Guerra Mundial simplesmente foi riscada. Não se deixa perceber o próprio desagrado e, com uma postura estóica, treinada durante séculos, finge-se que nada aconteceu.

Os norte-americanos, carinhosamente chamados de *amis* pelos outrora inimigos alemães, que de modo desinteressado enviou seus "meninos" através do Atlântico para a mais terrível guerra da história, eram os mais generosos entre os autênticos vencedores e os que mais depressa estavam dispostos a perdoar. Seu método de luta era puramente marcial. Por esse motivo eles se deram muito melhor com os alemães, que também lutavam de modo marcial, do que com os japoneses, cujo estilo de luta era plutoniano. Eles não só tiraram os alemães militarmente da desgraça causada por eles mesmos, mas também os ajudaram a reerguer-se socialmente por meio do plano Marshall, isso sem mencionar a renúncia às reparações. Mesmo antes da guerra eles assumiram em seu exército francamente liberal uma espécie de trabalho prévio — na forma de um exército composto de intelectuais judeus. Estes posteriormente lhes foram úteis para construir aquela bomba atômica que decidiu a guerra no Pacífico e que, sem dúvida, também teria decidido a da Europa. Depois da guerra — com muito mais habilidade do que os soviéticos ávidos pelo saque —, não obstante o passado, tomaram posse do resto dos cientistas de ponta alemães, deram-lhes literalmente seu cadinho e os transformaram em norte-americanos de primeira categoria. Um exemplo é Wernher von Braun, que então, da mesma maneira poderosa como lançara os V1 contra a Inglaterra, lançou os foguetes norte-americanos, para grande desvantagem da concorrência russa. Além disso, os Gls (*enlisted person*) norte-americanos viveram um "milagre de senhoritas", e muitos voltaram para casa com uma esposa alemã ao seu lado. O fato de os Estados Unidos precisarem de novos aliados contra o novo inimigo descoberto na ocasião oportuna, a Rússia, sobre a qual podiam projetar todo o mal do mundo, pode ter representado um papel secundário em tudo isso. Não obstante, resta-lhes a gratidão alemã e com razão.

Do seu papel de irmão mais velho e salvador da pátria, em que o mundo civilizado realmente precisou deles, os americanos fizeram um símbolo emblemático e concluíram que são constantemente necessários em toda parte. Quanto a isso, entretanto, já não se tem certeza em todo o mundo e, assim, alguns povos já querem libertar-se da vontade deles. Quem protesta, colhe a incompreensão. Os *amis* surpreendem-se com a ingratidão dos alemães, que doravante querem tirar o corpo fora, não seguindo mais cegamente seus libertadores de antes em cada guerra. Isso era de esperar. Pois, recentemente, quem não é a favor dos *amis*, é contra eles; e só por isso, já pertence aos maus deste mundo. Assim, também os mais generosos salvadores têm a sua projeção.

Os russos agiram de modo muito diferente. Sua estratégia bélica já havia sido posta à prova contra o exército de Napoleão. Ela sempre começava com derrotas grandes, impressionantes e um pouco masoquistas, que deixavam os atacantes loucos de euforia e embriagados pela vitória e, dessa forma, impelidos a avançar profundamente nas amplidões da Rússia. Assim sendo, os russos aguardavam pacientemente e por muito tempo, conforme a alma do seu povo, até que o inverno se tornasse o seu melhor aliado e destruísse os inimigos abatidos pelo frio.

Depois de todo esse sofrimento eles se serviram de modo bem diferente na Alemanha. Os soldados do exército vermelho preferiram estuprar as mulheres a casar-se com elas, pessoal e oficialmente fizeram alguns saques, demoliram indústrias inteiras e as enviaram para a Rússia, estabeleceram trabalhos de reconstrução, que mais tarde ainda deixaram a sociedade da Alemanha Oriental sem fôlego. Embora estacionados por décadas na Alemanha Oriental, os soldados eram severamente proibidos de fazer qualquer contato com os seus "camaradas" alemães.

Os russos projetaram todo o mal da guerra, inclusive o fascismo, sobre a outra Alemanha, a capitalista, que continuava sendo definida como o inimigo. A Mãezinha Rússia havia sofrido muito mais do que os Estados Unidos e, se por um lado queria uma compensação por esse sofrimento, por outro, nunca conseguiu sair do próprio modelo de sofrimento experimentado durante séculos. Exatamente ao contrário dos norte-americanos, que até hoje atraem as inteligências do mundo inteiro, os russos afugentaram ou mataram os próprios intelectuais.

Como resultado, colheram muito sofrimento, que se expressou de modo especialmente grosseiro, quando o até então invencível e glorioso exército, meio século depois, viu-se obrigado a retirar-se da política, batido e devastado. Os soldados desmoralizados venderam os seus uniformes e individualmente até as armas e, teriam preferido ficar num país com o qual não houvesse possibilidade de contato. Os dirigentes russos não realizaram nada no próprio país, e esse fracasso foi constantemente projetado sobre o inimigo de classe, entenda-se, para desvantagem própria.

Os ingleses — correspondendo ao caráter saturnino do seu povo — nunca desistiram da luta contra a Alemanha nazista, mesmo quando ela ficou difícil e os nazistas tentaram se mostrar generosos com eles. Eles carregaram a responsabilidade de modo digno de confiança e, por princípio, fizeram os maiores sacrifícios. No entanto, eles eram comparativamente generosos com os alemães, ao menos da parte oficial, mesmo que não fossem simpáticos como os norte-americanos. Como tropas de ocupação, eles eram tão decentes como os ingleses sempre costumam ser; os alemães os chamavam de *Tommys* e eles se comportavam à altura. Mas à imagem dos alemães malvados, aos ataques contra os "*Krauts*", no entanto, nem o povo nem a imprensa até hoje quiseram renunciar, o que fica bem claro nos jogos de futebol entre os dois países. Assim sendo, gerações mais tarde, eles ainda projetam todos os seus medos sobre a Europa e, a partir daí, sobre a Alemanha — como sempre acontece com as projeções para a desvantagem própria.

Os franceses desempenharam um papel muito mais difícil, porque como uma *Grande Nation* foram batidos de modo destruidor; depois, na forma do seu governo-Vichy, colaboraram em parte e até — se bem que em nome das tropas de ocupação — no ataque aos seus concidadãos judeus. Para sua sorte, houve um general de Gaulle, que não capitulou e que continuou a luta contra os alemães de todas as partes, com a Resistência, que em todo caso fez menos mal aos inimigos alemães durante a guerra, do que serviu aos franceses depois da mesma. Com de Gaulle e a resistência, a auto-imagem brilhante pôde ser restabelecida. A própria participação rigidamente secreta foi ignorada e projetada. Desse modo, os alemães tornaram-se seus inimigos amados, e eles deixavam perceber isso tanto enquanto tropas de ocupação, como na rigidez da sua política. Décadas depois eles tendiam a projetar os próprios problemas sociais e políticos sobre a Alemanha. Quando, posteriormente, mudaram de opinião e se empenharam pela reconciliação, isso serviu para ambos os lados, mas certamente muito mais para eles mesmos.

Os poloneses foram os mais atingidos pela guerra, pois um entre quatro poloneses morreu. Os poloneses eram discriminados, chicaneados e assassinados em massa pelos alemães e pelos soviéticos. Em virtude disso, cultivavam um forte e compreensível ódio por ambos os lados. Para eles era especialmente fácil atribuir a sua desgraça nacional e social aos grandes criminosos, entre os quais continuavam imprensados. Para eles, as tropas de ocupação simplesmente mudaram depois da guerra. Como muitos dos seus vizinhos eslavos, eles estavam acostumados ao sofrimento. Assim, esperaram com relativa paciência até que, meio século depois, o movimento do círculo operário Solidariedade oferecesse a chance para mais um passo de libertação.

Na Segunda Guerra, os checoslovacos foram os primeiros invadidos. Mas eles nem de perto tiraram tanto capital disso como os "pobres austríacos". Em compensação, eles se vingaram com a expulsão dos alemães *sudeten*. Confrontados com um destino semelhante ao dos poloneses, eles ansiavam pela liberdade do Ocidente, mas ficaram — no que dizia respeito aos alemães — presos demais na projeção. Quanto a isso, eles também foram confirmados pela História, quando exatamente por ocasião da derrota da sua maior ação libertadora, a Primavera de

Praga, tropas alemãs (orientais) os invadiram, dessa vez ao lado dos aliados "soviéticos". Talvez por isso seja humanamente compreensível que os checos até hoje se recusem a anular os decretos impregnados de idéias de vingança, os Benes-Dekrete, que legalizaram a expulsão dos alemães *sudeten*. Mas isso também proporciona danos a eles mesmos, porque os alemães *sudeten*, amantes da vingança, prefeririam deixar fracassar a adesão dos Estados Unidos à república checa. Aquele que opera com a projeção, sempre causa um mal duradouro a si mesmo.

Na Segunda Guerra Mundial, os suíços não desempenharam um grande papel, como realmente gostam de fazer. Eles tiraram o corpo fora de tudo, aprenderam a delimitação como melhor defesa e a executaram bem. Era possível negociar com ambos os lados e, quando no comércio da fronteira foram um pouco desumanos com os judeus em fuga, isso posteriormente lhes causou pena. Quando o fato de os bancos suíços guardarem por tanto tempo o dinheiro judeu finalmente veio à luz, foi bastante desagradável, e os suíços desculparam-se um pouco. Depois de bastante ponderação, o que poderia sair caro a longo prazo, parte do dinheiro foi devolvida. Em princípio, no entanto, não houve participação e, portanto, os suíços não eram responsáveis por nada.

Desses comportamentos conhecidos, e aqui mostrados com simplicidade, podemos rastear os modelos que poderiam ser típicos para a entidade de um povo lidar com os problemas difíceis. Modelos semelhantes existem em grupos menores, inclusive nas famílias. Enxergar com clareza o modelo de projeção e a política do bode expiatório da própria família é uma tarefa compensadora para todas as pessoas, pois, como sempre, é mais fácil ver os comportamentos problemáticos nos outros, inclusive os da projeção. Mas quem enxerga os trilhos da projeção do seu país e da sua família, está bem armado para lidar com os próprios. Em geral, eles se refletirão nos dois primeiros.

Hostilidade moderna aos estrangeiros

"*Panta rhei*" ("Tudo flui") disse Heráclito. Mas ele não disse em que direção. A suspeita de que o progresso sempre caminha adiante das pessoas fica mais forte. Ao mesmo tempo, correntes fundamentalistas amplas apontam para os inícios (da vida religiosa), onde, ao que parece, tudo era melhor. De fato, nós nos movemos direto para o objetivo, mas aumentam os indícios de que nos esforçamos demais e objetivamos de menos. Nem mesmo as pessoas de boa-fé têm hoje confiança no progresso persistente, linear. Tudo indica que no tocante aos temas essenciais nós nos movemos em círculo. Isso parece natural a várias culturas primordiais sem qualquer interesse no progresso, mas para nós é um horror, uma vez que pouco temos a esperar de bom se o passado recente nos alcançar. O nosso símbolo de desenvolvimento não é o círculo — como nas culturas antigas — mas a seta com direção inequívoca. Nós temos de ir para a frente, não gostamos de olhar para trás — por bom motivo — e, com razão, temos medo de que tudo possa repetir-se outra vez. Especialmente assustadora nessa perspectiva é a idéia de não termos aprendido nada com o passado.

Apesar de os indizíveis horrores do passado alemão terem sido confessados pelos seus principais representantes e apesar de as compensações e as melhorias terem sido elogiadas, depois da mudança do milênio não podemos reprimir a impressão de reconhecer o mesmo modelo de projeção. Uma vivência coletiva do *déjà-vu* se espalha de modo assustador. Novamente os valentões espancam os bodes expiatórios e já os estão matando outra vez. Recentemente, casas de membros desamparados das minorias foram incendiadas e velhas formas de saudação já vêm à tona. Verdadeiros bandos puxam os cabelos de indivíduos da esquerda, e novamente fica claro quem vai levar a pior. Os policiais — talvez como em Rostock —, cheios de tato, ficam de lado quando o Estado de direita, juridicamente organizado, que ataca sem rodeios, com ameaças e tentativas de assassinato, é ridicularizado. Os políticos esperam, observam, *demonstram* preocupação — e muitos nem mesmo isso. Alguns poucos declaram que as vítimas são os culpados, segundo o lema: "Se os estrangeiros não tivessem vindo em tão grande número, não teriam hoje esses problemas e, conseqüentemente, não seriam incendiados."

A maioria silenciosa faz honra ao seu nome. Além das fronteiras alemãs, os fanfarrões caçadores de rato, hoje chamados de populistas, já têm novamente respostas para as pessoas de índole simples. Tendências há muito conhecidas fazem temer que logo depois da mudança de milênio pode recomeçar a época de Weimar. Diante de um passado recente, que não se iguala a nenhum outro em termos de brutalidade e desprezo ao ser humano, impõe-se urgentemente a pergunta: Quando é que vamos aprender?

Apesar disso, não vale a pena lamentar o desenvolvimento. Da perspectiva da filosofia espiritualista tudo terá de se repetir pelo tempo necessário até que seja aprendido. Com essa avaliação concordam todos os pedagogos, que partem do princípio de que somos analfabetos até que aprendemos a ler, assim como não somos nadadores até aprendermos a nadar. Somente no âmbito mais exigente da experiência humana de vida esperamos tornar-nos adultos ou poder dominar o passado sem nos ocuparmos com isso. A experiência ensina-nos o contrário. A mera passagem do tempo não nos torna adultos de forma nenhuma, e assim, existem inúmeras pessoas idosas que ainda têm a puberdade diante de si. A sociedade infantil resultante desse dilema é descrita exaustivamente no meu livro *Lebenskrisen als Entwicklungschancen* [As crises da vida como chances de desenvolvimento]. A passagem do tempo igualmente não cura o passado nem nos livra das mesmas experiências que os nossos antepassados tiveram de fazer. Mesmo que ouçamos cada vez mais vozes nos advertindo, isso não é proteção suficiente contra a repetição. Temos de enxergar com muito mais clareza os mecanismos que levaram àquele aumento do horror e ao rompimento e à erupção das profundezas da sombra humana.

Para isso é necessário aprender a conhecer o mecanismo da projeção pessoal. Mas enquanto muitos alemães partirem do fato de que um austríaco maluco seduziu o povo alemão, e a Áustria como primeira nação atacada pelo fascismo alemão lhes causar pena, eles terão de ficar de castigo. Na escola reconhecemos de imediato que a lição ou o ano tem de ser repetido. Com todo o respeito pelo charme da elaboração austríaca, que sem mais nem menos cassou os direitos civis de Hitler e em contraposição atribuiu os clássicos vienenses a Beethoven, o risco de repetição em ambos os países é igualmente alto. Num caso, uma verdadeira plebe delira nas ruas assassinando pessoas; no outro, os políticos, cujo vocabulário "fascistóide" representa um problema mais do que meramente estético em determinadas circunstâncias, assumem cargos de direção. No entanto, o que causa a impressão de uma descrição carregada de emoções, incrivelmente desesperada, de um risco de repetição, é uma apresentação superficial de supostas concordâncias históricas.

Igualmente importante é reconhecer que de fato giramos em círculos pequenos (individuais) e grandes (coletivos) na mandala da nossa vida. As tradições orientais não hesitam em indicar que iremos percorrer esse caminho pelo tempo necessário até que realmente o tenhamos redimido. Só então, poderemos — talvez segundo a concepção budista — chegar a ficar no centro da roda da vida. Ou seremos repetidamente, de nascimento em nascimento, empurrados para fora, no amplo círculo da vida onde a tensão aumenta, até chegarmos ao ponto de regresso na periferia exterior da roda e podermos começar o caminho de volta no modelo da vida. Os hindus dizem que o caminho leva "do aqui para o aqui" e com isso mencionam o ponto central da mandala. Os taoístas também partem de que desse nada, que corresponde à essência da mandala e representa o objetivo de todos os raios da roda, é que tudo se origina, inclusive também o caminho humano e o caminho da humanidade.

Como o caminho humano em geral, nesse modelo também podemos encontrar o caminho de desenvolvimento das almas individuais. A concepção leva da unidade do centro para o caminho de vida em que com cada novo passo a alma é envolvida mais fortemente na tensão. O parto libera-nos finalmente no mundo

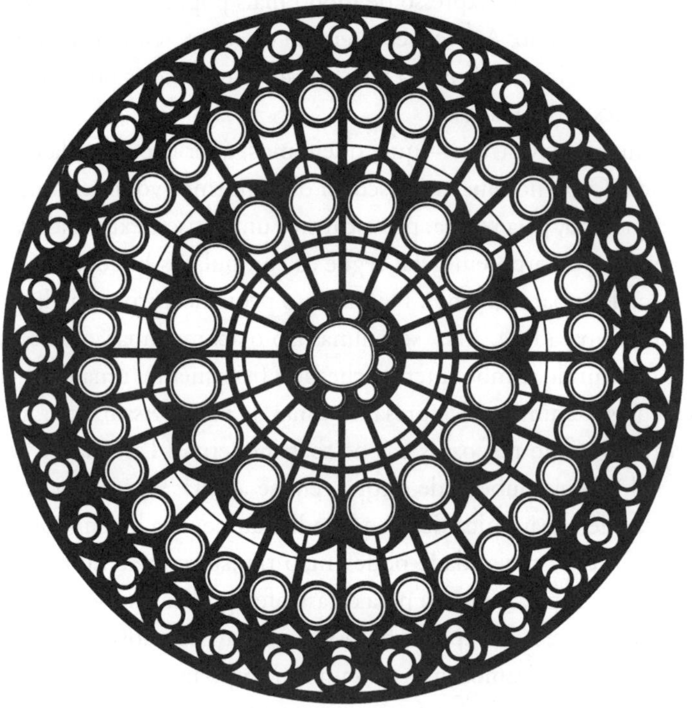

Rosácea da Catedral de Notre Dame, Paris (de Dahlke, *Mandalas der Welt* [Mandalas do Mundo])

exterior dos opostos — do qual, biblicamente falando, nos tornamos súditos — depois da expulsão da sensação descontraída da unidade do paraíso. A puberdade torna-nos ainda mais *unilaterais* e, simultaneamente, traz crescente tensão à vida. Da criança ainda neutra (também gramaticalmente, em alemão) surge *a* mulher ou *o* homem, que finalmente nas distâncias do círculo da vida deve medir-se em temas como a parceria e a profissão. Nos anos da menopausa da crise da meia-idade, finalmente, devemos *chegar à curva*, mudar a direção do caminho e nos voltarmos para a origem: "Se não voltardes a ser como as criancinhas, não chegareis ao reino de Deus." No final do caminho para casa espera-nos a libertação, depois da idade do amadurecimento e da maturidade no meio da mandala. O que os homens arcaicos reconhecem como a volta para a unidade, para nós significa a morte e o fim.

Mas nós temos ainda mais medo da morte do que da vida. O salto de cabeça para a vida durante o parto está sob o princípio de Marte; o encontro com o guardião do limiar — ou expresso de modo mais popular, com o homem da foice —, leva-nos a Plutão. Ambos representam os competentes princípios originais da agressão no início e no final da vida e assinalam aqueles pontos com os quais temos crescentes dificuldades.

Nós temos de vivenciar — quer queiramos, quer não — cada uma das transições da vida. Cabe-nos apenas a escolha de seguirmos voluntariamente o caminho arquetípico ou, pela recusa, provocarmos uma crise e exigirmos medidas forçadas. Enquanto o corpo em geral segue as compulsões biológicas, a alma pode recusar-se total ou parcialmente. No parto, o pequeno corpo em algum momento é empurrado para fora. Mas, se a alma não o acompanhar, a pessoa não entra realmente no mundo. Embora tenha chegado fisicamente, uma parte essencial, e com ela a energia anímica, fica presa no canal de parto. Assim, o trauma do parto fica sem elaboração nos ossos das pessoas modernas. Para elas, é difícil passar de corpo e alma pela puberdade e tornarem-se adultas. Não raro, também aqui uma parte da energia anímica fica pendurada e aumenta a brecha com o corpo. O ponto de retorno da meia-idade pode então transformar-se numa catástrofe no sentido negativo. A palavra grega para catástrofe significa também ponto de retorno sem valorização, e nessa época chega-se ao ponto de retorno. Gostamos muito de imaginar que não viramos, mas deixamos o corpo fazer isso sozinho e animicamente recusamos a volta ao lar. Isso aumenta a brecha ainda mais. Não são poucas as pessoas de idade avançada que também continuam crianças do ponto de vista anímico. Assim sendo, toda transição é uma espécie de parto.

O que pode parecer divertido, e pode alimentar sofrivelmente não poucos psicoterapeutas, também tem lados problemáticos. As pessoas cujo desenvolvimento ficou atrasado, sentem-se estranhas em seu corpo devido à mencionada brecha. Elas estão nele, mas não chegaram à devida etapa da sua idade. Correspondentemente, pouco podem fazer com o seu corpo e, principalmente, não estão em condições de gozá-lo no momento. Por isso, elas consideram um elogio serem consideradas mais jovens. De fato, são mais jovens, mas no sentido de imaturas ou retardadas. (Essa situação relativa à viagem da vida é conhecida pela maioria pouco antes de viajar. Num vôo da Europa para Los Angeles, por exemplo, o corpo muitas vezes já chegou à Califórnia, enquanto a alma ainda está pendurada sobre o Atlântico. A pessoa que chega, por assim dizer, sem alma, sente-se, conseqüentemente, estranha.) Quando em geral sentimos ter ficado para trás na vida, sentindo-nos estranhos e não preparados na própria casa (corpo); a vida transforma-se facilmente em estafa e exigências excessivas. Mas para onde vão os ameaçadores sentimentos de hostilidade pelos estrangeiros e o medo mobilizado por eles?

Essencialmente, oferecem-se dois caminhos. Pessoas sensíveis e que têm consciência (de si mesmas) desenvolvem solidariedade e compaixão com os próprios sentimentos de hostilidade e simpatia com todos e tudo o que é estrangeiro. Pessoas menos conscientes, ao contrário, projetam o sentimento de hostilidade desagradável por si mesmas para fora e combatem o seu problema pessoal em todos os estranhos. Desde a Antigüidade, os mestres da sabedoria dizem que só podemos odiar no exterior aquilo que recusamos em nós mesmos.

Os que odeiam os estranhos e são inimigos dos estrangeiros se sentem estranhos na própria pele; eles não se sentem bem nem à vontade no próprio corpo. Em geral, faltam-lhes a cultura e a coragem de confessar isso a si mesmos. Eles mostram sem exceção como são covardes quando, armados até os dentes, só ousam atacar em grupo exclusivamente as pessoas desarmadas e os deficientes. Eles têm problemas com os aspectos mais exigentes do princípio da agressão e fogem deles do modo mais primitivo, exatamente pela provocação, pelo espancamento e pelo assassinato.

As pessoas contra as quais fazem os jogos agressivos, em sua maioria odiosos, têm um relacionamento ainda pior com o princípio de Marte. No exterior, os estrangeiros *naturalmente* têm pouca coragem, ficam inseguros mais facilmente e não se sentem à vontade. Em vez de tender para a *confrontação*, eles tendem para a fuga e o recolhimento. Pesquisas de comportamento afirmam que a mesma loba que defende a própria caverna com coragem de leão, empreende mais rapidamente a fuga diante dos desafios em território estrangeiro. No exemplo do futebol já se falou sobre a vantagem de jogar em casa.

Cidadãos liberais, que sob a hostilidade dos estrangeiros sofrem uma verdadeira caçada, em geral têm pouco conhecimento dos planos inferiores do princípio da agressão e, assim, têm um medo tão grande dele que preferem negar a si mesmos e aos seus direitos de cidadãos, e seja lá mais o que lhes for sagrado, quando têm de confrontar Marte na forma direta e brutal com que é personificada pelos verdadeiros desordeiros. Assim, ninguém se rebela contra eles — uma situação da História que parece conhecida.

Na Alemanha Oriental o desenvolvimento geral fica especialmente claro. Na época do domínio Stasi na República Oriental Alemã, os da direita enfurnaram-se covardemente; não se ouviu falar deles. Somente quando outras pessoas, realmente corajosas, fizeram cair esse jugo, abriram-se os buracos e os incorrigíveis e frustrados se mostraram. Para o seu desenvolvimento eles precisaram da liberalidade burguesa, dos espaços livres de uma sociedade, cujos cidadãos não tinham coragem nem se sentiam em condições de se defender chegando às vias de fato, e tampouco de desenvolver suas forças de ordem junto aos verdadeiros radicais, muitas vezes com notória falta de consideração. Será que por sua vez viveram a solidariedade e tiveram problemas semelhantes como os inimigos de direita do Estado, dos quais deveriam ser oponentes por direito? Fazer essas perguntas por certo é desagradável e incômodo.

O que acontece aí nas profundezas? Por que os radicais da direita são tão prontamente poupados? Isso entre outras circunstâncias tem a ver com o fato de muitas pessoas nas modernas sociedades industriais — não só os policiais — estarem presas num dilema semelhante. Sem rituais de transição que funcionem, só poucas pessoas conseguem, durante a viagem pela mandala, usar as transições de vida oferecidas como chances de amadurecimento para tornarem-se maduras e felizes. Mas quem não dominou ou só dominou mal as transições e conseqüentemente não se sente bem em sua pele, tende a projetar o seu mal-estar para o exterior. Nessa situação preferirá procurar bodes expiatórios e torná-los responsáveis pelas circunstâncias, em que essas vítimas são as que sofrem mais.

Assim, em última análise, todos estão juntos e intimamente ligados, mais do que têm consciência e do que gostariam de estar. Por um lado, existem aqueles que se sentem mal na pátria e acham as circunstâncias e o seu ser muito estranhos, a ponto de preferirem mudar-se para o exterior, onde serão logo reconhecidos e tratados como estrangeiros. Na verdade, eles têm tanta coragem (marcial) que ousam dar o passo no país desconhecido, mas raras vezes têm coragem e força suficiente para defender-se com sucesso das hostilidades no estrangeiro. E só poucos têm a vontade de se submeter a uma mudança tão profunda, a ponto de se tornarem cidadãos do país anfitrião de corpo e alma.

Eles são ridicularizados e atacados por aqueles da direita que estão entregues ao próprio sentimento de hostilidade e decepção pela vida, e aos quais faltam as possibilidades intelectuais de enxergar esses inter-relacionamentos. Em geral são pessoas desfavorecidas e decepcionadas com a vida, que têm tão pouca coragem, que não ousam buscar novas soluções e dar novos passos no país desconhecido. Elas dispõem somente da coragem dos desesperados, que lhes permite tornarem-se ativas no plano marcial mais inferior, quando se juntam aos afins e triunfam sobre pessoas que estão em situação ainda pior, cuja estranheza já se percebe exteriormente e de longe. Como elas são covardes por natureza e ficaram *para trás* (no caminho da vida), reagem imediatamente à resistência. Se sofrem oposição da parte do Estado ou dos seus cidadãos, e incluem as honestamente merecidas pancadas, isso logo mostra seus efeitos. Mas esperam por isso em vão. E isso nem é dito com conotação cínica, pois quanto antes forem obrigadas ao regresso, tanto melhor para elas.

Finalmente, aqueles que freqüentam as orgias de projeção e violência com aplausos ou se alegram com elas em silêncio, provavelmente compõem em conjunto o maior perigo, porque já se tornam outra vez muito numerosos. Como já fizeram uma vez, ou como sempre, eles vão bater palmas enquanto não houver perigo e vão se calar até que seja tarde demais (inclusive para eles). Eles também têm um grande problema com o princípio da agressão. Seus pensamentos estão presos a preconceitos. Provavelmente, sentem-se numa situação parecida com a dos estrangeiros, aos quais estão ligados na maioria das vezes pela inveja. Como eles mesmos têm e ganham tão pouco, eles não concedem o mínimo àqueles. Quando os radicais de direita articulam seus preconceitos comuns e aparentemente corajosos, eles se alegram secretamente. Só sairão de fato dos seus esconderijos quando os da direita se impuserem com violência. Mas então, com seu grande contingente, são os mais perigosos, pois são os maiores ajudantes da realização. Muito poucos deles chegaram ao banco dos réus em 1945. Encolhidos ao seu tamanho original de pequenos burgueses e repletos de medo, os poucos acusados do grande exército de algozes nazistas davam sempre as mesmas escusas e projeções sem graça, que já conhecemos graças ao tenente Calley: eles só haviam agido sob ordens expressas e, portanto, a culpa era dos outros. Uma surpreendente cegueira histórica, que combina bem com a sua instrução, em geral irrisória, liga-os aos neonazistas organizados.

Neste ponto, também devem ter-se sentido mencionados e participantes aqueles cidadãos (instruídos) que na Alemanha e na Áustria igualmente fecharam ambos os olhos por mais de cinqüenta anos, no que se refere à história mais recente. Talvez aqueles professores do ginásio, que na minha época de escola impediram que passássemos pela segunda vez através de toda a História, nunca ultrapassando a Primeira Guerra Mundial — naturalmente, por motivos de tempo. Não era possível deixar de ver o medo e o estranhamento da própria História. Os verdadeiros assassinos e desordeiros têm razão quando acreditam que algo foi silenciado com relação a eles no passado — só que a suspeita deles vai na direção errada. Como praticamente a maioria dos professores aceitos na nova república federal vieram da época nazista, e muitos por certo tiveram um problema com o próprio passado, eles só podem oferecer aos nascidos depois uma base concebivelmente ruim para a elaboração do passado. Ignorar o tempo do nazismo em aula era por certo sua possibilidade mais repleta de tato. Mas as gerações seguintes de professores têm dificuldade semelhante, tal como o resto da população, só que no caso deles os efeitos são de maior alcance.

Os inimigos dos estrangeiros da direita e os filisteus que hoje os toleram, que traspassam com a lança todos os não-cidadãos e assim vivem inconscientemente o seu relacionamento com Marte, por sua vez são odiados por um outro grupo. Os lutadores da assim chamada esquerda autônoma se fortalecem para o estrangeiro. Mas não é exatamente o amor ao próximo que está escrito na maioria dos rostos disfarçados. Ao contrário, exatamente como os seus adversários da direita, eles são levados pelo puro ódio. Também eles se sentem como estranhos e excêntricos no próprio país, e se solidarizam com os outros estrangeiros oficiais, não por acaso, para ventilar o seu ódio estagnado. Eles têm poucos problemas com o princípio de Marte, podendo-se ver que, como seus oponentes, eles escolheram o campo mais primitivo da matança nas ruas. O mero armamento dos da direita e dos da esquerda em sua semelhança mostra a proximidade ao princípio da agressão e ao deus da guerra, Marte. Onde suas ações acontecem traiçoeiramente e em grupos de demonstrantes pacíficos, acrescenta-se o componente plutoniano.

O último grupo finalmente é composto pelas pessoas que têm consciência dos próprios problemas com o estrangeiro, e que mostram isso em sua argumentação: "Todas as pessoas são estrangeiras — em quase todos os países do mundo." Que uma tal verdade rudimentar nem mesmo tenha acesso ao cérebro dos outros grupos testemunha o poder da projeção. Esse grupo de pessoas mais conscientes a partir da própria perplexidade é muito mais silencioso do que o das que projetam. Com isso, também mais facilmente passa despercebido. Em vez de atearem fogo às casas, eles simbolicamente acendem luzes, e tentam obter consciência e expressar solidariedade e comunidade em suas correntes de pessoas. Mesmo quando essa tarefa é difícil, ela representa a nossa melhor chance de sair curados do dilema e, talvez, até mesmo fortalecidos.

Naturalmente, essas pessoas não estão igualmente armadas no plano marcial primitivo. Elas não têm bastões de beisebol à mão, porém têm os argumentos mais fortes e as respostas mais corajosas. Que no início do século XXI elas ainda representem a maioria, é mais do que tranqüilizador; na verdade, o seu número contribui pouco, a não ser em alguns princípios simbólicos. Em geral, são instruídas e têm bons empregos, e em ocasiões correspondentes, em que os de direita determinam o quadro, estão pouco presentes. Na maioria das vezes sofreram poucos déficits em seu caminho de desenvolvimento, e quando sofreram, elas ao menos têm tanta consciência, que não tendem a projetar os problemas resultantes sobre as outras pessoas.

Quem passou pelo seu caminho de vida com coragem e sucesso e dominou as transições; quem encontrou sua vocação na profissão e sente-se bem em sua pele; quem se sente à vontade nas quatro paredes da sua casa; quem é feliz com a sua família e em seu país, certamente não terá nada contra os estrangeiros. Não se trata nem mesmo de mérito seu; simplesmente ele não tem material para projetar.

Podemos ser gratos pelo fato de os últimos dois grupos predominarem hoje nos países de língua alemã, pois eles são o mais seguro baluarte contra a ralé dos radicais de direita. Em todo caso, também têm de entender os mecanismos da projeção e a problemática da agressividade para poder enfrentá-los desde o início. A exibição da sua bandeira em toda ocasião, a sua resistência e as suas corajosas réplicas têm cada vez mais chances do que a desamparada tentativa de alguns políticos de direita de acalmar os que projetam por meio do atendimento das suas exigências, dificultando ainda mais a vida dos estrangeiros entre nós.

Basta exorcisar os extremos das exigências da direita em pensamentos. Se houver apenas alemães neste país, e se todos eles tiverem trabalho suficiente, isso pode tornar-se muito perigoso. Essa situação já aconteceu uma vez há seis décadas. Devemos prestar muita atenção àquilo em que as pessoas trabalham e quando elas projetam os seus lados escuros da sombra. Enquanto houver pessoas inconscientes que procurem por eles, sempre será possível encontrar bodes expiatórios. Se durante a Inquisição se tratava de mulheres atraentes, no tempo do nazismo de judeus, hoje simplesmente dos estrangeiros e, novamente, dos judeus — o princípio lastimável continua sempre o mesmo. Está mais do que no tempo de vê-lo *definitivamente* com transparência.

Se não tivermos êxito nisso, haverá novamente muitas vítimas a lastimar: os estrangeiros como vítimas das circunstâncias em seu país e no estrangeiro, os que odeiam os estrangeiros e os que simpatizam com os que odeiam os estrangeiros como vítimas de suas projeções tão parecidas, os policiais como bodes expiatórios e aqueles que tentam nadar contra a corrente larga da inconsciência, correm o perigo de se tornarem vítimas de uma corrente superpoderosa.

A isso acrescenta-se um fenômeno neste período difícil da transformação: tudo flui tão depressa e tão caoticamente, que os antigos padrões e os rituais outrora tão confiáveis são lavados com água. Nessa situação existem outra vez duas possibilidades essenciais: podemos ir corajosamente em frente, buscando novas margens, ou retroceder por medo e apegar-nos aos velhos padrões que funcionavam antes. Nessa tendência regressiva deve estar a explicação do fundamentalismo que se espalha por todo o mundo. Especialmente atingidos são os países em que as novas formas de vida não deixaram sobrar nenhum modelo digno de confiança, como talvez a Pérsia do Xá, ou então os novos países islâmicos que surgiram nos novos tempos. Mas também os Estados Unidos serviram aos republicanos Reagan e Bush a sua versão do fundamentalismo, enquanto na Rússia depois de Gorbatchev, no mínimo o grito pela vingança fundamentalista fica cada vez mais alto. Mesmo a atividade de reforma por si temerosa do Vaticano antes trouxe esforços fundamentalistas com o Papa polonês.

Um âmbito de influência de um budismo vivo, ao contrário, onde a consciência representa a mais alta pretensão e o desenvolvimento espiritual é sintonizado com a preservação da tradição, não encontramos ódio aos estrangeiros nem fundamentalismo fanático. Quem declarou a unidade consciente com todos os seres e coisas como seu objetivo de vida, não tende a projetar as próprias esquisitices sobre os outros, nem volta aos antigos estágios de desenvolvimento. Pessoas no caminho espiritual, no caminho da consciência — isso vale para adeptos de todas as religiões —, usam o seu meio ambiente como espelho, no sentido do hinduísta "*tat twam asi*" (eu sou isso) ou do cristão "ama o teu próximo como a ti mesmo". No seu caminho para fora do centro (da roda), no meio — "daqui para aqui" — não pode haver nenhuma fuga regressiva para estágios de desenvolvimento antigos, superados. Assim, em última análise, a certeza e o esforço sério no caminho (religioso) do autoconhecimento é a proteção mais segura contra a queda na projeção, como ela se mostra no ódio aos estrangeiros e no fanatismo. Num cristianismo vivo oferecem-se tantos começos quanto os oferecidos por um budismo vivido.

Assim, resta-nos nesta parte do mundo apenas esperar que não se trate outra vez do início do fim, mas sim das dores de parto de uma nova época. As vítimas do ódio aos estrangeiros precisam da nossa simpatia e ajuda; os criminosos igualmente precisam urgentemente de ajuda. E nós os ajudamos à medida que os enfrentamos e aos seus crimes corajosa e decididamente — enquanto ainda não for tarde demais para eles e para nós. Quem compreende que todos os problemas externos são um reflexo dos próprios problemas interiores e reconhece que o princípio de Marte é uma parte irrenunciável dessa criação, pode e deve defender os inícios — corajosamente engajado e de modo conseqüente.

As trevas transformam-se unicamente pela luz. Quem odiar essas pessoas repletas de ódio, estimula antes a disseminação da escuridão e a inconsciência. Quem, ao contrário, enxerga uma luz na sua própria situação, esse pode ajudar os outros a fazer brilhar a deles e, assim, cuidará para que no todo exista mais luz na escuridão.

A doença como chance

No caso de dificuldades com a própria cegueira, a incapacidade de reconhecer os próprios problemas com tanta clareza quanto reconhece os dos outros, os quadros mórbidos apresentam uma *maravilhosa* possibilidade de conhecimento no verdadeiro sentido da palavra. Por meio deles não só é possível acompanhar as próprias dificuldades com o princípio da agressão até um plano bem concreto, mas eles também tornam mais fácil de ver as próprias projeções. Mesmo que eu possa ver melhor as agressões negativas nos outros — a minha tendência às infecções ou alergias sempre apontará outra vez para mim mesmo. Por meio da interpretação dos quadros mórbidos pode-se ver com transparência todos os problemas espirituais e anímicos possíveis que se manifestam no corpo. Especialmente os problemas inter-relacionados com o princípio da agressão ocupam bastante espaço.

A idéia de usar os sintomas como estímulos de crescimento no caminho de desenvolvimento e como aplicá-los é apresentada exaustivamente em livros como *Krankheit als Sprache der Seele* [A Doença como Linguagem da Alma] ou *Krankheit als Symbol* [A Doença como Símbolo] e aqui só deve ser repetida brevemente à guisa de introdução. Afinal, o método é antiqüíssimo e está presente em várias tradições. Na época moderna ele entrou no esquecimento — favorecido pela perda de sentido da religião e pelo lucro de significado das ciências naturais. Contudo, desde a publicação de *Krankheit als Weg* [A Doença como Caminho], em 1983, ele recuperou terreno e nesse meio tempo foi até mesmo incluído nos círculos da medicina convencional. De início, o método espalhou-se antes de tudo entre os pacientes e, por meio deles, chegou aos agentes de cura. No princípio muitos acharam o método suspeito devido à sua simplicidade e plausibilidade. Isso incomodou pouco os pacientes. As grandes mentes da Medicina, como Viktor Frankl, há muito haviam reconhecido a importância da questão do sentido para a prática médica, quando ele disse numa palestra: "A vontade para o sentido está na vida. Quando a interpretação do sentido dá certo, a doença é melhor controlada."

Em princípio, a interpretação é fácil e muitas pessoas conseguem fazê-la espontaneamente. Basta fazermos as perguntas certas e já se abrem, através dos sintomas, profundos conhecimentos intuitivos no mundo anímico por trás das coisas. A pergunta decisiva aponta para a sombra, correspondentemente para o inconsciente e diz: "O que me falta?" Os sintomas a respondem em sua forma de expressão física. Assim sendo, o corpo torna-se um palco no qual se personificam os problemas psíquicos inconscientes. Nos quadros sintomáticos encontramos representada simbolicamente a nossa tarefa de crescimento e aprendizado. Nós conhecemos essa linguagem plástica grávida de sentido nos mitos e contos de fada, nas parábolas da religião e nas lendas, mas também nas expressões simples, muitas vezes diretamente ofensivas da linguagem corriqueira. O quadro mórbido revela o seu tema na interpretação e o sentido mais profundo de seu desenvolvimento. A cura está em descobrir uma significativa elaboração desse mesmo material no plano da consciência e aliviar assim o corpo da tarefa da apresentação.

Sobre a linguagem dos sintomas que, em última análise, são um aspecto da linguagem corporal, a maioria das pessoas tem acesso conforme os sentimentos. Em todo caso, a linguagem do corpo é a mais falada nesta Terra. Todas as pessoas sem exceção a usam, mesmo que nem sempre tenham consciência disso e muitas já não a compreendam, quanto mais a interpretem conscientemente. Na verdade, todos temos ainda inconsciente em nós o conhecimento do corpo e do simbolismo dos sintomas. Esse por certo é um motivo por que eles podem ser aprendidos outra vez com tanta rapidez. O outro motivo pode ser o fato de eles pertencerem àquele grande tesouro de sabedoria que não passa despercebido, que repousa nos seres humanos desde as primeiras épocas e que C. G. Jung define como o inconsciente coletivo.

Por meio da compreensão do corpo e da linguagem dos sintomas podemos sentir como o modo de o nosso organismo expressar-se é modelar e válido. Por assim dizer, é como se retornássemos ao estado original dos homens antigos antes da confusão babilônica da língua, numa época, portanto, em que todas as pessoas falavam uma só e a mesma língua. No caso da linguagem corporal esse é o caso até hoje. Quanto mais o homem é arcaico, tanto mais originais também são os seus modos de expressão e a sua linguagem corporal. A linguagem dos sintomas nos ensina que nós ainda conservamos os símbolos desses tempos antigos em nós. Uma boa parte dos nossos conflitos, entre eles os principais, também têm raízes antiqüíssimas e muitas vezes devem ser entendidos como tirados muito mais da história da evolução do que do contexto concreto.

Afinal, a interpretação dos quadros mórbidos nada mais é do que a tradução conseqüente do pensamento analógico, como foi apontado com toda a naturalidade por Paracelso: Como em cima, assim embaixo, como dentro, assim fora; como na alma, assim no corpo. Paracelso exigiu que um bom médico chegasse a uma conclusão a partir dos sintomas da sua paciente e do seu meio ambiente e, vice-versa, a partir do meio ambiente ele chegasse aos sintomas. Analogamente, na interpretação dos quadros mórbidos a partir dos sintomas corporais conclui-se quais são os problemas anímicos.

Segundo isso, tudo o que toma forma no corpo também tem um lado anímico; dito de outra maneira: onde existe uma forma, também deve haver um conteúdo. Platão reconheceu há séculos que por trás de cada coisa existe uma idéia. Sem essa idéia nenhum objeto é concebível, e sem ela nada material tem existência. Assim que o conteúdo abandona a forma, ela se decompõe, como é fácil observar num cadáver. Se retirarmos a consciência de uma região do corpo ou de um órgão, a estrutura abandonada adoece, mesmo que isso não aconteça intencional, mas inconscientemente — um pensamento que é encontrado também na psicanálise de Alexander Mitscherlichs.[32] As regiões atingidas ou o órgão correspondente não estão mortos, mas enfraquecidos. Aqui uma temática prejudicada continua a viver em forma simbólica estranha.

O fato de que tudo o que se forma no corpo é psicossomático, portanto se compõe de uma ligação sincrônica de corpo e alma, não diz exatamente que os quadros mórbidos sejam puramente psíquicos. A psicossomática da medicina convencional derivada da psicanálise às vezes desperta essa impressão. Naturalmente, o corpo sempre está incluído.

Se o fator dominante de um quadro mórbido é psíquico ou diz respeito à parte corporal na história do surgimento, só pode ser esclarecido no caso isolado. Muitas vezes um problema primariamente anímico se encarna, mas também há casos em que a parte corporal domina claramente. Na catástrofe com o reator de Chernobyl, os trabalhadores irradiados não precisavam ter com essa dose de irradiação modelos anímicos especialmente expressivos de câncer ou contrair leucemia ou câncer da glândula tireóide. Mas, mesmo aí, ainda existe um componente anímico, porque alguns dos trabalhadores irradiados até hoje não adoeceram manifestamente. Nesse exemplo, o componente anímico representa um papel bem secundário contra a intensa carga de irradiação. Em última análise, existem várias misturas de partes anímicas e corporais. Assim, sempre é recomendável, desde o início, incluir ambos os lados no tratamento.

Assim que estivermos suficientemente envolvidos no enquadramento da observação, podemos reconhecer da perspectiva da filosofia espiritualista, que o plano anímico-mental sempre oferece a estrutura de compreensão mais profunda, pois também não é por acaso que estamos em determinada hora num determinado lugar e que essa qualidade de tempo-espaço traga as correspondentes experiências.

Os sintomas trazidos à tona em resposta à pergunta "O que lhe faz falta?", revelam o que temos e, ao mesmo tempo, o princípio primordial básico da profundeza que nos falta. Pacientes com infecção sofrem com as lutas que o seu sistema imunológico mantém contra os seus atacantes hostis. Reconhecemos o princípio de Marte como princípio da guerra, da luta e da agressão, conseqüentemente, ele falta na consciência do paciente.

O que os atingidos desejam é ficar livres dos sintomas, isto é, a paz que é simbolizada pelo princípio oposto, Vênus. Mas onde Marte se manifesta no quadro mórbido e, conseqüentemente, falta na consciência, tem de ser aprendido com prioridade. Portanto, os atingidos têm de aprender a usar a energia de modo ofensivo, assumindo o *controle* das suas tarefas de vida, *e a resolver os negócios difíceis*. Assim que forem bem-sucedidos nisso, o seu pólo oposto, Vênus, e a sua paz lhes caberão como que por si mesmos.

No caso dos alérgicos, ao contrário, trata-se apenas de inimigos supostos, os alérgenos, que antes de mais nada são perigosos simbolicamente. Como lutar contra eles faz mais mal ao próprio sistema do que aos alérgenos, objetivamente inofensivos, aqui entra na luta um plano plutoniano. Com isso requer-se do alérgico não só coragem, mas uma verdadeira mudança profunda da alma, em especial de alguém que sofre com sintomas de auto-agressão.

Tentativas homeopáticas e alopáticas

Quem perde o equilíbrio, quem perde o seu centro, fica doente. Um quadro mórbido deixa claro um desequilíbrio, mas ao mesmo tempo ele já mostra a tentativa de compensá-lo. Para isso, ele utiliza o corpo que, por um lado se transforma no palco no qual o tema é apresentado; por outro, o desequilíbrio anímico pode ser compensado pela formação corporal da temática. Conseqüentemente, a cura sempre tem de ter como objetivo o centro. Em latim, o meio de cura chamava-se *remedium*, o que traduzido significa "de volta ao centro" e que se manteve na palavra inglesa *remedy*, para medicamento.

Quem entendeu a essência da alopatia (repressão dos sintomas) e da homeopatia (comunicação com os sintomas) pode fazer uma síntese significativa das duas direções da medicina. Embora eu não goste de usar os medicamentos alopáticos da medicina convencional, os quadros mórbidos agudos que põem a vida em risco os exigem. Eles conhecem o verdadeiro perigo e por meio da repressão conseguem manter a vida — no entanto, não podem curar ou prevenir. A medicina convencional não deve representar essas exigências, pois elas levam à confusão e impedem o desenvolvimento. O sucesso das medidas reprimidas é limitado pelo tempo, mesmo que o lapso de tempo às vezes possa ser longo.

No acontecimento macrocósmico é fácil executar isso. Os ditadores podem oprimir povos, mas a longo prazo eles não têm nenhuma chance. Em algum momento a energia retida (na maioria das vezes com violência marcial armada) sobe outra vez à tona e solapa os ditadores e os seus sistemas. Mas onde a repressão parece ser bem-sucedida e dá certo por longo prazo, torna-se perigosa no micro e no macrocosmo, porque a relação com o problema original se perdeu. Então é muito mais difícil rastear o verdadeiro problema e resolvê-lo.

Assim sendo, tão logo o perigo agudo tenha sido banido, é melhor pensar outra vez na cura e, portanto, no caminho homeopático. Este pode ser trilhado tanto por meio de medicamentos homeopáticos como por meio das correspondentes interpretações e a solução das tarefas de aprendizado resultantes disso. Melhor mesmo é seguir ambos os tipos de terapia homeopática, pois eles se completam por natureza.

No entanto, o caminho homeopático para o centro aumenta a unilateralidade com o seu primeiro passo, o que muitas vezes se mostra na assim chamada piora inicial. A longo prazo, o objetivo é mobilizar as forças de autocura do corpo e da alma para que a pessoa atingida possa encontrar o próprio caminho para o centro. Na verdade, essa interpretação afinada primeiro é assustadora e dá a impressão de uma piora inicial antes de levar às soluções por meio das correspondentes mudanças de pensamento.

Assim como um tratamento homeopático pode ter conseqüências fatais em situações agudas de risco de vida, porque muitas vezes não age suficientemente depressa, o tratamento alopático dos quadros mórbidos crônicos na esperança de obter uma cura é igualmente inadequado e muitas vezes perigoso. Por melhor que seja a intenção desse procedimento, ele só pode encobrir os sintomas e dessa maneira enviá-los mais profundamente para o inconsciente, para a sombra. Um tratamento com cortisona pode salvar a vida num caso alérgico de asma, mas não pode curar a alergia, e como tratamento de longa duração também causará danos. As terapias que prometem a cura, precisam descobrir, elaborar e, finalmente, solucionar.

No que se refere ao tema da agressão, temos de incluir aqui os métodos marciais, mesmo que pessoalmente tenhamos uma preferência por outros princípios, como talvez o de Vênus. A tentativa alopática de apaziguar os marginais *skinheads* com compreensão amorosa, fará pouco efeito na prática; mas, ao contrário, uma resistência sem compromisso será entendida espontaneamente.

A interpretação e solução dos quadros mórbidos muitas vezes torna supérfluos os outros métodos de tratamento, mas permite que se combinem à vontade ambas as direções da medicina, a alopatia e a homeopatia, sem excluir uma das formas de tratamento. Naturalmente, recomenda-se lidar economicamente com os métodos alopáticos opressores e repletos de efeitos colaterais, reservando-os para os verdadeiros casos de emergência.

Profilaxia e reconhecimento precoce

As chances oferecidas pela interpretação dos quadros mórbidos vão até as possibilidades da verdadeira profilaxia. Numa época em que a medicina *hightech* não pode mais sustentar os seus custos, a profilaxia torna-se uma palavra mágica. O que é mais surpreendente é que muito poucos sabem o que isso quer dizer. Nesse meio tempo, os médicos convencionais fogem para uma fraude socialmente aceitável de etiqueta e chamam as suas medidas de reconhecimento precoce de profilaxia. Reconhecer cedo por certo é melhor do que reconhecer tarde, mas, em princípio, nada tem a ver com profilaxia. A verdadeira profilaxia significa curvar-se no tempo certo e voluntariamente, de modo a que o destino não tenha mais de curvar-nos. Mas para isso é preciso saber diante do que temos de nos curvar, isto é, temos de reconhecer a essência dos quadros mórbidos assustadores.

No seu anticomportamento combativo diante da doença, a medicina convencional quase não aprende a conhecer a essência dos quadros mórbidos e, conseqüentemente, não tem condições de uma genuína profilaxia. Seus incontáveis remédios antidoenças (desde os antibióticos, passando pelos antidepressivos até os antiepilépticos) revelam isso da mesma forma que os bloqueadores (do AAS até os antiácidos) e os bloqueadores-Beta. Nessa situação, muitos médicos convencionais tentam disfarçar seu gritante fracasso no que se refere às coisas da profilaxia com empreendimentos críticos.

Nas duas últimas décadas até mesmo as guerras contra o útero foram estilizadas demais como medidas profiláticas contra o câncer. Hoje — depois que essa cruzada quase chegou ao fim — nós estamos novamente no início de uma farsa médica semelhante. O inter-relacionamento entre o câncer de mama e uma determinada combinação genética, bem como o medo do câncer levam às assim chamadas amputações profiláticas de seios sadios. Nos Estados Unidos milhares de mulheres já sacrificaram os seus seios sadios a esses raciocínios errôneos apoiados pela medicina; na Alemanha, a desgraça correspondente já começou. Com todo o pavor, não dá para deixar de ver o desamparo de ambas as partes. As mulheres, cuja mãe e avó ficaram doentes, naturalmente têm motivo para ficar com medo de também contrair um câncer. Assim, elas usam as possibilidades da assim chamada profilaxia do câncer e, não raro, exigem espontaneamente um número enorme de mamografias. Com isso sentem-se medicamente seguras, porque tudo decorre no contexto da assim chamada profilaxia. Mas quem faz um número alto de mamografias durante vinte anos, não reduz o risco de contrair câncer de mama, mas o aumenta drasticamente. Esse tipo de "profilaxia" não é profilaxia, e o reconhecimento precoce mal-entendido é um perigo que chama a atenção. Aqui fica claro como à primeira vista uma fraude da etiqueta é perigosa.

Minimizar os riscos por amputação prematura de órgãos sadios é um pensamento lamentável em si, que só existe porque os médicos convencionais desconhecem a autêntica profilaxia. A conseqüente seqüência desse pensamento mostra a sua impraticabilidade. Quando, finalmente, todos os órgãos ameaçados foram cortados fora, resta ainda o cérebro em solução nutritiva, e ele certamente sofrerá com medo de tumores cerebrais. Essa visão macabra não pode ser o futuro da medicina. Contudo, e apesar de tudo, o perigo de que essa loucura continue é grande, pois ela vem dos Estados Unidos, cuja função de modelo é aceita entre nós sem críticas.

Por meio da interpretação dos quadros mórbidos completada com o conhecimento dos princípios primordiais é possível uma profilaxia autêntica. Se a essência de uma sintomática, neste caso a do câncer de mama, for entendida,[33] as pessoas atingidas podem lidar voluntariamente e a tempo com as tarefas (de vida) existentes e curvar-se a elas. Quem aceita o desafio tem boas chances de fugir do modelo familiar perigoso (à vida). E então, simplesmente ainda não é fácil, mas é possível. Quando a interpretação dá certo, a idéia da profilaxia pode ser usada para toda situação de doença. Assim, a Medicina fará justiça a uma das suas tarefas mais honrosas e poderá, sem problemas, renunciar a muitos mal-entendidos desagradáveis.

A técnica da interpretação dos quadros mórbidos

As seguintes interpretações dos quadros mórbidos que provêm do âmbito do princípio da agressão originam-se da tradução direta da linguagem do corpo e dos sintomas no plano da linguagem simbólica da realidade anímica. Como todas as interpretações em geral, que surgiram nos últimos vinte anos, elas só podem descrever o enquadramento temático. É responsabilidade de quem usa tornar-se consciente de que não existem dois casos iguais de gripe, mas somente pacientes individuais que lidam com os modelos da doença. Ter em vista os componentes individuais é decisivo, e não se trata nunca de aplicar a todos os pacientes o mesmo diagnóstico. Por outro lado, os quadros mórbidos têm algo de *valioso como modelo.*

Todas as pessoas participam nos quadros do inconsciente coletivo, mas dispõem ao mesmo tempo de um matiz bem próprio desse mundo de imagens interiores. Por isso é que em primeiro lugar é realmente acertada a interpretação individual. Interpretações pré-apresentadas como, por exemplo, a do resfriado, só podem ser indicadores de caminho, que mostram o contexto e as estruturas essenciais do quadro. A disposição e a atmosfera, que são essenciais para o efeito do quadro, sempre são algo pessoal e somente podem ser descobertas nos esforços pessoais a fim de descobrir os modelos individuais da doença. As perguntas objetivas são: "Por que isso me atinge dessa forma e justamente neste período da minha vida? Ao que me obriga e o que me impede de fazer?" E mais: "O que posso aprender com isso? Futuramente poderei escolher outros planos mais apropriados para aprender essa temática?"

Essas limitações do contexto de interpretação dado previamente podem levar à recusa de conhecimentos desagradáveis, o que é lamentável demais. As interpretações mais conseqüentes, cujos resultados nos atingem de modo desagradável, em geral são as mais importantes, visto que sempre é a sombra que se oculta na sintomática das doenças. Em suas intervenções e golpes literais, o destino muitas vezes escolhe caminhos muito árduos.

No que se refere aos sintomas das doenças, a linguagem corrente muitas vezes oferece uma imagem honesta e sem disfarces da situação. Mais de duas décadas de terapia da reencarnação me mostraram, por outro lado, que apesar de tudo o destino não é cruel, como (pré)julgamos depressa demais. Mas ele está tão comprometido com o nosso desenvolvimento que, se não houver outro remédio, todos os meios lhe parecem certos para nos levar para os passos de aprendizado. O objetivo deste livro é tornar claras e compreensíveis as indicações do destino provenientes do âmbito do princípio da agressão, sejam elas tão duras quanto forem, e motivar os implicados a retirar a parte maior da dureza com um exame voluntário e uma oportuna mudança de atitude. Mas isso torna necessária uma interpretação conseqüente e, no caso individual, muitas vezes desagradável. Mesmo quando ela for sentida como imprópria, desrespeitosa ou até mesmo ofensiva, seu único sentido está na estimulação do desenvolvimento psíquico e da conscientização. As interpretações sempre são destituídas de valorização, mesmo porque, em última análise, não podemos saber em que plano alguém vive um tema: quase não conseguimos perceber no corpo; só podemos perceber no ser humano quando o conhecemos bem.

Quando o cotovelo dói, trata-se com certeza do tema de realização (marcial). Mas se os envolvidos manobraram os problemas usando os cotovelos demais ou de menos, fica em aberto. O mesmo acontece com as dores de cabeça. Nós as podemos atrair pelo fato de batermos ininterruptamente com a cabeça na parede, como também por ficarmos martirizando a cabeça sem nos colocarmos em ação. A dor quer exclusivamente chamar a atenção, e ela o faz de modo bastante agressivo. Uma alergia sempre mostra um problema de agressão. Muitas vezes ela é a expressão de agressão reprimida no âmbito anímico; às vezes, no entanto, ela pode indicar uma agressão revestida e vivida de modo muito primitivo. Valorizações, julgamentos ou até mesmo condenações são proibidos, porque não podemos dizer só pela aparência se uma pessoa vive o tema na limitação ou na compensação.

Novas perguntas têm de esclarecer para que direção o desafio de aprendizado aponta. Por exemplo: Quando a dor apareceu pela primeira vez? Hoje, quando ela se manifestou? O que a diminui, o que a aumenta? Ao que ela obriga, o que ela impede?

Depois que o problema é identificado e atribuído ao princípio primordial correspondente, no segundo passo trata-se de descobrir para si mesmo, pessoalmente — talvez com a ajuda de uma meditação como a conduzida no programa de áudio *Allergien* [Alergias] (veja apêndice) — de que maneira ultrapassamos os limites e chegamos aos extremos que levaram à formação dos sintomas.

A sombra da interpretação dos quadros mórbidos aparece quando ela vem junto com atribuições de culpa ou é mal-entendida dessa forma. Nesse caso, ela faz mais mal do que bem, pois o paciente não só tem sua alergia, mas também o sentimento de que está sendo castigado com os sintomas pelo seu fracasso relativo à problemática da agressão. Não devemos deixar de repetir muitas vezes: *Os sintomas não significam que fizemos algo errado e no sintoma somos castigados por isso, mas que nos falta algo que podemos encontrar e integrar por meio dos quadros sintomáticos.*

Portanto, embora a apreciação nunca deva ser a intenção derradeira ou mesmo o objetivo das interpretações oferecidas aqui, é justamente a aparente apreciação que nos sacode, nos afugenta dos velhos trilhos e nos impele a mudar de atitude e a dar a volta. A linguagem corrente a escolhe espontaneamente, e quando expressões correntes são citadas aqui e ali, não se trata de uma ofensa como finalidade em si, mas exclusivamente de estabelecer um impulso para a cura. Os comentários muitas vezes sem rodeios também devem estimular, mas não ferir ou pôr tudo em rebuliço. Na sua maioria, são citações de pacientes, que em geral viram claramente os convites de aprendizado e o sentido dos seus sintomas nas psicoterapias.

Um dos meus antigos pacientes com mal de Parkinson numa dessas situações descreveu-se como um "zumbi". O uso desse conceito no livro *Krankheit als Sprache der Seele* [A Doença como Linguagem da Alma] deixou tão zangado o diretor de um grupo de auto-ajuda, que ele me questionou e, finalmente, houve um confronto com os atingidos e seus médicos. Não levando em conta que foi uma tarde construtiva, alegrou-me o número de doentes que numa conversa pessoal comigo puderam dizer que aquela descrição de fato os havia atingido e aborrecido, mas que também os havia agitado e conduzido a um outro caminho. Só esse pode ser o sentido, no nosso contexto, das citações especiais e provocantes, das formas grosseiras de expressão.

Em todos os outros casos é insensato avaliar a interpretação dos sintomas, pois toda apreciação é sempre ao mesmo tempo um abuso. Interpretar faz progredir no desenvolvimento, apreciar pode causar danos — tanto para si mesmo como para os outros. Julgamentos no terreno da interpretação dos sintomas revelam algo sobre o caráter de quem julga e mostram que ele (ainda) não entendeu totalmente esse raciocínio. Os sintomas revelam a sombra e esta é quase sempre recusada. Faz parte igualmente da sua definição que a sombra não seja apreciada. Portanto, quem confronta outras pessoas com interpretações, quase sempre provoca forte defesa por isso. Interpretações são maravilhosos meios de ajuda, mas somente quando são apresentadas com respeito e prestam conta do fato de que não podemos ter certeza pela aparência — isso é um privilégio da pessoa envolvida.

Mas a pessoa envolvida com freqüência tem no caminho o problema da própria cegueira. Muitas cartas que recebo expressam isso de maneira indireta. Depois do reconhecimento global introdutório das interpretações, no qual outros membros da família e especialmente pessoas difíceis como uma sogra exigente ou um parceiro infiel foram reconhecidos sem problemas, os que as escrevem se queixam de que a interpretação oferecida é totalmente descabida justamente no que se refere ao próprio quadro mórbido. Em geral, as cartas testemunham sobre a correção da maioria das interpretações dos quadros mórbidos e fazem críticas duras a algumas delas. O amplo consentimento atinge os quadros mórbidos das outras pessoas, a crítica isolada atinge a própria sintomática. A Bíblia já conhece essa experiência quando diz que é mais fácil reconhecer as farpas no olho do próximo do que ver a trave no próprio. Para o desenvolvimento pessoal, no entanto, é decisivo lidar com a trave no próprio olho.

A confissão dos próprios erros não deve ser tão difícil, pois trata-se exatamente de erros que mostram o que falta para a totalidade e oferecem por isso as maiores chances de crescimento. Só se pergunta a quem está doente o que lhe falta. Conseqüentemente, basta ele encontrar o que falta e incluí-lo em sua vida. A situação transforma a doença numa chance. Todo erro que levar à integração de uma parte da alma que esteja faltando torna-se assim um passo no caminho para tornar-se são.

O quadro mórbido encarna o que falta: um único princípio primordial ou uma mistura de vários princípios primordiais adormecidos no inconsciente na forma não-redimida. É preciso reconhecer os princípios primordiais por trás dos erros e encontrar possibilidades de integrá-los na vida em sua forma redimida.

SEGUNDA PARTE

AGRESSÃO — QUADROS MÓRBIDOS E TAREFAS DE APRENDIZADO

DOENÇAS INFANTIS

O número de quadros mórbidos relacionados com a agressão é grande demais para aqui podermos interpretar exaustivamente cada sintoma — só a interpretação de todas as doenças infecciosas já ultrapassaria os limites deste livro. Por necessidade, foi preciso fazer uma escolha. Realmente, a compreensão essencial do tema da agressão pode ajudar e aprofundar o conhecimento das tarefas da vida nos quadros mórbidos não interpretados aqui.

Além disso, eu já apresentei minuciosamente, em outro momento, alguns dos quadros mórbidos associados à agressão; portanto, serão apenas mencionados no texto que segue. Assim, muitas **doenças infecciosas** especiais são encontradas nas respectivas palavras-chave no manual *Krankheit als Symbol* [A Doença como Símbolo]. As **doenças sexuais** como a sífilis e a gonorréia, que unem o princípio de Marte ao de Plutão, são detalhadamente descritas em *Frauen-Heil-Kunde* [A Saúde da Mulher]. A **AIDS** foi apresentada em *Der Mensch und die Welt sind eins* [O homem e o mundo são um]. A **úlcera estomacal** com o seu problema de acidez e a **azia**, que encarnam Marte na acidez e Plutão no autodilaceramento, são encontrados no livro de bolso *Verdauungsprobleme* [Problemas digestivos]; o **excesso de acidez** juntamente com medidas medicamentosas são tratados em *Wege der Reinigung* [Caminhos da limpeza]. A **pressão sangüínea alta** e o **enfarte do coração**, juntamente com outros quadros mórbidos do sistema cardíaco e circulatório, são abordados no livro de bolso *Herz(ens)probleme* [Problemas Cardíacos]. O mesmo acontece com a *Anämie* [**Anemia**] que expressa uma falta de energia marcial.

As **doenças infantis** especiais, em que o princípio de Marte se expressa claramente, estão elaboradas em palavras-chave no livro *Krankheit als Symbol* [A Doença como Símbolo]. Naturalmente, vistas como um todo elas apresentam uma chance, como qualquer outro quadro mórbido. Interpretadas com base na problemática da agressão, elas são os passos ideais de aprendizado para a criança e o seu organismo em crescimento. Do ponto de vista de muitos homeopatas, trata-se de verdadeiras doenças do desenvolvimento, que oferecem a possibilidade de reconciliar-se com os miasmas, com as energias das doenças herdadas da história da humanidade. Segundo eles, a tarefa das doenças infantis é lidar desde cedo na vida com essas inclinações doentias herdadas. Elas levam as crianças a lidarem com elas. A luta com os miasmas cuida de fazer *tabula rasa*, de elaborar prematuramente o herdado e depois realizar mais livremente e melhor o que é próprio do indivíduo. Outro ponto a favor é que depois de as doenças infantis serem vencidas, em geral as crianças dão passos nítidos de desenvolvimento.

As doenças infantis expressam as forças marciais com muita clareza nos seus sintomas, por exemplo, na febre que aumenta rapidamente e na vermelhidão das erupções cutâneas. O organismo infantil é mais capaz de reagir, e a alma esconde-se menos por trás de racionalizações e outros mecanismos de defesa ("Deitar na cama? Agora não posso me dar ao luxo de fazer isso!"). Com sua mobilização geral, a febre mostra como é intenso o combate e quanta coisa tem de ser *queimada*. As assim chamadas eflorescências, os intumescimentos da pele, freqüentemente são caracterizados pela cor vermelha do princípio de Marte. No caso do sarampo, a língua escarlate cor de framboesa causa admiração, e também a *escarlatina* não tem o seu nome em vão. No caso da coqueluche, as crianças *tossem* por várias semanas, cuspindo algo para o meio ambiente.

Com as doenças infantis, já no início da vida irrompem as forças marciais, e é bom que seja assim. Nos anos vindouros as doenças infantis, que afinal deixam de sê-lo, trazem riscos incomparavelmente maiores. Nisso existe muito simbolismo. A experiência mostra que quanto mais doenças infantis a criança superar, tanto menores são as possibilidades de ela tornar-se alérgica.

Quando enfrentamos Marte cedo e voluntariamente, e atendemos às suas exigências, ficamos depois mais seguros dos seus ataques e, antes de mais nada, aprendemos a enfrentá-lo.

INFECÇÕES

Ataques ao sistema de defesa ou imunológico

A tarefa do sistema imunológico é a defesa e, portanto, a luta contra os inimigos do corpo. Conseqüentemente, é determinada pelo princípio da agressão ou de Marte. O nosso organismo é um espaço vital ideal para muitos tipos de minúsculos seres vivos. Eles rolam sobre a nossa pele exterior, em nosso cabelo e unhas, mas também nas mucosas, zonas de passagem para o interior. Eles também podem ser encontrados no interior do corpo: nos limites internos e até dentro dos tecidos. Nem todos são inimigos; ao contrário, em muitos sentidos somos uma simbiose, somos instruídos para uma convivência que apresenta vantagens para ambos. Se não houvesse os milhões de bactérias *Escherichia coli* presentes no nosso intestino grosso, a nossa digestão seria difícil; se as mulheres não tivessem as bactérias *Döderlein* na vagina, isso seria extremamente incômodo, pois elas contribuem para o *milieu* ideal; sua falta seria um convite para outros coabitadores mais desagradáveis.

A maioria dos microorganismos vivos e germes não são úteis nem perigosos, mas simplesmente inofensivos. Eles se colonizam sobre e dentro de nós, mas não nos fazem mal, enquanto ficam no seu lugar determinado e não se desenvolvem muito. Quando, por exemplo, as *Escherichia coli* que são uma bênção no intestino, chegam à vagina, elas podem transformar-se em problema.

À medida que germes inofensivos exigem o seu lugar hereditário, existe potencialmente menos lugar disponível para os hóspedes menos inofensivos. É nisso que está o perigo das terapias com antibióticos: quando todas as bactérias — as inimigas, as inofensivas e as úteis — são destruídas por eles, não se pode dizer que as boas bactérias simbióticas e as inofensivas guardadoras de lugar podem ocupar novamente seu espaço vital no tempo adequado. Se sobrarem alguns germes hostis, por exemplo, em virtude da formação de resistência, existe o perigo de que se mudem para o lugar antes ocupado pelos bons e inofensivos guardadores de lugar e terminem sendo em maior número. Então o resultado é pior do que a situação inicial. Depois de um curto sucesso dos antibióticos, os germes hostis saem vitoriosos e arruínam duradouramente o ambiente.

Quando as crianças tomam antibióticos nos primeiros dois anos de vida, o risco de elas contraírem alergias na vida futura aumenta em cinqüenta por cento. Esse é um fato estatístico, que encontra muito pouca consideração no dia-a-dia dos pediatras. Possivelmente, o risco aumente porque na sensível fase de formação dos primeiros anos de vida, a prescrição de antibióticos já faz surgir uma disbiose, uma mistura nociva de bactérias no intestino, que pode tornar-se a base de uma futura alergia.

A divisão dos microorganismos e germes no corpo é comparável à situação no âmbito macroscópico visível. Entre os cogumelos que encontramos nas florestas e campinas, há algumas poucas espécies comestíveis e de bom sabor. Um número muito maior, ao contrário, não é comestível, mas não é perigoso. Finalmente, um pequeno grupo é venenoso e, assim, uma ameaça à vida. O mesmo acontece com os pequenos cogumelos microscópicos, bem como com as bactérias, vírus e microorganismos que escolhem o nosso corpo como espaço vital.

A tarefa do sistema de defesa é manter o equilíbrio e manter os germes perigosos dentro dos limites quando eles ameaçam aumentar muito de número. Em geral, um organismo sadio consegue dominar alguns poucos inimigos potenciais. O sistema imunológico cuida dessa ordem de modo muito sutil e eficaz, à medida que reconhece e ataca os germes perigosos, mas poupa os inofensivos e os úteis.

Ao contrário, as intervenções da medicina convencional no sistema são mais brutais e voltam-se contra tudo o que é bactéria ou vida micótica, como já revelam os nomes dos correspondentes meios: os antibióticos voltam-se contra a vida das bactérias e os antimicóticos, contra a dos fungos. Os remédios da medicina convencional acham que todos os germes são atacantes, sem fazer distinção. Essa indiferenciação é geralmente um dos problemas dos medicamentos da medicina convencional.

Portanto, trata-se de uma luta ou das medidas contrárias, que se serve de determinadas substâncias químicas ou "anti-remédios". Com relação aos vírus, a medicina convencional ainda não dispõe de remédios muito eficazes, mas apenas de virustáticos, que realmente brecam a multiplicação dos vírus. A diferença minúscula do efeito que torna difícil e até impossível uma distinção entre bons amigos, inimigos perigosos e guardadores de lugar inofensivos, tem de ser ao mesmo tempo nociva. Se uma infecção acaba por meio dos antibióticos, o próprio corpo não aprendeu nada. Ao contrário: as ajudas trazidas de fora contra os germes, a longo prazo tornam o corpo dependente desse apoio e, conseqüentemente, mais fraco.

Isso pode ficar ainda mais claro na analogia com o macrocosmo. Quando um país não se defende mais sozinho, mas confia nas tropas de soldados estrangeiros, com o tempo ele se torna cada vez mais dependente delas e, assim, mais fraco. Em alguma ocasião não poderá mais existir sem esses soldados, e ai dele, se esses então se tornarem mais fracos ou os inimigos mais fortes. Exatamente o mesmo acontece nas terapias com antibióticos, aos quais os tipos isolados de bactérias aprendem a ajustar-se cada vez melhor e a tornar-se mais resistentes. Aqui entra em ação o princípio seletivo da evolução dos germes. Entre os milhões de germes, em virtude de uma mutação, de uma mudança na hereditariedade, um deles pode sobreviver ao bombardeio de antibióticos. Esse germe perigoso e resistente aos antibióticos em seguida tem todo o terreno para si, porque a terapia lhe tirou todos os outros germes do caminho.

Assim a própria terapia com antibióticos cultiva os germes perigosos e ainda os ajuda a irromper. Isso deixa o organismo extremamente dependente da ajuda alheia e em extremo perigo. Ele tem de aprender lentamente a defender outra vez a própria pele. Nesse plano a palavra mágica também é responsabilidade por si mesmo. No caso do **hospitalismo**, a infecção por germes resistentes aos antibióticos no hospital, graças ao uso exagerado de antibióticos criamos uma situação muito precária. Não são poucas as pessoas que passam pela experiência de contrair seu problema central no contexto de uma assim chamada infecção hospitalar. Além disso, por meio da dosagem irresponsável de antibióticos fornecida ao gado de corte, já são cultivados germes resistentes na alimentação humana e espalhados por meio da cadeia alimentar.

As medidas da medicina natural, ao contrário das medidas alopáticas antidoenças da medicina convencional, visam estimular as forças de auto-regularização do sistema de defesa do corpo e fortalecê-lo. Elas não se voltam contra os supostos inimigos, mas dão uma ajuda à auto-ajuda, na medida em que estimulam o corpo a praticar a luta e a lidar melhor com os desafios. Segundo Kneipp, todos os meios devem ser mencionados aqui. A medicina natural investe acima de tudo nas assim chamadas terapias estimulantes. Por meio de pequenos estímulos elas fazem o organismo perder propositadamente um pouco do equilíbrio, de modo que ele seja levado a mover-se de volta para o centro por força própria. Com isso esses remédios não são alopáticos — voltados contra os inimigos ou sintomas —, mas homeopáticos, pois eles visam uma direção semelhante à dos inimigos. Eles fazem isso de um modo que não sobrecarrega o organismo, mas fortalece a sua capacidade de luta.

Se pensarmos no fato de que a cada aperto de mãos em média 36 milhões de germes mudam de dono e que a cada beijo de saudação quase 50 milhões de germes são trocados, fica claro em que ambiente superpovoado de micróbios nós vivemos. A esperança de suprimirmos todas essas criaturas vivas é totalmente contraproducente. Mais razoável é o pensamento de reconciliar-se com as muitas outras formas de vida e fazer de tudo para que os múltiplos sistemas de equilíbrio fiquem intactos.

Através do sistema imunológico, o nosso corpo tem a capacidade de defender a sua pele (como limite externo), mas sem dúvida devemos apoiá-lo nisso e não impedi-lo. O sistema de defesa — como uma entidade estatal — dispõe de diferentes forças policiais e tropas de defesa. Por toda parte e em toda superfície existe um tipo de proteção de limites, que cuida para nenhum inimigo entrar. Tanto na pele exterior, onde a imunoglobulina da classe-A cuida da ordem, como também nas mucosas internas, em geral há tropas limítrofes suficientes para manter a ordem.

A maior e mais importante tarefa do sistema imunológico, no entanto, é a proteção do espaço interno. Aqui existe um tipo de policiais, os granulócitos ou corpúsculos brancos do sangue, que sempre estão imediatamente a postos. Para impedir a penetração das bactérias, eles formam um círculo de resistência, uma parede de granulócitos, delimitando a problemática no lugar. Enquanto isso, células especiais de defesa, da fração dos linfócitos, medem a forma exterior dos atacantes e voltam com uma espécie de clichê aos ferreiros de armas do sistema de defesa, na medula dos ossos. Ali então são construídas armas especiais de controle, talhadas exatamente para esse tipo de atacante. Certos de atingir o alvo, os anticorpos acham seu caminho para as bactérias atacantes de modo semelhante ao das tropas combatentes aéreas. Eles se arremessam contra esses invasores e morrem com eles.

Além disso, ainda existe um grande número de outros corpos de defesa, como os macrófagos, o que traduzido quer dizer o mesmo que grandes comilões. Essas células comparativamente gigantescas patrulham constantemente os tecidos do organismo. Elas também estão em busca de corpos estranhos e inimigos. Como veículos anfíbios genialmente construídos, elas têm a capacidade tanto de nadar pelos vasos como de passar para os tecidos atravessando suas paredes. Se uma célula não for capaz de provar que pertence ao corpo, imediatamente é devorada pelos macrófagos. Isso acontece na medida em que os macrófagos se jogam em cima da célula estranha, captam-na em si e a digerem no interior.

As células trazem uma espécie de marca ou impressão digital na sua superfície, com que se fazem reconhecer. Assim que as patrulhas encontram um invasor que não pode provar que pertence ao corpo — independentemente de ser uma entidade celular estranha ou uma farpa de madeira — elas começam imediatamente a luta. Eis aí também uma das causas do surgimento do câncer. A defesa do corpo não identifica as células cancerígenas como estranhas ou perigosas e por isso as deixa à vontade. A pesquisa tenta intensamente desvendar o segredo das impressões digitais celulares.

No caso ideal, os atacantes podem ser eliminados um depois do outro, e o corpo vence em todas as frentes. Mas também é possível que os atacantes sejam fortes demais, que rompam a primeira parede de defesa dos policiais dos corpúsculos brancos do sangue e tenham acesso ao sistema sangüíneo ou linfático.

Os métodos de luta de todos os germes é igual e consiste na multiplicação desimpedida, a fim de assegurar desse modo o novo espaço vital. Ao fazer isso, muitos ainda expelem produtos de metabolismo que prejudicam o organismo do anfitrião, mas o ponto decisivo continua sendo a multiplicação. Uma vez que entrem num dos sistemas condutores, existe um grave perigo para a sobrevivência, e o corpo mobiliza as suas últimas reservas.

Chega-se à mobilização geral, que se torna visível antes de tudo na febre. Com esse aumento de temperatura no contexto de um acesso de febre, o organismo pode aumentar bastante os seus processos de metabolismo. A cada grau de febre o seu potencial de defesa dobra, porque então todos os processos, portanto também a criação de anticorpos, são intensificados. Esse por certo é o motivo pelo qual a redução quase automática da febre pela medicina convencional é tão contraproducente. Ela tira do organismo a sua melhor chance de defesa. O único argumento verdadeiro para essa terapia dos sintomas braquiais é o medo das convulsões febris, muito raras em crianças. Contudo, no caso de acontecerem essas convulsões, elas ainda podem ser tratadas. Fora isso, o método da eliminação superficial dos sintomas, justamente no caso da febre, é bem-intencionado, mas em essência, nocivo. Afinal, dessa maneira o corpo perde inclusive a capacidade de ficar febril, e por isso hoje encontramos um número crescente de adultos que não estão mais em condições de ter febre. Essas são as pessoas realmente doentes e devem ser urgentemente tratadas com a medicina natural, a fim de aprenderem outra vez essa possibilidade essencial de defesa.

As mães que permitem que seus filhos tenham febre, foram bem aconselhadas, porque tomam assim o partido do aumento da defesa. Para o bem da saúde duradoura, elas arriscam a curto prazo a reação de defesa do corpo, mesmo que esta possa parecer dramática. A maioria dessas mães ainda conhece os remédios caseiros tradicionais e consegue manter a febre dentro de limites toleráveis com compressas na barriga das pernas e clisteres frescos. A maioria dos adultos pode suportar uma febre de até quarenta graus, a maioria das crianças de até quarenta e um.

Quando os germes entram na via linfática, falamos em envenenamento do sangue. Esse envenenamento revela-se numa inflamação avermelhada dos vasos linfáticos atingidos, que viaja lentamente rumo ao coração. Antigamente, a pessoa leiga entendia que esse risco vermelho não devia atingir o coração, porque nesse caso a pessoa morreria. De fato, esse processo inflamatório crescente mostra a força dos germes. No entanto, graças à medicina convencional, hoje temos a chance de deter esse perigoso desenvolvimento por meio dos antibióticos.

Quando os germes já entraram na corrente sangüínea, acontece uma septicemia, uma inundação do organismo pelos germes. Agora a luta é de vida ou morte. A pessoa precisa deitar-se e investir todas as suas energias na luta de defesa. Até mesmo a medicina convencional, que sempre ajusta contas com a defesa do corpo, tem a chance de reconhecer essa total mobilização de todas as funções físicas supérfluas para a sobrevivência e hoje até mesmo imita esta situação no coma artificial.

Ou o organismo é bem-sucedido na redução dos atacantes pela mobilização geral e um esforço concentrado, ou eles levam a melhor, o que leva à morte, a longo prazo, também dos germes. Mas ainda existe uma terceira possibilidade, que se oferece com freqüência cada vez maior: a inflamação torna-se crônica. Esses rebanhos de inflamações encarnam uma espécie de guerra de trincheiras. A verdadeira guerra já passou, mas de ambos os lados continua havendo perdas e um grande desgaste de energia vital. Ambos os participantes sangram lentamente na luta que não demonstra mais desenvolvimento, mas também não quer ter fim.

Pode-se chegar à cronificação quando os germes encontram nichos no organismo, que não são mais suficientemente alimentados pela energia vital da corrente sangüínea. Se a irrigação sangüínea tornar-se mais fraca o perigo aumenta, e toda cura torna-se mais difícil. Do ponto de vista dos germes, uma boa medida é formar uma cabeça de ponte ou um enclave. Com isso, no meio do organismo é construído um domínio estrangeiro. Então, assim que o corpo entra num período de fraqueza, pode haver um renovado ataque dos germes desse rebanho. Portanto, para os germes essa saída é uma situação rica em oportunidades; para o organismo, ao contrário, significa a presença constante de um rebanho perigoso, isto é, de um conflito crônico tornado corporal. No plano anímico, isso corresponde quase sempre a um compromisso inconscientemente deteriorado, que na verdade não é cumprido interiormente e que implica um gasto contínuo de energia na tentativa de não deixar o conflito vir outra vez à tona.

O significado da infecção

De acordo com *Krankheit als Sprache der Seele* [A Doença como Linguagem da Alma], a infecção é o símbolo de um estado de guerra mergulhado no corpo, um conflito entre as exigências interiores e as exteriores. Quando não damos espaço para uma luta conveniente ou um conflito na consciência, ele tem de procurar um outro lugar qualquer para si. O corpo se oferece como o palco no qual os temas não elaborados na consciência podem expressar-se. Disso se segue que quanto menos as brigas acontecerem de forma consciente, tanto mais situações de guerra o corpo terá de apresentar. Uma pessoa disposta ao conflito, que vive brigando consigo mesma e com o seu meio ambiente, sofrerá menos de inflamações, ao passo que alguém que foge de todos os conflitos e ainda reprime os inevitáveis, tende a viver no palco do corpo as lutas negadas. Quem se deixa estimular pela vida, aceita os desafios e empreende sua luta voluntária e conscientemente, tem o seu sistema de defesa fortalecido e pode defender com sucesso os limites do seu corpo contra os inimigos externos. Quem, ao contrário, foge das convenientes lutas da sua vida, precisa contar que o seu sistema de defesa vai se tornar fraco e seus limites, conforme o tema reprimido, vão se abrir a determinados germes, de modo que os representantes dos conflitos se derramam no corpo. Portanto, quem se deixa estimular pela vida está muito mais bem protegido dos germes.

Uma forte atitude de defesa diante dos desafios da vida leva ao enfraquecimento do sistema imunológico, ao passo que uma vida corajosa contribui para o seu fortalecimento. Quem enfrenta a vida com os seus conflitos e ameaças e a encara de frente, está relativamente protegido dos germes; essa pessoa luta na consciência e não precisa deixar a briga chegar ao corpo. A isso correspondem as experiências dos antigos médicos epidêmicos, que corajosamente trabalhavam em bairros ou distritos ameaçados, sem adoecer. Sabemos que Nostradamus acompanhou a cólera pelo país sem nunca contrair a doença. Sua mulher e filhos, ao contrário, foram suas primeiras vítimas. Se nos colocarmos hoje na situação deles, isso é compreensível. Com certeza a família de Nostradamus o acompanhou contra a vontade e repleta de medo aos lugares em que grassava a epidemia, e de onde os demais fugiam cheios de pânico.

Um outro exemplo: quando Robert Koch, em Berlim, descobriu os primeiros germes na forma de bactérias, de Munique, Max von Pettenkofer replicou que o meio ambiente era mais importante ainda do que os germes recém-descobertos. A luta erudita aumentou de tal modo, que Koch enviou dois tubos de ensaio com germes da cólera para Munique, e Pettenkofer bebeu um deles para demonstrar a sua tese diante do auditório, sem adoecer. No entanto, o seu médico-chefe, que se viu obrigado por solidariedade a imitá-lo, contraiu a cólera. Obviamente, ele não tinha a certeza inabalável do seu chefe e também não tinha a sua força anímica.

O caso exemplifica duas coisas: em primeiro lugar, que é evidente que a alma participa decisivamente do surgimento das infecções e, em segundo, que podemos subestimar facilmente a sua situação e influência. Além disso, é importante que tenhamos uma determinada afinidade com o tema.

Conseqüentemente, para a prevenção das infecções podemos enfrentar com coragem todas as brigas e aceitar com consciência as lutas necessárias, a fim de aliviar o corpo desde o início e não deixar as coisas aumentarem até chegar a esse plano. Esse tipo de prevenção vai muito além do reconhecimento precoce.

Os germes só têm chance quando a força de defesa do organismo está enfraquecida. O mesmo acontece com o militar nos ataques. Se cada cidadão do país estiver incondicionalmente preparado para defendê-lo, o país torna-se invencível — e de fato, independentemente da força dos eventuais atacantes. Os exércitos dos guerrilheiros provam isso de forma impressionante. Ao expulsar os norte-americanos, os arrozeiros vietnamitas expulsaram do seu país o mais poderoso exército do mundo. Os *mudjahidin* populares do Afeganistão puseram em fuga o exército russo, o maior do mundo. Portanto, a convicção interior e a disposição de lutar de cada cidadão é muito mais importante e eficaz do que as mais fortes fortificações externas das fronteiras. Em algum momento essas sempre serão vencidas ou contornadas.

Que as infecções são guerras travadas no corpo, não só é revelado pela contemplação anatômica e fisiológica, mas também na linguagem corrente. A expressão inflamação mostra em si quanto fogo está em jogo. Assim, dizemos que uma centelha pode levar o barril de pólvora a explodir e a iniciar uma guerra; surge um conflito *quente*. Expressões militares são usadas para outros planos em que o princípio de Marte delira. Assim, os médicos também falam no plano anatômico e fisiológico de *ataques* e *invasões, batalhas acaloradas* e *focos de inflamação*. Os jornalistas têm essas mesmas expressões para as lutas competitivas no esporte, quando mencionam um *tiro certeiro*, gostando também de *bomba* ou *foguete* e chamando um atacante no futebol de *bombardeiro* ou *canhoneiro*. Quando um atacante *ataca* sozinho o adversário, isso lhe traz fama e dinheiro, mesmo quando se trata de uma espécie de *execução* do mais fraco. Assim como pilotos de caça atiram contra aviões e estes, por sua vez, reduzem cidades inteiras a escombros e cinzas, assim como barcos dos Estados Unidos afundam navios cargueiros e estes tentam explodir os barcos norte-americanos com bombas submarinas, os anticorpos atiram nas bactérias, enquanto estas constroem cabeças de ponte e tentam constantemente romper as suas posições. Além disso, no corpo essas guerras ocorrem sem qualquer consideração pelas perdas. Até mesmo os ataques camicase dos japoneses são uma mera imitação da tática bélica corporal.

A direção da guerra no corpo já é muito ofensiva e brutal desde o início, quer os macrófagos engulam e digiram seus inimigos inteiros ou os lisossomas rompam a parede corporal do seu adversário. Seja o que for que os modernos técnicos em armamento descubram, em geral isso já existe há muito tempo no nosso organismo e vem sendo usado há milhões de anos.

Exemplos de infecções

Como nós sabemos, cada infecção representa um conflito que atingiu o corpo. O órgão atingido revela com seu significado o plano em que se desenvolve essa discussão, ou seja, o plano a que o problema deve pertencer. No caso da **pneumonia** temos de perguntar qual o significado do pulmão e a sua função. Quando reconhecemos que este está na troca (de gás) e na comunicação, o tema resultante é simplesmente um conflito de comunicação. Ao inspirar nós sempre inalamos o mesmo ar do espaço, cujas moléculas já estiveram antes nos pulmões de inúmeras outras pessoas e seres vivos e depois ainda estarão (tema: troca). A nossa fala, que nós modulamos com a laringe e a boca, só é concebível com a ajuda da corrente de ar dos pulmões (tema: comunicação).

Os argumentos contrários da medicina convencional original, de que podemos solucionar o problema sem qualquer interpretação usando apenas antibióticos, hoje não têm mais aceitação. Por um lado, ainda há muitas pneumonias viróticas, em que os antibióticos são sem sentido e até mesmo prejudiciais; por outro, hoje muitas pessoas são acometidas e morrem de pneumonia em clínicas especializadas devido aos germes que se tornaram resistentes aos medicamentos. De resto, a situação de cada estação de tratamento intensivo mostra o quanto o surgimento de uma pneumonia depende da situação inicial da alma. Mais da metade das pessoas têm pneumococos, os germes típicos da pneumonia, instalados durante todo o tempo no pulmão, sem ficar doentes. Mas dificilmente elas dão entrada numa unidade de tratamento intensivo, onde dentro de curto tempo toda a comunicação passa a ser feita por meio de tubos de plástico, eletrodos e sondas; o conflito correspondente só raramente é percebido de modo consciente e, em vez disso, atinge o corpo. Os atingidos, em mais da metade dos casos, já têm os germes necessários para isso. Se não for assim, basta um pouco de contato físico com os médicos e enfermeiros, para eles captarem aqueles germes de que precisam para a apresentação do seu tema.

No caso da **inflamação da bexiga (cistite)** o âmbito do conflito está na temática representada pela bexiga: no plano de soltar a pressão. Trata-se de um conflito inconsciente no plano do largar e soltar a pressão, partindo de temas anímicos vividos, porque a urina que se torna supérflua em seu significado, corresponde às águas da alma. Conseqüentemente, trata-se de uma briga reprimida com temas e conteúdos que deveriam ter sido liberados há muito tempo. O ardor que acontece ao urinar, na maioria das vezes corresponde ao ardente anseio de soltar, sendo que no âmbito físico não sai quase nada. Isso, por sua vez, reflete novamente o plano anímico, no qual também não se tem êxito em desapegar-se no momento.

Segundo esse padrão, todas as outras inflamações devem ser interpretadas no plano do órgão ou região do corpo atingido em dado momento. Para isso é preciso conhecer o significado simbólico dos órgãos ou tecidos atacados ou estudá-lo no manual *Krankheit als Symbol* [A Doença como Símbolo]. Na primeira parte, em ordem alfabética, está o significado de todos os órgãos, tecidos, membros e ramificações do nosso corpo.

Apesar de os germes — não importa se bactérias, vírus, fungos ou outros microorganismos — sempre provocarem inflamações e com isso levarem à encarnação dos conflitos, muitas vezes faz sentido incluir também as peculiaridades dos germes na interpretação. Enquanto os fungos são plantas, diversas bactérias e microorganismos têm caráter animal; no caso dos vírus, trata-se de um nível intermediário da vida, no sentido mais estrito de um pedaço de substância da terra com um envoltório, que, colocado dentro do hospedeiro, o obriga por sua vez a produzir vírus.

Fungos

Nos cogumelos da floresta ou das campinas trata-se dos saprófitos — seres que vivem dos resíduos orgânicos em decomposição. Somente onde existe algo morto ou ao menos morrendo, eles aparecem e sentem-se bem. Eles são encontrados na casca de árvores podres, na pele das pessoas idosas, enfraquecidas ou, igualmente, na pele daquelas que têm dificuldade de defender a própria pele. Eles quase não são encontrados nas árvores jovens de casca lisa. Todos os germes usam um meio ambiente enfraquecido para ter sua chance; no caso dos fungos, a necessidade por estruturas em deterioração ocupa o primeiro plano. Portanto, eles precisam de um enfraquecimento extremo, realmente mortal de uma determinada região do corpo.

Quando as doenças causadas por fungos se espalham, como observamos nos últimos anos, isso significa que há mais processos de morte infligidos ao corpo e que, respectivamente, muitas pessoas não permitem mais que determinadas regiões do seu organismo participem da vida. Na medida em que aqui se trata de inflamações no âmbito da morte, trata-se primordialmente de uma mistura dos princípios de Marte e Plutão.

Um **fungo intestinal** mostra que a vida não é mais digerida viva, que o próprio modo de elaborar o mundo tem algo de morto ou da desgraça da morte em si. O conflito existe no âmbito da digestão da vida e aqui, na maioria das vezes, no reino dos mortos no corpo, o intestino grosso. Assim, o tema da morte é abordado duas vezes. No Hades impera uma situação inanimada, da qual os fungos se utilizam. Os hindus falam de *Bhoga*, comida do mundo, e sobre o fato de termos de ingerir e digerir os nossos frutos kármicos, portanto, o nosso passado. No Ocidente, dizemos: "O que plantares, tu colherás." Depois da colheita trata-se de comer e digerir. Mas se não digerirmos mais com vida, abrimos a porta para os fungos.

Ao contrário, uma **micose dos pés**, que na verdade atinge mais a unha dos dedões, mostra que perdemos o resto das nossas garras, as unhas, nossos instrumentos de agressão. As unhas de fato não são apenas instrumentos, mas também armas — tanto de ataque como de defesa. Em todo caso elas têm a típica assinatura do princípio de Marte: são longas, pontudas e afiadas.

No caso de micose das unhas dos pés, Marte aparece duplamente. O quadro mórbido deixa as armas ficarem embotadas e com má aparência e mostra que temos conflitos nesse âmbito. Não podemos nos agarrar bem à terra, não conseguimos defender-nos apropriadamente, não conseguimos defender o nosso espaço vital, não dá mais para usar os nossos instrumentos lutando com consciência. No sentido duplo, faltam-nos vitalidade e força.

Isso corresponde a um poder de luta hostil, que ataca um outro país e ali toma posse justamente das casernas. Para o exército atacado é um testemunho especial de pobreza, pois em nenhum lugar ele tem de ser mais capaz de defender-se do que no ponto de apoio, as casernas. Nesse sentido, uma micose no pé ou na unha é um deboche do próprio desempenho de defesa.

Como quase todo quadro mórbido, também este ainda pode dar uma direção significativa a outros planos, além do anímico. A pergunta: "*Ao que* esta sintomática *me obriga*, e o que ela *me impede* de fazer?" pode ser uma ajuda neste caso. Os fungos, que apreciam o morto, o que está morrendo, também preferem a nutrição inferior, morta. Ao contrário, não apreciam os gêneros alimentícios frescos, vitais. Portanto, os atingidos têm a escolha no que se refere à nutrição, se dão preferência a si mesmos ou aos fungos. Assim que eles — na maioria das vezes por meio de tentativas e erros (pessoais) — percebem que a alimentação morta do supermercado faz bem aos seus fungos e faz mal a si mesmos, mas que os alimentos vivos cultivados por biofazendeiros fazem exatamente o contrário, muitos levam os seus hábitos alimentares a um nível melhor. Também nesse caso, *a doença* nos mais diversos planos deve ser entendida como *caminho* para uma vida mais plena. Os sintomas tendem — se prestarmos atenção a eles e os seguirmos — sempre a tornar-nos mais sãos. Por isso também devemos ser gratos aos fungos, pois eles nos ajudam a ter uma vida melhor. Nesse caso, de um modo impressionante eles organizam melhor todo o plano de alimentação corporal. Portanto, desse ponto de vista, toda medida pouco acertada, por exemplo, a recaída ao consumo de alimentos com açúcar refinado, pode ser eliminada pelo organismo como gases malcheirosos. Assim, fica claro que, essencialmente, essa estratégia alimentar é fétida para o organismo, e que a seu modo o corpo já reage contra ela. Por assim dizer, o diabo está solto no inferno ou submundo corporal. Os fungos festejam e acendem um traque atrás do outro e, assim, acendem desde bombas malcheirosas até verdadeiros foguetes. O que é interessante: legumes como ervilha, feijão, lentilha, etc., que provocam gases, em muitas tradições antigas são considerados alimentos dos mortos, motivo pelo qual são encontrados nos oráculos dos mortos. Como eles contêm uma grande quantidade de proteínas e hidratos de carbono, facilmente provocam flatulência e, portanto, em muitas tradições espirituais são chamados de "alimentos do inferno". Aqui o plano plutoniano deve ser vivido em planos mais exigentes da metamorfose.

Uma característica dos fungos é que eles se propagam de duas maneiras: por um lado, formam mizélias (trama de fios) e crescem intensamente até formar canteiros ou círculos de fungos. Estes então são chamados de círculos das bruxas e, dessa forma, trazem ao jogo as antigas feiticeiras. Por outro lado, também formam esporos, que podem sobreviver aos maus tempos. Estes últimos talvez sejam o motivo por que os fungos voltam à região atacada depois da mais violenta perseguição com antibióticos da medicina convencional e até depois de intervenções cirúrgicas. Mesmo depois de removermos toda a unha, tomarmos nistatina durante meses, além de pincelarmos a ferida com uma loção antimicótica, não é raro que já haja sementes do antigo mal na unha nova que está nascendo. Enquanto o tema subjacente não for solucionado, não podemos esperar nada diferente.

Assim, os fungos são germes persistentes, o que já podemos ver nos seus parentes da floresta e das campinas que — cortados rentes — sempre crescem outra vez no mesmo lugar. Mas, por via de regra, ao menos estão presos ao lugar e não atacam facilmente outros âmbitos, como os vírus e as bactérias gostam de fazer.

Por tratar-se de um tema tão plutoniano, gostamos de ocultar que fomos atacados por fungos, de modo semelhante como os melhores lugares para cogumelos se mantêm rigorosamente ocultos na floresta.

Como não são plantas, as bactérias têm uma mobilidade muito maior quando comparadas com os fungos. As infecções por bactérias e os conflitos encarnados por elas têm, conseqüentemente, um potencial muito mais elevado de disseminação. Diante da pouca defesa contrária, as bactérias, assim como os vírus, podem tomar conta do organismo inteiro muito depressa. Os fungos, ao contrário, só se espalham de modo tão veemente quando há extrema fraqueza de defesa, por exemplo, na fase final da Aids.

Entre todos os germes as bactérias são as mais próximas, porque ao menos são tão úteis quanto nocivas. Sem bactérias não haveria húmus no mundo e nenhum crescimento das plantas; nesse plano, elas são as preparadoras do caminho para a grande metamorfose da natureza. Sem os processos de putrefação causados por elas nós estaríamos imersos em material morto. Nós também precisamos delas urgentemente no microcosmo do nosso corpo: não só como ajudantes da digestão no intestino, mas também como garantia de um meio ambiente sadio em cada cavidade do corpo e em cada mucosa e outras peles. Há quem afirme que com o seguimento das bactérias mitocôndrias os nossos suprimentos de energia ficam garantidos até nas nossas células. Alguns cientistas partem do princípio de que numa fase anterior da evolução essas energias captaram as bactérias para fazê-las trabalhar para si com a correspondente participação nos lucros.

Como potencial de perigo, as bactérias parecem estar quase superadas, porque com os antibióticos desenvolvemos contra elas armas muito eficazes. De fato, a penicilina e outras seguidoras combateram eficazmente os quadros mórbidos causados por bactérias e muitas epidemias quase desapareceram ou foram totalmente eliminadas. Devido à sua despreocupação, depois que se sentiram muito seguros, os médicos fizeram presente dessa vitória e abriram novas chances para as bactérias. À medida que doses maiores de antibiótico desenvolveram resistência intensa e trouxeram à tona fenômenos como as infecções hospitalares, surgiu um novo perigo opressivo por meio das bactérias. Em muitos âmbitos da medicina, como talvez a urologia, em que se trata dos rins, bexiga e problemas da próstata, estamos nos aproximando de estados que são piores do que os da era anterior aos antibióticos.

As bactérias são combatentes essencialmente honestos, cuja estratégia consiste em multiplicar-se com enorme rapidez. Quando elas encontram suficiente espaço vital e alimento e não enfrentam resistência, multiplicam-se exponencialmente. A chance de o corpo impedir seu aumento com caráter de uma avalanche, consiste em encapsular as bactérias e fixá-las no local em que atacaram e em reduzi-las. Caso isso não dê certo, o corpo pode aumentar a sua força de luta por meio da febre e dessa forma matá-las. Onde são impedidas de multiplicar-se com sucesso, a guerra foi vencida. Um antibiótico como a penicilina atua na medida em que coloca à disposição das bactérias, que reagem sensivelmente, um material que não cumpre o que promete para a construção das suas paredes. Mal as bactérias acabam a construção, as paredes caem, e elas são aniquiladas. Isso na maioria das vezes significa o fim da invasão, pois a rapidez da multiplicação é o Alfa e o Ômega do ataque das bactérias. Sem dúvida, todos os métodos de luta das bactérias e as reações provocadas pertencem claramente ao âmbito do princípio de Marte: aqui se luta, se vence e se é derrotado de modo relativamente honesto e franco.

Vírus

Do ponto de vista humano, os vírus são os germes mais refinados. Com o mínimo custo e de modo bastante traiçoeiro, mas demasiado inteligente, eles executam o seu programa e, com sangue-frio, usam o anfitrião para os seus objetivos. Por assim dizer, este tem de cavar a própria sepultura, à medida que gera os seus inimigos dentro do próprio interior. No sentido figurado revela-se aqui uma problemática de criação própria: no mínimo, ela é mantida viva e estimulada pelo próprio comportamento. Nós damos a nós mesmos a permissão para sermos enganados.

O principal nesse caso é perceber a influência do arquétipo plutoniano. Por isso, os conflitos causados por vírus são claramente de controle mais difícil. Nas infecções por bactérias os valores elevados da hemossedimentação já revelam de modo bastante rápido quem são os atacantes. Os vírus só podem ser combatidos com muita dificuldade pela medicina convencional. O nome virustática já mostra isso. Mais mal do que bem, esses meios podem impedir os vírus e mantê-los estacionários, mas não conseguem destruí-los. Nas infecções por vírus, a força combativa restante do sistema de defesa é especialmente decisiva para lidarmos com os desafios.

A comparação dos germes

Comparados com os vírus, as bactérias usam estratégias de combate muito antigas. As bactérias investem numa competição de repressão e precisam lutar contra os corpúsculos de defesa com a rapidez da sua multiplicação.

Vírus e fungos estão ambos relacionados com o princípio de Plutão, ao passo que as bactérias devem ser atribuídas ao princípio de Marte. O estilo de luta pode ser caracterizado como uma luta corpo a corpo. O mais forte vence e conquista o espaço do combatido. Assim, existe uma competição entre a capacidade de multiplicação das bactérias e a força de ataque da resistência. As bactérias reprimem as células do corpo e estas confiam nas tropas do seu sistema de defesa.

Os vírus, ao contrário, atuam como os quintas-colunas de um exército inimigo. Eles manejam os sistemas de defesa de modo secreto, silencioso e calmo e derrubam as posições de defesa do adversário. Eles trabalham por trás das linhas, por assim dizer no mais sagrado, na herança do cerne da célula.

Enquanto os fungos encarnam um conflito convencional muito ligado ao lugar, comparável às antigas lutas entre os castelos fortificados ou as fileiras de tropas dos exércitos marchando umas contra as outras, as bactérias são desigualmente mais móveis e encenam uma guerra, que talvez possamos comparar com as matanças dos tanques na Segunda Guerra Mundial. Os vírus, ao contrário, são como agentes, como espiões, como forças especiais ou terroristas, que entram profundamente no país inimigo sem ser reconhecidas e ali atacam objetivamente os pontos mais vulneráveis e importantes. Segundo o lema, "O mais importante primeiro", eles atacam a ponta da hierarquia, o DNA do cerne da célula. Sendo que na verdade nem atacam, mas na realidade apenas trocam o *software*. Nas células atacadas e infiltradas são executados os programas de vírus em vez dos próprios programas mantenedores da vida. Planos estranhos são assim dominados pelos vírus e a partir deles transformados em estações de produção própria.

A partir do tipo de ameaça, os fungos possuem os métodos de luta mais antigos ligados ao lugar. As bactérias são mais ágeis, modernas e perigosas, ao passo que os vírus provaram ser totalmente imprevisíveis e ameaçadores e seguem visivelmente as estratégias mais modernas de luta. Na direção mundial da guerra, a tendência é igualmente de afastar-se cada vez mais das instalações da fortificação, das uniões rígidas de combate e da blindagem em direção ao armamento das unidades móveis. As mais modernas armas ABC devem ferir o inimigo no mais íntimo; não se quer mais saber de lutas pelos limites externos. No sentido figurado, trata-se de uma tendência dos fungos, passando pelas bactérias até os vírus.

E os vírus na nossa época representam realmente o principal problema, uma vez que o vírus HIV é de fato o propulsor decisivo da Aids. De modo semelhante ao macrocosmo, também no microcosmo as ameaças de tropas igualmente convencionais como as bactérias e os fungos de longe não foram superadas, se pensarmos, por exemplo, na volta dos fungos que pudemos observar.

Por certo, devemos partir do princípio de que no curso da evolução os germes, cada vez mais resistentes, se adaptaram aos seres humanos. Enquanto os fungos precisam de um organismo muito enfraquecido como vítima, levado à beira da morte pela fome e pelo frio, as bactérias e, principalmente, os vírus, também tomam conta de um organismo bem nutrido e cuidado. O fato de hoje termos novamente mais doenças causadas por fungos, deve relacionar-se com o fato de as cargas anímicas e a pressão emocional terem se tornado tão fortes, que também as pessoas em boa posição material e bem cuidadas morrem (em parte) interiormente e, assim, sem darse conta, oferecem espaços vitais aos fungos especializados nessa temática.

Modelo de uma interpretação: resfriado

O resfriado designado usualmente como gripe é o exemplo mais típico e mundialmente difundido de uma infecção; e quase todas as pessoas têm a sua experiência pessoal com ele. Por isso, neste ponto ele deve ser interpretado mais uma vez de modo exemplar. Apesar de que essa interpretação já deve ser muito conhecida, podemos com o seu exemplo orientar com mais facilidade e derivar outras interpretações de doenças infecciosas.

Na terminologia médica, a interpretação do sufixo "ite" sempre se refere a um acontecimento inflamatório, e o resfriado é uma coleção desses fenômenos. O nariz sofre com a rinite, o resfriado; no pescoço, a tonsilite ataca as amígdalas, há inflamação nas amígdalas; na laringe impera a laringite, também chamada de rouquidão; na faringe instala-se a faringite, que a deixa rouca e ferida e, se tivermos azar, a otite ataca o ouvido e nas vias respiratórias acrescenta-se a bronquite.

À primeira vista e segundo tudo o que foi dito aqui, no caso do nariz e sua rinite (inflamação das mucosas do nariz) trata-se de um conflito de troca, pois a inspiração do ar na respiração é dificultada, quando não impedida.

Além disso, nada mais pode ser cheirado e — como a percepção dos aromas cabe ao nariz — quase mais nada tem sabor. A vida não tem mais gosto, e na maioria das vezes, o apetite (por ela) também se vai. Ao contrário, tudo parece igualmente insípido e insignificante; fechamo-nos à vida nesse âmbito ou, em outras palavras, estamos basicamente *entediados.*

A garganta mostra com a faringite, com o seu ferimento ardente e rouquidão, como os caminhos de entrada para o próprio país do corpo estão congestionados. A própria pessoa está sobrecarregada e talvez tenha permitido que as coisas *acontecessem* contra a sua vontade, e não as aceitou bem. O corpo é honesto e, dessa maneira, mostra que desse ponto de vista, nada mais corre sobre os trilhos.

A inflamação das amígdalas que quase pode trancar o acesso ao mundo interior, mostra que não queremos engolir mais nada e, respectivamente, mostra como o engolir tornou-se doloroso. Talvez no passado recente tenha sido preciso engolir muitas coisas falsas. Em todo o caso, as amígdalas inflamam enquanto ruge nelas uma quente batalha de defesa. As respectivas sucatas de guerra são mostradas pelos pequenos pontos purulentos branco-amarelados na sua superfície.

A laringite é a expressão de um conflito relacionado com a fala, que pode ser muito dificultada pelo surgimento da rouquidão. Às vezes a voz soa e parece que gritamos por termos sido *atingidos por um espeto*. Não é esse o caso, mas muitas vezes a pessoa sente-se como se estivesse diante de uma dificuldade, mas sem confessá-lo. Com freqüência, a rouquidão deve-se a gritos reprimidos — talvez no caso dos professores — ou então aos gritos não totalmente emitidos. Se não soltarmos todo o grito, um resto dele fica preso na garganta.

A otite mostra que temos um conflito com a audição e muitas vezes também com o escutar e obedecer. Talvez tenhamos ouvido mais do que nos fez bem, principalmente de pessoas falsas, e muito pouco à nossa própria voz interior. Em última análise, também aqui se trata de um aspecto de um conflito de comunicação, que a voz popular descreve com o ditado: "Quem não quer ouvir, tem de sentir."

Se também levarmos em consideração os olhos freqüentemente avermelhados e cansados e a necessidade de mantê-los de preferência fechados, a fim de não ter de ver nem captar mais nada, a tendência de bloquear o exterior fica ainda mais clara. De preferência nos deitamos na cama, puxando o cobertor sobre a cabeça e submergimos. Realmente deixamos de ouvir e de ver e, principalmente, do eterno engolir. Estamos de nariz cheio, no duplo sentido.

A bronquite, que muitas vezes se acrescenta a esse quadro, acentua o mesmo tema e fortalece a impressão confessada de que já estamos fartos de toda troca e comunicação. Além da pele, os pulmões são o nosso órgão de contato mais importante, pois por eles passa toda troca de ar. Se os seus caminhos, isto é, os brônquios, ficarem parcialmente entupidos ou fechados, isso revela a tentativa inconsciente de interromper a comunicação com o mundo no terreno dos conflitos não confessados e não dominados. A sensação de frio que às vezes se intensifica até aos calafrios, mostra o quanto tudo nos deixa indiferentes. A sensação de abatimento dá a impressão do quanto nos sentimos batidos pela vida.

As próprias reações no âmbito interpessoal podem tornar-nos conscientes do que se trata, afinal. Muitas pessoas resfriadas, que não ousam fazer o repouso na cama exigido pelo corpo, tentam com pequenos truques e sinais inequívocos criar seu espaço livre ao menos no escritório ou em casa. Elas amontoam montanhas de lenços de papel de modo tão demonstrativo sobre a escrivaninha ou mesa da cozinha, que o colega ou parceiro reconhece o sinal e mantém-se voluntariamente a distância. Em geral, esses sinais cumprem seu objetivo como as cruzes da peste o faziam na Idade Média. Mas, se isso não ajudar, é possível ser mais direto e dizer francamente do que se trata: "Não se aproxime muito, estou resfriado!" Então o recolhimento parece ter algo de precaução e mostra um caráter mais pacífico, do que se disséssemos com toda a franqueza que não suportamos mais o cheiro de ninguém, que o mau cheiro é muito forte, que o clima (da empresa) não nos apetece mais, que engolimos demais e o nosso nariz está tão cheio que gostaríamos de tossir algo para todos. Como em geral não podemos transpor todos os obstáculos para chegar a tanta honestidade, em primeiro plano o fazem as mensagens codificadas no ambiente. O principal é que obtenhamos a nossa paz e o nosso espaço (vital).

No geral, isso resulta num quadro de fechamento e de entupimento — até em manifestações agressivas como tosses e espirros. Não se fala em vão de acessos de tosse, de salvas de tosse e de ataques de tosse, desde a tosse irritante que parece um latido à tosse agressiva em *staccato*. *Tossir algo para alguém* mostra qual é o problema. Quando reprimimos essas tendências agressivas por muito tempo e intensamente sem confessá-las, o tema tem de manifestar-se no corpo.

A interpretação do espirro também vai na mesma direção, pois as gotículas se *descarregam* com a rapidez de balas de revólver, como já foi medido pela medicina. E ai de nós, se atingirmos alguém com elas, isto é, espirrarmos no seu rosto! Nesse caso, o aspecto hostil finalmente vem à luz. Mas se isso acontecer involuntariamente, tendemos de preferência a pedir humildemente desculpas, em vez de reconhecermos as agressões que se *expressaram*.

Embora o corpo agora torne isso tão claro, temos dificuldade em reconhecer que somos agressivos e que queremos isolar-nos do mundo exterior. Em geral, tendemos a buscar convulsivamente outros motivos exteriores da desgraça para não termos de relacioná-la conosco mesmos. Não raro alegamos o frio e os golpes de ar como causa da infecção que, realmente, se chama *resfriado*. Além disso, a experiência nos ensina que o frio piora o início do resfriado e que temos grande necessidade de calor. Mas aqui se trata muito mais do calor interior do que do calor exterior. Nós nos resfriamos quando a nossa situação momentânea nos *deixa frios*. Se a friagem exterior de fato fosse a única responsável, andar de esqui e de patins a temperaturas de vinte graus negativos nos deixaria regularmente resfriados. Mas esse não é de forma alguma o caso. Enquanto estamos nos divertindo, ao contrário, estamos bem protegidos. De fato, quando alguém é obrigado a andar de esqui ou de patins, essa pessoa acaba pegando um resfriado; mas, mesmo nesse caso, a temperatura representa um papel secundário.

Os apaixonados deixam clara essa situação de modo bastante grosseiro. Como o deus do amor não *atinge* as pessoas somente no alto verão mas em todas as épocas do ano, os apaixonados se encontram muitas vezes passando horas quase sem roupa na grama molhada pelo orvalho sem jamais pegar um resfriado. Enquanto *arderem de amor* um pelo outro, enquanto seu coração *estiver em chamas* e sentirem um *caloroso* anseio pelo outro, o frio do mundo exterior não tem nenhuma chance e nenhum poder sobre eles. Dificilmente uma pessoa se resfria enquanto está *entusiasmada* com algo. Trata-se aqui do calor interior. Ao contrário, quem se protege do frio exterior em casas superaquecidas ou com um cobertor elétrico, é mais rapidamente vítima de um resfriado por conta dessa indolência. As temperaturas externas, tantas vezes acusadas de provocar resfriados, podem contribuir para eles, mas somente nos casos em que houver frio interior.

Algo semelhante ocorre com a corrente de ar. Se ela estivesse em condições de ser o único propulsor do resfriado, os velejadores e praticantes de *windsurf*, que se penduram em seus trapézios exatamente nas mais fortes correntes de vento, teriam de estar continuamente resfriados. Enquanto gostarem do esporte que praticam e ele aquecer o seu coração, eles estão protegidos contra a gripe. Mas, em todo caso, quando velejamos contra a vontade e em último lugar, pode acontecer de a corrente de vento atingir-nos *com o seu frio*. Também quem é deixado na corrente de ar no sentido figurado, logo fica de nariz entupido. Às vezes as influências exteriores podem ser o estopim do resfriado, mas apenas quando a situação interior permitir isso. Alma e espírito determinam claramente os acontecimentos do corpo.

Nós também dizemos com toda a franqueza que *pegamos um resfriado* ou que *apanhamos uma gripe*. Para isso a nossa atividade é necessária, mesmo que ela seja inconsciente. Nós só buscamos aquilo de que precisamos. Onde reprimimos um conflito de comunicação do qual estamos fartos e contra o qual queremos nos defender, precisamos exatamente de um vírus nasal para encenar apropriadamente o acontecimento no palco do corpo. Encontramos os vírus apropriados em toda parte e a todo momento. Eles são necessários para a apresentação física do problema, mas não representam o próprio problema.

Ao contrário, os vírus são supervalorizados pela medicina convencional e igualmente estilizados como os únicos culpados. Toda a magia de defesa das vacinas contra a gripe tem aí as suas raízes. Antigamente, com surpreendente empenho vacinava-se com os germes prescritos aos quais se atribuíam grandes sucessos; entretanto, até os médicos convencionais reclamavam desse sucesso. Hoje esse erro doloroso foi eliminado com a ajuda da Organização Mundial da Saúde, mas ainda temos o fenômeno de que, na prática, a gripe atinge tanto os vacinados como os que não tomaram a vacina. E isso não tem nada a ver com o fato de que a maioria das pessoas sofre de resfriados e não da gripe contra a qual se tomou a vacina.

Em toda a problemática geral da vacinação, cujo sucesso é exagerado como nenhum outro pelos seus adeptos, só devemos pensar em vacina contra a gripe para as pessoas idosas ou as muito enfraquecidas. O principal fator do efeito atual da vacinação contra a gripe, constantemente propagado, é a fé do povo que, como sabemos, pode remover montanhas. Assim, também a maior insensatez — nos trilhos da alma — ainda é capaz de surtir efeito.

As provas de um acionamento anímico são realmente imprevisíveis. Quem percebe que está prestes a contrair um resfriado, talvez tente eliminá-lo ainda no estágio inicial. Para tanto, preservou-se o costume de tomar um chá quente com canela ou um quentão, fazer um escalda-pés ou, melhor ainda, entusiasmar-se por um assunto qualquer. O chá traz o calor de fora. O álcool no quentão leva igualmente ao alargamento dos vasos e, com isso, a uma sensação interior de calor. A vitamina C do limão aumenta a resistência, e o escalda-pés capta o calor por meio das zonas de reflexologia dos pés. Todos esses métodos são especialmente eficazes porque levam a um curto afastamento da rotina diária. E é exatamente isso que é preciso. Comparado com esse efeito de retração, as medidas concretas têm um efeito mínimo. No chá, o limão até chega a ser contraproducente, porque — como todas as frutas cítricas — pertence ao gênero de produtos alimentícios que têm efeito refrescante.[34]

Aqui o mais importante também é o plano anímico, cujo efeito convincente muitos conhecem a partir da experiência pessoal. Não podemos estar tão resfriados que uma *discussão acalorada*, um concerto fascinante ou um filme de suspense não nos consiga curar com a rapidez de um segundo. Ainda há pouco tudo estava entupido, mas assim que a nossa atenção é despertada por uma ação, abrem-se as vias de comunicação e podemos respirar livremente outra vez. De fato, já somos interiormente capazes de captar as coisas, exatamente o filme encantador que nos aquece tanto o coração ou nos torna febris na excitação de encontrar a solução. Mesmo que nos deixasse quentes de raiva, ainda assim ele seria eficaz.

A explicação dessa cura milagrosa a curto prazo é simples. Nós trocamos o plano de consciência do resfriado e do nariz cheio para o plano da satisfação e da receptividade. Quando o filme chega ao final, nós nos lembramos de que estamos resfriados — e isso é certo, dentro de segundos o velho estado miserável da gripe volta a nos incomodar. Trocamos novamente de estado de consciência, só que dessa vez no sentido inverso.

No entanto, todos esses métodos juntos apresentam a desvantagem de transferir o frio interior por meio do pólo oposto para o corpo, portanto, alopaticamente. Como todos os remédios, os da alopatia só devem ser usados em caso de emergência. Também no plano alopático ainda não foi possível reconhecer que no plano da consciência as medidas são claramente mais eficazes do que no âmbito do corpo. Melhor, no entanto, porque têm longa duração, são as intervenções homeopáticas.

No plano do corpo trata-se do uso do método de Kneipp, que oferece frio externo para ajudar a gerar calor interno a partir da própria força no passo seguinte. Em geral, podemos dizer que tudo o que criamos ou que o nosso corpo cria a partir da própria força, atua melhor do que as medidas trazidas de fora para o jogo.

Para o plano da consciência o desafio homeopático é confessar o frio interior e tornar consciente como a vida ou um dos seus aspectos essenciais nos deixa frios. Finalmente, trata-se de tirar do corpo todas as correspondentes manifestações. Nós mesmos devemos aprender a nos fechar para o exterior e arranjarmos outra vez espaço para viver e trabalhar. Para isso, temos de tossir algo para os outros e, finalmente, abrir a boca e manifestar honestamente a nossa opinião. Se lidarmos dessa forma com a parte contrária numa crise de relacionamento conjugal ou profissional, isso pode mudar basicamente algo na temática, e o próximo resfriado é improvável.

Em todas as medidas alopáticas, ao contrário, o mal essencial não é influenciado. Por isso, essas intervenções continuam acompanhando assiduamente a vida, porque não lidamos com o verdadeiro problema, mas caímos sempre na mesma armadilha. Se, ao contrário, abordamos o problema pela homeopatia, esclarecemos tema por tema e preservamos com segurança cada vez maior o próprio espaço de vida e, da mesma maneira, também nos defendemos contra os ataques muito perturbadores usando os recursos da fala. Aprendemos *a replicar* e a manifestar a nossa opinião, bem como a impor a nossa vontade. Nesse sentido, a doença torna-se um caminho de desenvolvimento.

Naturalmente, a nossa vida moderna sempre exige compromissos. Tem pouco sentido atacar um chefe de frente, talvez dizendo: "Quando comecei a trabalhar aqui, há alguns anos, eu ainda me comprazia com os temas que o senhor oferece na sua empresa. Hoje tudo isso me deixa indiferente. Para mim basta, estou farto! Por isso, vou *tossir-lhe* algo e depois vou para casa. Caso consiga voltar a me entusiasmar com a sua firma ou com o senhor, aparecerei na próxima semana." Algo assim é exagerado e expressão de uma longa estagnação da agressão, que — manifestada dessa maneira — antes leva a uma demissão do emprego por falta de vergonha. Quem bane totalmente os temas de Marte da sua vida, precisa ser igualmente cuidadoso, mas apesar disso precisa partir para a ação se quiser dar-lhe espaço outra vez. O que se estagnou por muito tempo, também precisa de mais tempo para se descarregar. Descarregar tudo de uma só vez pode ser demasiado, especialmente numa sociedade que tem tanto medo desse tema.

Apesar desse aviso, é melhor lidar com a situação no sentido homeopático do que continuar banindo-a da consciência — mesmo que o procedimento homeopático muitas vezes signifique uma assim chamada piora inicial.

Novos perigos

Borreliose

O quadro mórbido da borreliose já não é muito novo, mas atualmente é uma ameaça assustadora. Trata-se de uma infecção bacteriana causada pela picada do carrapato, portanto, das conseqüências do ferimento causado pela picada. Especialmente em países como a Áustria, em que a vacinação contra carrapatos é divulgada com afinco irracional e as pessoas sentem-se a salvo dos carrapatos, existe uma ameaça maior de borreliose. Mesmo que, como muitos médicos convencionais, partamos do pressuposto de que a vacinação contra a MECV (Meningoencefalite do começo do verão) é uma bênção, do ponto de vista deles ela não tem nenhuma influência sobre a borreliose.

De início podem ser atingidas todas as partes da pele e, portanto, abordados temas de limites e delimitação, de contato e também de comunicação, até de carinho. Se o tema não for solucionado agora — nesse estágio a medicina convencional recomenda imprescindivelmente os antibióticos —, depois de um período de calma pode haver um aumento dos problemas e chegar-se a um ataque aos nervos e aos sistemas orgânicos.

A interpretação resulta do acontecimento. A picada dos pequenos insetos vampiros, que do ponto de vista humano são considerados traiçoeiros e muitas vezes perigosamente venenosos, é um ato de expressiva agressão. Os sintomas de inflamação da pele representam uma guerra de superfície que, depois de uma espécie de tempo de incubação, pode atingir diversos âmbitos (de temas) e, principalmente, também o sistema de informação, ou seja, o sistema nervoso. O lugar da picada transforma-se numa mancha vermelha com uma espécie de auréola, semelhante a uma barreira de proteção. Essa mancha se espalha finalmente com a diminuição da intensidade da cor e os problemas podem voltar-se para dentro. A isso acrescenta-se — como mobilização geral do organismo — a febre. Dores generalizadas no corpo e uma inflamação de diversos membros podem surgir também, de modo que todo movimento causa dor. Os pacientes são atingidos *até o nervo* (vital). Finalmente, podem surgir sintomas neurológicos e suspensões centrais, como o esquecimento extremo. A situação que desencadeia o fenômeno muitas vezes é de exigências excessivas — uma exigência pessoal ou causada pelos outros.

A elaboração exige uma ocupação exaustiva com o princípio de Plutão e também uma lida com o próprio esforço de aproveitar-se da energia vital alheia de modo inadmissível até exauri-la, e tendências à própria traição — ou também o contrário: a disposição de deixar-se exaurir. O quadro mórbido estimula a seguir os conflitos superficiais indo corajosamente até o fundo, sem levar em conta as perdas pessoais. Nisso devem ser incluídos os temas de trabalho que também nos dêem nos nervos. Quem não se poupa voluntariamente de nada, (talvez) também saiba que de uma maneira ou de outra não será poupado de nada, e que, portanto, está preparado para tudo, encontra-se numa boa posição.

Esse quadro mórbido une em si de modo impressionante os dois princípios essenciais relacionados com a agressão: Marte e Plutão. O tipo de ataque do carrapato é plutoniano, a picada é marcial. O fato de que a pessoa de início nem sente a picada é novamente plutoniano, uma vez que aí está em jogo a camuflagem. Plutoniano também é o fato de que o quadro mórbido muitas vezes fica muito tempo ignorado e, com isso, no escuro.

Nesse quadro mórbido trata-se de voltar-se profundamente para dentro e de agüentar. É preciso esquecer o velho, antes que o novo possa surgir — sempre uma tarefa especialmente difícil. Os limites devem ser novamente determinados, a briga deve ser levada até o fundo, com coragem marcial e exigência absolutamente plutoniana. Deve-se testar até que ponto o carrapato se instalou no pêlo de alguém ou permite que alguém se prenda a outra pessoa como um carrapato. Que veneno os possuidores trocam? E em que âmbito ele flui, qual âmbito ele impede? Há prejuízo da própria mobilidade? Isso pode ocorrer quando nós mesmos nos apegamos a alguém, mas também quando alguém se pendura em nós. Ambas as situações tornam difícil a vida e principalmente o progresso na vida, mesmo quando no primeiro caso pareça, a princípio, acontecer o contrário.

A tarefa consiste em desprender com coragem e isenção de compromisso o que está pendurado em nós, mas em alguns casos desligarmo-nos também. Isso fica claro na remoção do carrapato. Por assim dizer, ele precisa ser arrancado com gosto e estilo ou, melhor ainda, ser puxado para fora.

Também vale a pena interpretar o fato de que muitas vezes nem sequer sentimos a picada. Pois o problemático da situação consiste no fato de que nem sequer estamos adequadamente conscientes dela. O inesperado do ataque e do abuso, que os atingidos não esperam de forma alguma, aumenta o desamparo e dá ao todo um poder explosivo especial.

Uma outra estratégia para a solução é fazer (pequenos) sacrifícios no sentido de doar aos concorrentes um pouco de energia vital no tempo certo e voluntariamente — semelhantemente aos donativos dos budistas aos espíritos úteis e perigosos — para não tornar-se vítimas involuntárias deles e para conter o efeito colateral dos conflitos maiores. Quando analisamos a picada do carrapato, trata-se de quantidades de sangue muito pequenas que são sugadas pelo carrapato. O problema não está na perda de sangue, mas muito mais no envenenamento ligado à picada. Nos donativos que nós mesmos damos ou pegamos é preciso verificar as segundas intenções que fluem nos pensamentos e desejos secretos. Quando se trata dos próprios "donativos" de energia vital, será que às vezes não se trata de tornar os outros dependentes de nós? E no caso de tomarmos energia vital dos outros, será que não se trata de nos tornamos dependentes deles sem perceber?

Como solução existe a reconciliação com o "morra e viva" plutoniano, e a grande chance está em ressurgir das cinzas como a Fênix, crescendo até atingir novas alturas.

Doença de Creutzfeld-Jakob

Às antigas ameaças por vírus, bactérias ou fungos, hoje se acrescentam novas ameaças, como os assim chamados *briões*, que devem estar por trás da Encefalopatia bovina esponjosa (BSE), a peste bovina da loucura, e da doença de Creutzfeld-Jakob. Eles não são germes no sentido costumeiro — se é que chegam a ser germes. Na verdade, até hoje não pudemos constatar concretamente nada de agressivo nos briões e existe apenas a suposição urgente de que estão em correlação com os sofrimentos dos pacientes que têm a doença de Creutzfeld-Jakob. Mas não foi possível constatar o que eles fazem de fato, por isso, ainda não podemos falar de uma infecção. Mas há sinais de que essa carne "contaminada" por sua vez tenha um caráter infeccioso. Assim a correlação principal ainda é vaga, sendo que o fim da doença certamente tem uma natureza plutoniana.

O drama ainda pouco transparente é representado num ambiente carregado e presumivelmente pouco apetitoso.

Alimento animal ou a pré-história da doença de Creutzfeld-Jakob

No início dos anos de 1980, empresários ingleses usaram os cadáveres das ovelhas mortas por *scrapie* para fabricar ração fortificante para animais, em vez de queimá-las como mandava a lei. *Scrapie* é uma doença nervosa das ovelhas conhecida desde o século XVIII, e leva a uma morte horrível, como a doença da vaca louca; os sintomas que apareceram primeiro em jovens ingleses, no mínimo são muito semelhantes aos da doença de Creutzfeld-Jakob. "Farinha de ovelha" contaminada foi ministrada na ração de diversos animais domésticos — sempre com o mesmo triste resultado. Martas e antílopes, pumas e alces, gatos domésticos e justamente as reses morreram de modo horroroso, sem que isso chamasse a atenção especial de ninguém. A maioria de nós acostumou-se a deixar os animais morrer dessa maneira. Cem mil reses britânicas foram vítimas da correspondente loucura e morreram sofrendo ou foram profilaticamente assassinadas. O fato causou pouca repercussão, ao menos na Alemanha.

No caso do gado, ultrapassamos um limite e ferimos um tabu. Como os seres humanos também morrem sob tortura, o medo e a preocupação são grandes. Sem escrúpulos, os criadores obrigaram o gado, que era exclusivamente vegetariano, a comer ovelhas em forma de farinha. Desse abuso — nisso os pesquisadores concordam — desenvolveu-se toda a loucura seguinte. Enquanto a *scrapie* não atacava os homens por meio das ovelhas, nós lhe abrimos a porta para o reino humano por meio de um desvio, do gado bovino.

Conhecemos os escândalos da carne na forma dos excessos de hormônios na ceva de bezerros e outros inconvenientes na criação de animais, como a dádiva profilática de antibióticos e tranqüilizantes. Já estamos quase acostumados às reportagens de horror sobre granjas de galinhas e outros palcos de criação maciça de animais, cenas de terror em matadouros, histórias de horror no transporte de animais e relatórios médicos sobre a diminuição drástica da vida devido ao consumo de carne. Quando queremos falar de escândalo aqui, isso já começa com a nossa maneira humana desobediente de ceva com proteína da carne.

A carne é o alimento dos caçadores, daqueles ancestrais antigos que provavelmente foram substituídos pelos coletores e agricultores. Em seu estilo de vida eles se movimentavam muito mais, pois acompanhavam os rebanhos que viajavam e também tinham de perseguir a caça por trechos mais longos. Esse tipo de trabalho para alimentar-se os tornava mais ofensivos e agressivos por necessidade. As armas faziam parte do seu dia-a-dia, precisavam delas para a sobrevivência. No que se refere à agressão, este fato os tornava superiores às outras formas de vida humana. É provável que a substituição do matriarcado pelo patriarcado remonte aos caçadores e à sua crescente influência.

Os caçadores achavam que a carne e o sangue dos animais abatidos eram uma fonte natural de força — isso sem levar em conta que eles acreditavam que a energia do animal abatido e consumido passava para eles mesmos. Para eles, a carne não era só o alimento mais importante, uma valorização que se conservou até os nossos dias bastando lembrar o assado dos domingos, mas também um símbolo de vigor e força. Essa superstição ainda existia no passado recente, talvez no caso dos esportistas que eram estimulados ao grande consumo de carne para fomentar a criação de músculos. Hoje isso é visto como uma tolice, mas a carne, apesar dos muitos perigos comprovados e das diversas desvantagens, ainda não perdeu o seu "fascínio" sobre as pessoas modernas.

Depois das notícias terríveis do *front* da BSE, o consumo de carne de vaca logo caiu para menos da metade na Alemanha. Mas alguns meses depois, o consumo voltou a subir às velhas alturas, apesar de não ter havido nenhum motivo para cessar o alerta quanto à BSE.

Em quase todas as sociedades patriarcais a proteína animal é um alimento importante. Nos primórdios da humanidade o fato era relativamente inofensivo, pois, por falta de caça e de possibilidades de conservação, as refeições à base de carne tinham o caráter de raridade. Há algumas décadas, na Alemanha, por razões financeiras, a maioria das pessoas não tinha possibilidade de comer carne mais do que uma vez por semana. Esse único assado dos domingos corresponde exatamente à ração de carne prescrita pela natureza aos humanos. Além disso, essa carne não apresentava nenhum risco para a saúde, porque provinha da caça ou dos abates isolados.

Sem dúvida, o ser humano — do ponto de vista da sua dentição e intestino — é um onívoro, não muito diferente do porco do mato. Em todo caso, nesse meio tempo ele foi classificado entre um puro carnívoro e um puro vegetariano: não no meio dos dois, mas muito mais próximo ao vegetariano. Somente hoje, graças aos nossos "progressos" na criação de animais e na conservação dos alimentos surgiu uma situação diferente, cada vez mais perigosa. Muitas pessoas têm condições de consumir carne várias vezes por dia. Além disso, ao contrário de antigamente, essa carne é muito pesada. Os animais são criados, transportados e principalmente abatidos muitas vezes em condições indizíveis. Depois que um animal comum de abate teve de suportar o sofrimento dos vários animais da sua espécie que foram abatidos antes, ele está tão apavorado que no momento do seu abate ele está repleto de hormônios do *stress*, que nós — na maioria das vezes sem saber — ingerimos junto com a carne.

Hoje, sabemos com clareza que não podemos incorporar a força do animal em nós, como esperavam os nossos antepassados. Sabemos que a engorda com proteína é problemática e, apesar disso, a grande maioria das pessoas não quer renunciar à carne. Isso por certo tem a ver com o fato de que os costumes criaram campos estáveis e que a carne para muitos ainda é vista como valiosa para a nutrição. De maneira não muito diferente da dos seus antepassados caçadores, alguns homens ainda acreditam que a carne lhes dá muita força. A isso acrescentam-se preconceitos que dizem que a carne e, especialmente a de muitos animais, estimula a potência. Além disso, o consumo de carne é um sinal de riqueza.[35] O problema da vaca louca poderia ajudar a abrir-nos os olhos nessa situação: para a loucura, da qual somos testemunhas há muito tempo; e porque, no futuro, muitos de nós estão sob ameaça de estar entre as vítimas.

A suspeita de um relacionamento entre a doença da vaca louca e a doença de Creutzfeld-Jakob já existe há muito tempo; contudo, como nos Estados Unidos existe uma hierarquia predominante do lucro acima da preocupação com a saúde, ela ficou por muito tempo sem a devida atenção. Assim, foi de pouca utilidade que um ministro da saúde alemão reconhecesse de antemão o perigo e insistisse nas medidas generalizadas urgentes, inclusive a do seu próprio afastamento. Mas, afinal, tudo continuou como antes. Naturalmente, o ministro não desistiu do seu posto, pois a sua retirada demonstrativa teria adiantado muito pouco. Se todos os ministros com visão de longo alcance se retirassem ao mesmo tempo, mesmo assim isso pouco nos ajudaria. Mas o que, afinal, poderá nos ajudar?

Segundo as experiências, enquanto os outros sofrem, especialmente os animais, não estamos preparados para suportar as conseqüências. Mesmo que alguns políticos cedam à pressão consistente dos protetores dos animais e queiram impedir o demorado transporte dos animais de abate, isso não dará certo. E este é, *em última análise,* o caso — do ponto de vista dos animais. Caso exista uma instância como o destino, que nos ajude a obter visão e desenvolvimento, ela tem de bater com força, caso contrário não entendemos nem reagimos.

Nunca faz sentido projetar os problemas sobre supostos culpados. A questão da responsabilidade há tempo repousa num plano muito mais profundo, e a doença da vaca louca é uma boa oportunidade para enxergar a loucura geral, a fim de extrair conseqüências muito mais profundas. Enquanto não assumirmos responsabilidade radical pela vida neste planeta, tratando os animais como seres que sentem, e reconhecermos a Terra como um ser vivo, continuaremos a deslizar de um escândalo para o próximo pânico. Do ponto de vista da Terra e das suas criaturas vivas, podemos achar que merecemos o que acontece. Nós colhemos o que semeamos e, infelizmente, ainda semeamos. Há tempo não deveríamos mais consumir carne (um hambúrguer deveria custar cerca de 150 Euros, se incluíssemos na conta os danos ao meio ambiente durante a sua produção). Seja como for, estamos percebendo isso aos poucos.

Do ponto de vista espiritual — e das pessoas que são vegetarianas —, a doença da vaca louca pode ser interpretada como uma espécie de aprendizado. Se não virmos por fim que devemos dar atenção aos animais, pagaremos o preço por isso. O "olho por olho, dente por dente" do Velho Testamento me vem à cabeça, e a pergunta a ser feita é: será que a natureza se vingará de nós por todos os ataques que fizemos contra ela?

Antes de nos voltarmos para esses argumentos, devemos pensar que o medo a longo prazo nunca foi um bom mestre e até mesmo a perspectiva de um câncer de pulmão e de um enfarte, por exemplo, não consegue assustar os fumantes. Uma alternativa muito mais promissora é apontar para a nossa responsabilidade por essa criação, despertar o respeito por todas as criaturas vivas e voltar a atenção para aquelas tarefas que se dedicam à proteção da vida e do meio ambiente. Aqui não é apropriado o sorriso maldoso dos vegetarianos segundo o lema "minha culpa!", mas a duradoura sedução das alternativas mais sadias. Para tanto, raras vezes o momento foi tão favorável!

A renúncia à alimentação com carne só oferece vantagens: em vez de produzir proteína suína e bovina inferior e arriscada para a vida com um enorme custo para os produtos vegetais, com uma alimentação predominantemente vegetariana de qualidade podemos solucionar os problemas da fome neste mundo, poupar a água urgentemente necessária, diminuir o efeito estufa e, além disso, reconquistar o respeito por nós mesmos.

Nesse meio tempo já ficou comprovado que os vegetarianos em média são geralmente mais saudáveis e adoecem com menos freqüência de câncer.[36] A partir disso vale a pena divulgar que, de muitos pontos de vista, eles também se sentem muito melhor. Enquanto os vegetarianos se deixam empurrar para o canto por intrigantes ou ainda apóiam o preconceito dos sectários, essa forma de viver tem poucos atrativos para uma maioria medrosa e insegura. Ao mesmo tempo, os carnívoros não devem ser vistos como pessoas inconscientes ou más; nós temos de aplainar-lhes o caminho para uma forma de vida melhor. A revista *Der Spiegel*, que não é suspeita quanto a apresentar um relatório honesto sobre os caminhos alternativos da saúde, ao julgar os vegetarianos chegou à conclusão de que entre eles somente seis por cento fuma, que eles quase não ingerem bebidas alcoólicas, mas em compensação praticam muito esporte e yoga, quase sem exceção mantêm o peso ideal e, na maioria das vezes, são acadêmicos bem pagos. Essa não é uma imagem muito ruim nesta época que dá tanto valor às aparências.

A vantagem da grande ênfase num modo de vida que renuncie ao consumo da carne, no entanto, está no plano espiritual e anímico. O mero olhar para o transporte de tantas criaturas sofredoras já deixa marcas nas pessoas sensíveis. Quem sabe disso e olha nos olhos de uma dessas reses através das grades, sente-se consciente ou inconscientemente culpado — principalmente se for co-responsável com o seu modo de alimentar-se — e ferido no seu senso de humanidade. No entanto, a longo prazo, uma postura que sente a injustiça e não empreende nada contra ela deixa a pessoa doente. Essa indiferença diante do sofrimento das criaturas a nosso cargo talvez seja ainda pior, porque é uma doença muito mais disseminada do que a da vaca louca. Na verdade, ela já assumiu o caráter de uma epidemia.

Justamente nesta época, em que tantos animais são torturados e mortos rotineiramente, é um grande alívio não participar ao menos pessoalmente de toda essa loucura. Trata-se de um lucro valioso no plano dos sentimentos, ao menos não participar da injustiça que não podemos impedir, isso sem mencionar a vantagem de saber que estamos do lado mais seguro em todos os escândalos da carne do passado e dos ainda a serem esperados.

A questão sobre ao que de fato renunciamos pode contribuir para a decisão de termos um futuro mais saudável e humano. Os escândalos que trouxeram a carne estragada à luz já podem ter-nos ajudado a eliminar a ilusão de recebermos carne fresca. De resto, a maioria das donas de casa sabe que isso nem é desejável, e questionam se as vacas foram bem condicionadas. Com isso, informam-se indiretamente se os processos de decomposição já não estarão tão adiantados que a carne ainda possa ser consumida. O conhecedor de caça avalia o seu assado pelo "estado da pele", que nada mais é do que o respectivo cheiro de podre da carne conservada há muito tempo. Diante dessas reflexões e da perspectiva de uma nutrição viva integral, por outro lado, a decisão não deve ser muito difícil para uma pessoa interessada exclusivamente no próprio bem-estar. Os sinais da nova tendência de afastar-se do morto estragado e que traz um perigo mortal para o vivo saudável realmente parecem favoráveis.

Todas essas reflexões não devem fazer com que enganemos a nós mesmos; como onívoro, o homem suporta muito bem quantidades pequenas de carne. Mas, apesar do empenho considerável do empresário purificador de carnes Schweisfurth ou do número crescente de fazendeiros biológicos, ainda não se pode pensar em nutrir uma parte relevante da população com essa carne mais saudável num determinado tempo. Se as pessoas carnívoras voltarem a limitar-se a um assado por semana, elas viverão com mais saúde, e será possível uma provisão de carne mais sadia.

O que o conhecimento não conseguiu durante muito tempo, o medo conquistou num tempo surpreendentemente rápido. O pânico causado pela BSE contribuiu bastante para a renúncia à carne de vaca, mas ainda muito pouco para uma mudança de pensamento. A maioria passou rapidamente a consumir carne de frango ou de porco. É provável que primeiro milhares de pessoas tenham de morrer de BSE antes que aconteça uma real mudança. Nós também voltamos à nossa vida rotineira depois de Chernobyl e do primeiro susto com a Aids. No entanto, é fácil enxergar tudo. Os animais não se prestam para esse tipo de postura das massas nem para o consumo regular, pelo menos não nessa medida e dessa maneira. Eles nos foram confiados — como podemos ler na Bíblia.

Quando achei satisfatória a queda do consumo de carne, embora ela fosse de curta duração, com certeza não foi sem simpatia por aqueles fazendeiros, açougueiros, transportadores e empresários que ganham a vida com ela. Mas, vista a longo prazo, até mesmo para os portadores desse árduo aviso do destino trata-se de uma (melhor) solução para uma situação desumana. Podem-se encontrar outras tarefas para os fazendeiros, e devemos lidar melhor com a reeducação dos açougueiros do que com a duradoura loucura (bovina) da falta de sentimentos.

A maioria dos consumidores de carne até agora fez essa experiência única e quase não pôde avaliar as chances de uma renúncia a esse alimento. Muitos vegetarianos ou pessoas que vivem predominantemente de vegetais, ao contrário, também passaram pelas fases de consumo de carne. Esse avanço da experiência pode ajudá-los a disseminar as alternativas melhores de modo realizável e despertar um sentimento para essa determinação de vida cheia da energia e da força que provêm das frutas e das plantas.

Significado

O significado psíquico da doença de Creutzfeld-Jakob resulta da designação da Encefalopatia Bovina Esponjosa (BSE) que deve ser traduzida como um fungo no cérebro das vacas. A doença atinge o cérebro e, em geral, o sistema nervoso central das vacas e das pessoas contaminadas. Com isso, são atacadas as estruturas centrais de comunicação e toda a lógica do organismo é ameaçada.

O contágio acontece por meio da proteína do próprio corpo, chamada de briões; com ligeiras modificações no seu plano de construção, eles se acomodam nas células nervosas do cérebro e o obrigam ao seu plano — de modo semelhante como fazem os vírus. Parece certo que o caminho do contágio do quadro mórbido da doença passa do cérebro da vaca para a substância cerebral humana, o que praticamente só é possível em operações e transplantes. Como o mal é transmitido da vaca para o ser humano, do ponto de vista da ciência natural isso ainda é bastante enigmático nos casos individuais.

O resultado é a morte das células nervosas atacadas e, na seqüência, uma espécie de porosidade do cérebro. Esburacado como uma esponja, finalmente o cérebro se atrofia. De início, o quadro mórbido leva à sensação de surdez, chegando a extremas oscilações de humor, explosões de agressividade e profundas depressões até chegar à morte. A pessoa entra em coma. No mínimo em muitos dos sintomas aparece o elemento agressivo: em primeiro lugar nas erupções, mas também na depressão e nos respectivos pensamentos de suicídio que, sem dúvida, já pertencem ao reino de Plutão, porque a agressão se volta contra a própria pessoa.

A sintomática vai da insônia inicial e do não-conseguir-mais-desligar-se até fortes dores de cabeça. As pessoas atingidas não têm mais sossego, elas se sentem totalmente martirizadas e, no atual estado da pesquisa, não devem esperar nenhuma cura. As sensações de surdez levam a uma total insensibilidade nos membros a partir de dentro. A resultante insensibilidade total pode — no sentido budista

— ser interpretada como o reflexo da lida coletiva com outras criaturas sensíveis. A questão do motivo pelo qual algumas pessoas têm de refletir algo que uma grande maioria faz com criaturas sofredoras continua em aberto. Na verdade, são atingidos exclusivamente os grandes consumidores de carne; e não são só os ensinamentos budistas que apontam para a nossa responsabilidade diante dos animais; Francisco de Assis também nos advertiu para termos atenção e amor por todas as criaturas.

Finalmente, os fenômenos de perda motora impedem todos os passos e movimentos, a pessoa torna-se prisioneira do próprio mal. Falhas iniciais de memória tornam-se maiores — até a perda total da memória, o que corresponde à isenção de toda a responsabilidade. O cérebro comporta-se mais como uma peneira do que como uma esponja e logo não consegue mais reter nada. Isso leva a fortes oscilações de estados de ânimo, que são caracterizados principalmente por explosões de agressão impossíveis de deter. Muitas vezes somam-se ao quadro as depressões. Os pacientes tornam-se vítimas desamparadas das suas emoções, as quais não conseguem mais controlar. Podemos ver nisso o pólo oposto generalizado de todo tratamento frio, cruel com que a nossa sociedade trata as outras criaturas com as quais convive.

Não é raro que surjam alucinações com tendências paranóicas, que transformam num verdadeiro inferno a vida dos parentes que convivem com os pacientes. Nos pacientes atormentados por imagens interiores, a evolução da doença pode passar dos delírios para a loucura total. As pessoas doentes não funcionam mais no relacionamento com este mundo. Mas, com isso, o quadro mórbido também pode ser interpretado como o reflexo desta sociedade no tocante à sua lida com os animais. No geral, nós nos afastamos da ordem da criação e comportamo-nos de maneira literalmente maluca.

No que diz respeito ao significado e elaboração do quadro mórbido, entram em questão primeiramente os parentes e a sociedade, pois, para os atingidos até hoje sem exceção, o quadro mórbido leva à morte. Então, para eles trata-se de uma preparação e acompanhamento pessoal para a morte, sendo que a sintomática torna isso especialmente difícil. Como não existe nenhuma morte pior do que a das pessoas que morrem com a doença de Creutzfeld-Jakob, é impossível deixar de ver o seu caráter de desafio para os parentes.

O principal desafio deve dirigir-se para as pessoas do ambiente imediato, que têm de confessar a responsabilidade por essa criação com todas as suas criaturas. Abandonar a loucura da moderna visão de mundo e sua mania puramente funcional de realizabilidade é o mandamento da hora. Quem por ganância ministrar farinha de ovelha aos animais vegetarianos como as vacas, comete um pecado contra a criação e as suas criaturas. Por isso, recuperar um sentimento é a mais importante tarefa de muitos homens modernos.

Em última análise, a BSE sem dúvida é um tema da infecção, mas o verdadeiro problema, o violento consumo de carne, tem algo a ver com os princípios de Marte e Plutão. Matar e abater são relacionados com Marte e, portanto, com todo o maquinário para abate que a sociedade moderna sustenta. Os hormônios do *stress* dos animais também se relacionam com esse princípio. Como, ao ser consumida, a carne em geral já está em decomposição e também precisa estar, isso torna clara a influência de Plutão. No entanto, existem muitas metamorfoses que são mais apetitosas do que a transformação da carne em húmus. Sem dúvida, é uma boa solução para todas as criaturas implicadas escolher uma espécie mais desenvolvida para viver o seu tema plutoniano. De maneira semelhante, também é possível abordar as energias de Marte com mais sentido do que com o garfo e a faca.

Possibilidades terapêuticas em casos de infecção

As estratégias de destruição da medicina convencional ainda são totalmente ineficazes contra os briões; ela não consegue fazer quase nada contra os vírus extremamente refinados, e o pouco que faz é realizado com efeitos colaterais desagradáveis, basta pensarmos nos remédios contra a Aids. Contra fungos e bactérias elas conseguem sucesso total nos respectivos campos de batalha; no entanto, os problemas nesse âmbito como em vários outros são os efeitos colaterais não intencionais, também chamados de danos colaterais no macrocosmo. Isso se assemelha ao controle moderno das guerras com armas radioativas: o país fica livre dos inimigos, mas fica tão envenenado que tanto os libertados como os seus libertadores sofrem igualmente. Cada pílula de penicilina, o primeiro antibiótico verdadeiro, destrói milhões de germes úteis no intestino, embora só seja usada contra o germe de uma inflamação da garganta.

Por esse motivo e porque muitos germes nem sequer são atingidos, as terapias marciais devem ficar limitadas aos assustadores casos graves. Que esses tiros antibióticos afiados, isto é, literalmente voltados "contra a vida", muitas vezes atinjam o vazio, é motivado pelo fato de os germes muitas vezes não poderem ser alcançados, simplesmente porque não reagem. Possivelmente se tornaram resistentes ou se ocultaram em locais cuja irrigação sangüínea é tão deficiente, que os antibióticos, transportados pela corrente sangüínea, não chegam até ali.

Nessa situação, em que o adversário não pode ser suficientemente atingido, oferece-se o fortalecimento da defesa como segunda possibilidade. Mesmo a analogia banal de um jogo de futebol pode tornar claro para uma pessoa desperta que o ataque avançado sozinho não terá sucesso. É preciso haver uma defesa sólida à disposição. Esse é o plano em que no âmbito do corpo — como já foi mencionado no exemplo do resfriado — devem usar a medicina natural e a homeopatia. Elas tornam a resistência do próprio corpo mais apta por meio de pequenos estímulos semelhantes. O organismo é preparado para o caso grave e levado a aumentar a sua resistência. O objetivo primário não é a destruição dos adversários já impregnados, mas uma distribuição de forças, de modo a deixar o organismo em condições de defender os seus próprios limites dos ataques inimigos por força própria e com sucesso.

Nesse contexto, o segundo método ainda mais eficaz é o fortalecimento espiritual e anímico do organismo. Como descrevemos, aqueles que não se separam desse plano de consciência são os que estão mais seguros contra os ataques no plano corporal. Uma vida corajosa, que se adapta aos desafios do futuro e até se alegra com eles, óbvia e igualmente fortalece o sistema imunológico. Em poucas palavras: o que conseguimos fazer com consciência, podemos poupar ao corpo.

Na analogia com o macrocosmo isso novamente se torna muito claro. Lutas que ocorrem corajosamente no plano espiritual, não precisam ser executadas nos campos de batalha. A guerra fria em todo caso é melhor do que uma guerra "acalorada", mesmo que aí ainda tenham perecido muitas chances, porque a briga espiritual de ambos os lados foi conduzida de modo traiçoeiro e quase exclusivamente por meio de projeções. Essa de fato é a natureza de uma guerra fria, mas é possível desenvolver uma briga com conteúdo verdadeiro e, portanto, de longo alcance com o adversário. Não há dúvidas de que as guerras esportivas entre o mundo comunista e o mundo livre foram melhores do que os conflitos militares.

Resumindo, devemos recomendar o cuidado com o fortalecimento dos defensores, em vez de nos concentrarmos exclusivamente na destruição dos supostos oponentes. Aqui novamente o componente anímico-espiritual é mais eficaz e importante do que o físico, sendo que ambos se completam bem. Infelizmente, a medicina convencional até hoje investe com todo o seu arsenal de armas exclusivamente na destruição do oponente e, desse modo, na variante menos hábil da luta. Enquanto há ameaça de ela perder essa guerra, porque o oponente é não intencionalmente estimulado pela guerra e não só cresce junto com os arsenais de armas, mas também está a ponto de tirar do jogo o armamento farmacêutico por meio de hábeis reagrupamentos e adaptação diferenciada das próprias tropas, a medicina convencional desperdiça muitas possibilidades. Ela desconhece sua monomania de que o fortalecimento da resistência do próprio corpo não significa nenhum fim da sua política de armamento. A interpretação dos quadros mórbidos, ao contrário, pode estar ligada, com vantagens, a todas as outras direções da medicina.

Uma possibilidade significativa de interferir na briga entre as diversas formas de vida — germes de um lado e hospedeiro ou ser humano do outro — é o fortalecimento da própria posição. Isso tem, além de tudo, a grande vantagem de voltar-se essencialmente para a continuação do desenvolvimento. Também no macrocosmo mostra-se que um país forte, florescente, vital, bem armado para todas as eventualidades, quase não é agredido.

Afinal, trata-se de reconciliar-se com todas as formas de vida. Todas as religiões e tradições espirituais concordam com o fato de que nós, humanos, não estamos neste planeta para fazer guerras acaloradas, mas para nos reconciliarmos conosco mesmos e com a vida. O desenvolvimento — visto a longo prazo — também vai nessa direção. Ainda há poucos séculos a metade da humanidade estava em guerra contra a outra que, na verdade, nem se defendia, se pensarmos na época do colonialismo. Também a Inquisição pode ser interpretada como uma guerra unilateralmente esclarecida contra a feminilidade, e contra a qual nem mesmo houve uma reação dos homens da Igreja. Isso pôde acontecer, entre outras coisas, porque os mesmos homens da Igreja estiveram durante a maior parte do tempo em dúvida sobre se as mulheres afinal tinham uma alma. Decidiu-se (o homem) finalmente a conceder-lhes uma. Mas ainda por mais tempo do que às mulheres, não se concedia uma alma às pessoas não brancas desta Terra. Hoje, por fim, também reconhecemos que as pessoas de cor têm uma alma. Entretanto, nossa reconciliação com a criação chegou tão longe, que nos assim chamados países desenvolvidos uma maioria até está engajada em declarar que os grandes mamíferos são dignos de proteção como co-criaturas desta Terra.

Afinal, só precisamos continuar nessa direção: depois das mulheres, das pessoas de cor e dos grandes e pequenos mamíferos poderemos incluir todos os animais e, finalmente, contar ainda as plantas como criaturas dignas de proteção, pois então estaremos nos aproximando de onde Francisco de Assis chegou há muito tempo. Todos os seres vivos desta Terra possuem um mesmo código genético, que determina sua proteína, e têm o mesmo direito à vida neste planeta — da mesma forma que os fungos, as bactérias e os vírus.

De modo que o nosso ideal deve ser a reconciliação com a vida e as suas diversas formas e, nisso, encontrar o nosso lugar no grande modelo da vida e preenchê-lo com responsabilidade. Disso também faz parte viver tão corajosamente que o próprio país do corpo possa ser defendido com sucesso nos seus limites contra outros concorrentes. A importância de nossa reorientação fica patente no fato de que o sonho médico original da destruição de todos os supostos inimigos não é conciliável com a vida. Se ele fosse bem-sucedido, poria fim ao mesmo tempo a toda vida. Sem bactérias, fungos e vírus não haveria vida nesta Terra, nós não conseguiríamos mais fazer a digestão, as plantas não poderiam mais crescer por falta de húmus, e nós morreríamos de fome. Nesse sentido, a medicina convencional está muito enganada. Quanto mais depressa ela compreender isso, tanto melhor para a vida.

Bem concretamente, esses conhecimentos de uma terapia eficaz das doenças infecciosas, exigem em primeiro lugar mais abertura para provar o princípio de Marte. Isso significa viver mais corajosamente, malhar o ferro enquanto ele está quente e esforçar-se, lutando por mais vitalidade e pela realização dos próprios interesses na vida. Além disso, Marte significa nascer de novo a cada momento, e reaprender a cada dia a reconhecer o milagre da criação. Sentimos esse renascimento como um último esforço na tentativa, depois de superar uma doença de Marte, de uma infecção — e é um dos segredos das doenças infantis. No tempo da erupção da infecção deve ter havido uma carência de lida ativa e da realização exigida pela vida. É preciso encontrar essa temática, atacá-la corajosamente e desligar o palco do corpo da tarefa da apresentação.

Simultaneamente, é significativo dar passos rumo a um aumento da defesa. Aqui cabem todos os esforços que visam o endurecimento, mas também, por exemplo, as possibilidades de um treinamento da circulação ativa do coração. Por movimentação regular suave no assim chamado equilíbrio de oxigenação pode-se ativar o sistema imunológico de forma mensurável. Igualmente estimulantes são os alimentos frescos, vitais, e o relaxamento profundo, especialmente quando este último se volta objetivamente para o aumento da defesa.[37]

Quando tiramos demais do corpo, ele então se acostuma. De modo semelhante, por meio de dádivas regulares de antibióticos e remédios para abaixar a febre, a sua força de luta será redimida, pois ele pode aprender a defender-se ofensivamente a qualquer tempo por meio das exigências contrárias introduzidas. Já mencionamos o uso curativo do método de Kneipp. Se o organismo encontra força para aquecer-se a partir do próprio interior, ele fica fortalecido para responder a outros estímulos e, com isso, para responder aos desafios da vida. Este também é o motivo por que o enfraquecimento é tão perigoso. Quando as crianças não aprendem a lidar com o frio, quando adultas elas terão de sofrer mais com ele. Quem desaprender a responder com febre às ameaças externas na forma de germes, estará sem força para reagir aos ataques de outras formas de vida; precisa da ajuda alheia e sem ela está entregue aos desafios agressivos da vida — de modo muito semelhante a um ser humano que no contexto da sua socialização desaprendeu a se defender no nível anímico e a enfrentar os desafios da vida.

Nessa correlação também devemos mencionar o número crescente de crianças nascidas de cirurgias cesarianas, que já no parto aprendem a confiar na ajuda externa. Quando todas as doenças infantis são eliminadas com a vacinação, uma criança com forte relacionamento agressivo pode buscar uma outra possibilidade de viver esse tema, talvez contraindo uma neurodermite.

Segundo esse raciocínio, nem é tão ruim ficarmos ensopados de vez em quando. Ao contrário, isso é até útil, desde que possamos nos aquecer corretamente logo depois. Todo suor a partir da própria força também fortalece, assim como suar na sauna ou, ainda melhor, uma leve febre na cabine de infravermelho.[38]

Da América provém o ditado "*Use it or loose it*" [use-o ou perca-o], que não vale somente para os músculos, mas para todas as funções corporais possíveis: da defesa, passando pela digestão, até o cérebro. O que usamos e do que precisamos, nós mantemos. Ao contrário, tudo o que não usamos é eliminado pelo corpo. Quando estimulamos uma função física, ela é treinada dessa maneira. Assim como a nutrição repleta de lastro faz o intestino funcionar, o pensamento intensivo eleva o desempenho cerebral e o confronto com as dificuldades da vida melhora as possibilidades de defesa.

Vacinação — uma maldição ou uma bênção?

"Quem quer poupar-se de tudo, de nada é poupado" — se relacionarmos esse conhecimento filosófico com a vacinação, deve ficar claro que esta não pode trazer muita coisa. A soma total embaixo do traço é bem pobre. Na verdade, hoje deveríamos ter filhos saudáveis além da medida, afinal eles são vacinados praticamente contra tudo: desde as doenças infantis até os grandes flagelos da humanidade, as epidemias. Há substâncias de vacinação disponíveis praticamente contra quase todos os males e elas são — ao menos no nosso entendimento — introduzidas chegando a toda parte. E de fato as crianças modernas quase não têm nenhuma das doenças infantis clássicas e outras moléstias infecciosas. Mas por que elas não são realmente mais saudáveis, mas sim mais doentias e mais suscetíveis do que há quarenta anos? O fato de o sistema de defesa dos nossos filhos hoje quase não ter possibilidade de se defender na batalha e igualmente degenerar como um exército que nunca precisa combater, é somente parte da explicação. Ao lado de um óbvio enfraquecimento da resistência ainda há uma série de outros motivos, e nesse inter-relacionamento a tendência moderna da vacinação múltipla deve ser examinada com criticismo.

Como argumento para a vacinação podemos mencionar a resistência do próprio corpo — na imunização executada com germes enfraquecidos. Na verdade, aqui parece tratar-se de um truque que não contribui ou contribui muito pouco para o fortalecimento da defesa. O organismo de fato é estimulado para a produção de anticorpos, mas ele realmente não precisa lutar para isso. No entanto, isso parece confundir o seu sistema imunológico e a sua força de luta, pois quem recebe muitas vacinas tende com mais intensidade às reações alérgicas do que quem não toma vacinas. No plano dos princípios primordiais o inter-relacionamento se explica naturalmente por meio da repressão do potencial de agressividade expresso pelas doenças infantis, que então aparece em outro lugar.

Se juntarmos a isso que no início da vida as crianças tratadas com antibióticos desenvolvem cinqüenta por cento mais alergias, o nosso tipo de terapia para infecção (com antibióticos) juntamente com a vacinação profilática leva a um aumento do tema da agressão. Na medida em que ambas elevam a disposição às alergias, chegamos do princípio de Marte ao de Plutão.

A palavra vacinar (em alemão *impfen*) remonta à palavra latina *imputare*, que tanto significa enxertar como também enobrecer. Nesse caso, cabe logo questionar até que ponto as substâncias das doenças podem atuar enobrecendo, pois as substâncias da vacina compõem-se antes de tudo de germes modificados, venenos e às vezes também de pus. Aqui o tema do enxerto deve representar um papel. Do outro lado, poder-se-ia argumentar que também a homeopatia trabalha com substâncias das doenças, como talvez os nosodos, e consegue mostrar sucessos surpreendentes. Podemos levar os pensamentos da vacinação para a proximidade da idéia homeopática dos semelhantes, pois os germes levemente modificados e as toxinas enfraquecidas não são mais idênticas às suas origens primordiais ameaçadoras, mas somente semelhantes a elas. Mas essa comparação falha na medida em que a homeopatia nunca trabalha com as tinturas primordiais nos nosodos, mas principalmente com potências que estão acima da potência D 23 e, conseqüentemente, com toda a segurança não contêm nenhuma substância material original. Esse é exatamente o ponto que os médicos convencionais sempre censuram nos homeopatas. Mas os homeopatas autoconscientes respondem a essa repreensão com muita descontração: "Nós deixamos o envenenamento dos pacientes para os médicos alopatas. Nós conscientemente trabalhamos apenas com a informação e não com a matéria."

Paracelso já havia apontado expressivamente para o fato de que somente a dosagem faz um veneno. Ele também disse: "*Similia similibus curentur*" (o semelhante cura o semelhante). A potenciação, e com ela a redução do medicamento ao seu conteúdo de informação pelas repetidas sucussões, temos de agradecer primeiro a Samuel Hahnemann, o "descobridor" da homeopatia. E aí também está a grande vantagem dos nosodos contra as substâncias da vacina.

Disso resultou o pensamento acalentado de uma vacinação homeopática, que já existe há muito tempo. Na verdade, ela nunca foi testada cientificamente, o que de fato seria fácil, porque só teríamos de comprovar eventuais anticorpos. Na prática, os exames acusaram resultados diferenciados. Enquanto homeopatas como Ravi Roy sempre partem do pressuposto de que depois dessas vacinas existe uma proteção digna de confiança, infelizmente já tivemos casos de doença apesar da vacinação homeopática, por exemplo, relativos à malária. Sem dúvida, deve-se levar em conta, neste caso, que também depois da vacinação alopática ainda há doenças, o que o lado responsável gosta de ocultar. De resto, esses processos de doença observados por nós sempre foram muito suaves.

Abre-se aqui um capítulo na lida da medicina convencional com as vacinas, a proteção que dizem que elas oferecem e os danos que causam, sobre os quais em geral ela se cala.[39] Quando sempre se afirma que as grandes epidemias e também as doenças infantis infecciosas diminuíram ou até mesmo desapareceram devido à vacinação em massa, isso simplesmente está errado e pode ser comprovado com os dados epidemiológicos da própria medicina convencional. Nem na tuberculose, na difteria ou na paralisia infantil, nem na coqueluche ou no tétano pode-se provar esse inter-relacionamento com as curvas da doença. Ao contrário, estas mostram outros inter-relacionamentos. Obviamente, antes de mais nada foram as conquistas sociais que combateram a fome com sucesso e, então, especialmente as medidas higiênicas que levaram à diminuição das epidemias. A curva dos números das doenças já decrescia — como podemos provar claramente no caso da varíola, da tuberculose e da difteria — quando as vacinas foram introduzidas. Nitidamente, contudo, podemos reconhecer nas curvas da tuberculose e no registro dos casos de difteria que as doenças aumentaram outra vez principalmente por causa da Primeira Guerra Mundial. No entanto, a introdução das diversas vacinas não trouxe os números decrescentes das doenças a uma queda ainda mais rápida, mas as vacinas parecem em parte até mesmo ter tornado a diminuição mais lenta. Especialmente no caso da antiga vacina contra a pólio (vacinação de vírus), o uso da vacina levou a um novo aumento da doença.

No que se refere à proteção segura, infelizmente a situação não é melhor. Já no início da vacinação as estatísticas oficiais mostraram isso. Em 1871, em Düsseldorf, 1.968 pessoas vacinadas contraíram varíola, mas apenas 210 das não-vacinadas; em Berlim, 15.478 vacinadas e 4.670 não-vacinadas; na Baviera, 29.429 vacinadas e 1.313 não-vacinadas. Quem acreditar que hoje a situação melhorou, precisa aprender algo. Em 1947, logo depois da Segunda Guerra Mundial, irrompeu na Alemanha um dos onze surtos de varíola. Todos os doentes haviam sido vacinados; isso acontece ainda hoje: a última epidemia aconteceu em 1977 na Somália. Segundo a Organização Mundial de Saúde — OMS, os últimos doentes também haviam sido vacinados.

Depois de um exame da OMS com relação à pólio nos anos de 1970 a 1974, dos 360 casos de pólio examinados, 205 foram provocados direta ou indiretamente pela vacinação.

Hoje, podemos provar que as vacinas não fortalecem o sistema imunológico, mas inclusive o enfraquecem. Por exemplo, a Aids pode irromper em pessoas não-doentes, porém infectadas por múltiplas vacinas ou por uma vacina contra a varíola: isso foi constatado em 1987 por um dos mais famosos jornais científicos, o jornal inglês *New England Journal of Medicine.* Parece ser de fato assim: as vacinas muitas vezes provocam exatamente os quadros mórbidos contra os quais deveriam oferecer proteção. A isso se acrescenta que os vacinados se transformam em transmissores da doença. Desse modo, a partir de 1969, e nos oito anos seguintes, 34 mães tiveram paralisia infantil provocada pela vacinação dos filhos com vacinas de substâncias vivas da pólio nos Estados Unidos. A OMS descreveu muitas vezes esse perigo, o que por muito tempo não gerou nenhuma reação sensata na prática da vacinação, mas, ao contrário, levou a medidas absurdas como a vacinação de todos os membros da família, inclusive os avós, contra a paralisia infantil. Hoje a vacina em gotas contra a pólio foi proibida outra vez — pelos motivos acima. Agora a antiga vacinação Salk, que no seu tempo foi eliminada pela ameaça que continha, voltou a ser usada. Nesse caso, a medicina convencional espera dos seus adeptos uma porção considerável de falta de memória!

Infelizmente, os danos causados pelas vacinas não são tão raros como os adeptos da medicina convencional muitas vezes afirmam. Realmente, esses adeptos com os seus argumentos não são muito reconhecidos entre nós. Na atual República Democrática Alemã, onde o *lobby* da indústria não impede a verdade e o seu reconhecimento, houve um registro nitidamente maior de danos causados pela vacinação. De 1946 a 1976 foram reconhecidos 1.755 casos (o que corresponde a 93 por cento deles). Houve 1.230 casos de vacinação, dos quais 21 acabaram em morte, e muitos levaram a limitações mentais ou à idiotia total. Se levarmos em conta que na época atual não existe mais risco de varíola no país, esses são dados terríveis de uma assim chamada vacina de proteção. No que se refere às vacinas contra a difteria e a tosse comprida, foram registrados 161 casos de danos, dos quais, 25 mortais.

Vacinação é o transporte de matéria das doenças para a tintura primordial. Ela estimula a produção de anticorpos, mas, ao que parece, a situação de defesa em geral não melhora, como demonstra um grande número de crianças modernas vacinadas. Em essência, trata-se de lesões do corpo, que só são legitimadas pelas intenções positivas dos médicos. Muitos médicos puderam participar de campanhas publicitárias da indústria e receberam muito pouca informação imparcial.

Lemas como "a paralisia infantil é mortal, vacinação em gotinhas é doce" demonstram um bom conceito de propaganda, mas não têm nenhuma correlação com o esclarecimento imparcial dos fatos. A proibição da vacina em gotas na verdade usa uma outra linguagem.

Se, como o interno alemão Gerhard Buchwald, nos esforçarmos por esclarecer os motivos subjacentes e deixarmos os números falar, chegaremos a resultados decepcionantes. Devemos às suas pesquisas o conhecimento essencial sobre o lado de sombra da vacinação, que ele realizou ao longo de trinta e cinco anos de profissão. O material coletado em seu livro *Impfen — Das Geschäft mit der Angst* [Vacinação — O negócio do medo] comprova com números simples um dos grandes erros da medicina convencional.

Do ponto de vista da filosofia espiritualista, tudo está no início, e isso faz o todo parecer ainda pior. Edward Jenner, o descobridor inglês da vacina contra a varíola, logo experimentou o método na sua família. No filho, que vacinou quando este tinha dez meses, o desenvolvimento mental cessou depois da vacina; e ele morreu com vinte e um anos sem ter superado a sua deficiência mental. Depois da vacina, sua mulher deu à luz um filho morto, cuja pele estava tomada por bolhas semelhantes às da varíola. Assim começou a história da vacina, e a partir dessa história uma suspeita contra esse método é justificada desde o início, sem que, no entanto, por isso se deva logo recusá-la de vez.

A moderna medicina convencional ainda sabe bem pouco sobre os inter-relacionamentos dos sistemas orgânicos. Nesse ponto a tradicional medicina chinesa foi mais avançada desde o início com o seu pensamento em círculos funcionais. A medicina convencional conhece menos ainda os inter-relacionamentos entre corpo e alma, como revela a todo momento a psicossomática estabelecida. A medicina arquetípica, ao contrário, dispõe de uma maior compreensão desses inter-relacionamentos. Do seu ângulo de visão ainda podem ser vistas outras linhas de ligação, bem diferentes, e serem percebidos os efeitos recíprocos. Assim também o deslocamento dos problemas de que nos poupamos num plano, podem ser conhecidos em outros planos, e isso continua diminuindo a nossa euforia quanto às aparentemente tão bem-sucedidas medidas de repressão.

Podemos assumir que as vacinas resultam do desejo de nos poupamos das correspondentes doenças infecciosas. Que se trate sem exceção de doenças infecciosas, cujo tema desenraizamos como conflitos mergulhados no corpo, expressa ao mesmo tempo um considerável conflito ou uma animosidade agressiva. Só por esse motivo devemos ser impelidos a novas pesquisas, para verificar se no inter-relacionamento com as crescentes vacinações e a diminuição das doenças infecciosas postulada pela medicina convencional, aumentaram os outros temas ligados aos conflitos e à agressão. Esse, infelizmente, é o caso e, na verdade, em medida horrível. As alergias e depressões aumentaram demais, só para mencionar dois outros sintomas da agressão. Temos de lidar com um aumento nítido no contexto do princípio da agressão, como ainda esclareceremos.

A isso acrescenta-se que, com bons motivos, os homeopatas partem do pressuposto de que, entre outras coisas, as doenças infantis têm a tarefa de purificar o organismo infantil das doenças hereditárias. Se isso não for feito pelas vacinas, nós temos aqui um motivo plausível para o fato de muitas crianças vacinadas ficarem adoentadas. Além do mais, isso significa que as crianças vacinadas têm de suportar as doenças herdadas dos seus antepassados durante toda a vida. O carregar a "herança familiar" nesse plano tem uma boa correlação com o fato de que cada vez menos crianças conseguem soltar-se dos laços anímicos familiares depois da puberdade e realmente cortar o cordão umbilical.

Quando constatamos como e desde quando as alergias se desenvolveram, paralelos surpreendentes e assustadores com o desenvolvimento da vacina saltam aos olhos. Uma das alergias mais freqüentes, a febre do feno, foi mencionada pela primeira vez pelo médico inglês Bostok, em 1819. O médico e homeopata inglês Blackley pôde demonstrar, em 1873, que essa febre do feno se deve ao pólen. A descoberta da febre do feno na Inglaterra pode relacionar-se com o fato de ela ter aí sua origem. No entanto, em 1796, na Inglaterra — com a descoberta da vacina contra a varíola por Edward Jenner — começaram as vacinações e, com isso, a introdução de proteína estranha nos tecidos humanos e também no sistema imunológico. Desde o início ficou claro que em tudo aquilo o feno só representava um papel secundário, pois a maior parte da população do campo lidava muito com o feno, mas tinha muito pouco a ver com a febre do feno. E essa população recebeu perceptivelmente menos vacinas do que a da cidade. O fato de que, em princípio, a febre do feno começa durante a adolescência, analisado do ponto de vista psicossomático provavelmente tem relação com a irrupção da sexualidade nesse período, mas também encontra um paralelo na segunda vacinação contra a varíola no décimo segundo ano de vida. Na Alemanha, a lei de vacinação do reino havia determinado esse modo de proceder a partir de 1875. Naquela época só existia a vacina contra a varíola; hoje uma grande quantidade de vacinas destinadas à proteção são aplicadas cedo — e nós diagnosticamos cada vez mais alergias já durante a infância e não só contra o pólen. Muitas observações e exames isolados apontam para esse inter-relacionamento.

No início do século XX, a febre do feno ainda era extremamente rara, principalmente entre a população do campo. Na maioria das vezes, ela surgia apenas nas cidades e, na Alemanha, atacava de preferência as crianças dos melhores círculos sociais. Estas também eram exatamente as crianças privilegiadas que haviam sido vacinadas previamente. Pois, apesar da regulamentação legal, sempre existiu um desnível entre a cidade e o campo também do ponto de vista social. Alguns examinadores afirmam que o enorme aumento de alergias ao feno entre crianças pequenas caiu nos anos de 1960, nos quais — "por acaso"? — também houve vacinações múltiplas das massas. O que foi explicado aqui para a febre do feno vale de modo semelhante para a situação da neurodermite, de que hoje dois milhões de pessoas já sofrem somente na Alemanha.

A palavra alergia significa *reagir de modo diferente*. Ela se origina da palavra grega *allos* para *diferente* ou *estranho*. Com os inter-relacionamentos mencionados acima e de nenhuma forma provados, ainda não se disse que esse modo de reação diferente, cada vez mais freqüente em círculos maiores da população, deva ser atribuído à introdução de proteína estranha ou outros componentes da vacina. Sem dúvida, uma abundância de substâncias aditivas é introduzida no corpo junto com o líquido da vacina, que de fato enfraquecem os germes e muitas vezes também previnem as reações indesejáveis. Sabe-se que algumas, como o formaldeído não só podem provocar alergias, mas também o câncer.

Mas, na verdade, não temos de pensar somente nas alergias, mas também nas doenças auto-imunes, que igualmente mostram uma inexplicável e assustadora tendência de aumento. A isso acrescentem-se todos os problemas de agressão que se acumulam no âmbito psíquico das crianças, na questão da hiperatividade. No plano do pensamento primordial principal é razoável um inter-relacionamento com o ato de evitar a agressão na vida social, que também se reflete na vacinação em massa. Entretanto, devemos considerar que no mesmo espaço de tempo do aumento das vacinações e alergias também aumentaram as terapias alopáticas. No crescimento dessas medidas de repressão pode igualmente estar uma explicação do espetacular aumento de alergias na população.

A prescrição legal da vacinação também se relaciona com o tema da agressão. Na Itália, durante muito tempo a vacinação foi obrigatória e fez uso da violência policial; posteriormente, as crianças não-vacinadas foram excluídas da escola. Na Alemanha, onde a obrigação da vacina contra a varíola só foi revogada em 1983, durante anos a polícia igualmente declarou-se ajudante dos ministérios da saúde e da indústria produtora de substâncias para vacinas. Hoje, na Áustria, as crianças que não foram vacinadas contra carrapatos são excluídas das excursões. Nesse país, as placas de propaganda mostram verdadeiros carrapatos-monstros olhando para a população e ensinam a população a ter medo deles e a tomar a vacina, o que a longo prazo é o mesmo. Num *Arznei-Telegramm* [Telegrama sobre remédios] independente de 1991, da indústria farmacêutica, lia-se: "Existe um risco de 1:78.000 de contrair a doença depois da picada do carrapato em "áreas endêmicas", segundo os nossos dados — sem levar em conta as consideráveis cifras obscuras — a vacinação apresenta um risco de conseqüências de diferentes graus de gravidade de 1:32.000. Portanto, a chance de ter um efeito colateral da vacinação é duas vezes maior do que a probabilidade de contrair a doença depois da picada de um carrapato."

Também a discriminação e a difamação dos opositores da vacinação por parte da medicina estabelecida e da indústria com certeza têm relação com a agressão levada à confusão, bem como com a recusa de 6 mil pedidos de indenização por danos de vacinação. Só na Alemanha foram reconhecidos 2 mil casos.

No que se refere à melhor proteção contra as grandes epidemias, não é a Edward Jenner que devemos agradecer, mas a Ignaz Semmelweis e aos reformadores sociais. De resto, em seu leito de morte, o próprio Jenner chamou a sua vacina de monstro e reconheceu o seu erro. Mas a sua descoberta já havia se tornado um fenômeno independente numa medicina convencional, que a não ser por ela não tinha nenhuma prevenção a oferecer.

No lugar da vacinação, o fortalecimento físico no sentido de um sistema imunológico bem treinado e uma disposição de luta bem engajada no que se refere aos problemas de desenvolvimento anímico e social, oferecem uma proteção relativamente boa. Os conselhos relativos já foram dados. Além disso, deve-se pensar na possibilidade da vacinação homeopática com altas potências, recomendadas por Ravi e Carola Roy.[40] Essa possibilidade — no meu ponto de vista — não dá uma proteção absoluta, porém uma proteção relativa, e com certeza não oferece perigo. Como àqueles que se querem poupar de tudo também nada é poupado, como a vida mostra de modo tão visível, a posição contrária deve ser recomendada com urgência, isto é, não desejar poupar-se de nada essencial, porque assim, no mínimo, ficamos preparados para tudo e, conseqüentemente, armados no melhor sentido e dispostos para a luta.

Na prática, existe algo contra o desejo de poupar-nos e aos nossos filhos de tudo o possível por meio da vacinação. Simplesmente parece não dar certo, e com freqüência termina com o resultado contrário — porque, antes de mais nada, o destino não pode ser enganado com ardis tão transparentes. A idéia de dar a uma criança de seis meses uma vacina sêxtupla, porque queremos poupá-la de seis picadas isoladas, é humana e compreensível. Essa vacina sobrecarrega o pequeno organismo de modo tão violento, que alcançamos naturalmente o oposto do desejado.

Por outro lado, não há nada de essencial contra o pensamento da vacinação, só que, com os métodos usados até hoje, ela parece ser mais prejudicial do que útil. Em si, a idéia de fazer o organismo tomar conhecimento das exigências esperadas prematuramente e numa situação em que ele conta com a sua melhor força é muito harmoniosa. De modo que, também do ponto de vista espiritual, o princípio da vacinação não deve ser recusado desde o início, talvez segundo o lema: "Confio no meu destino e só receberei de um modo ou de outro o que eu estiver destinado a receber." Segundo essa opinião ingênua também podemos renunciar a olhar para a esquerda e a direita antes de atravessar a rua. Parece não ser por acaso que temos olhos, e devemos usá-los. Em conformidade com isso, com certeza não foi por acaso que descobrimos o princípio da vacinação. Apenas devemos avaliar se predominam os lucros ou os danos, o que no momento não parece ser o caso. Sobre isso existe um belo ditado no Islã: "Amarra o teu camelo, e confia em Deus." Quem não amarrar o seu camelo primeiro, desafia Deus e sofre a correspondente terapia ministrada por Ele.

ALERGIAS

Não existe nenhum quadro mórbido que tenha aumentado tanto nas últimas décadas quanto as alergias, que se fazem reconhecer como um dos principais temas não resolvidos do presente. Eu mesmo pude comprovar na prática esse aumento das alergias nos últimos vinte anos. Em números, isso pode ser lido do seguinte modo: quando prestava os exames de medicina, eu tinha de saber que cerca de um em cada dez cidadãos era alérgico. Hoje parte-se do fato de que um em cada três é atingido. Enquanto isso, qualquer substância é questionada como causadora de alergia; quase todas as regiões do corpo podem ser palco dessas guerras internas de substituição.

Em comparação com as doenças infecciosas, a alergia representa um aumento da problemática da agressão. Enquanto nos germes causadores das infecções encontra-se um rival potencialmente perigoso, não podemos afirmar o mesmo dos alérgenos. A maioria dos propulsores de alergias são inofensivos, ou até mesmo visivelmente saudáveis, como o pólen das flores, que outras pessoas incorporam justamente para aumentar a força de defesa. Quando essas substâncias inofensivas têm de ser combatidas até o sangue, o problema por trás delas deve ser violento. A isso acrescenta-se que no caso das alergias, ao contrário das infecções bacterianas, não existe um tempo de incubação enquanto o sistema de defesa produz suas armas de condução sob medida, os anticorpos. Quando esse tempo se esgota e a guerra se inicia imediatamente, sem aviso prévio, temos de partir do fato de que os arsenais de armas do corpo já estavam cheios e que provavelmente sempre estão. A defesa dos alérgicos pode iniciar-se a qualquer momento.

Nas alergias não é significativo com quantos alérgenos a pessoa atingida entra em contato; a reação é sempre forte e igualmente máxima. Isso tem a ver com o fato de o organismo não combater determinada substância nos alérgenos, mas muito mais um símbolo. Os símbolos atuam por meio da sua imagem e do seu significado; o seu número, ao contrário, é menos importante. Mas quando alguém ataca um símbolo inofensivo imediatamente e com toda a força combativa do seu arsenal de armas constantemente repleto até a borda, precisamos partir do princípio de que ele sempre está armado até os dentes e que carrega consigo por toda parte um problema maior de agressão.

O mecanismo da alergia é fácil de observar com clareza e resulta da compreensão da inflamação. Na alergia, os germes realmente são substituídos pelos alérgenos, que o sistema de defesa persegue com os mesmos métodos de combate com matanças calorosas como faz contra os germes. A diferença realmente está em que o alérgico não precisa de tempo para ajustar-se ao seu suposto oponente. O sistema de defesa em oportunidades anteriores já se preparou abundantemente para combater os alérgenos.

As palavras contra-ataque ou força de resistência neste caso são problemáticas, porque em última análise não ocorre nenhum ataque. Enquanto os germes muitas vezes buscam o organismo com claras intenções agressivas, no caso dos alérgenos isso é uma pura subordinação. O pólen das plantas não tem más intenções contra as pessoas e não quer instalar-se nas pessoas como os fungos, as bactérias e os vírus. O pólen não ataca ativamente, mas deixa-se levar passivamente pelo vento na esperança de instalar-se em algum lugar onde possa frutificar. Seu objetivo é uma nova planta, e certamente não é nenhuma guerra de conquista no pulmão de uma pessoa alérgica. Quando a pessoa atingida reage intensamente à sua presença não intencional, trata-se de um assunto dela e totalmente unilateral.

No caso das pessoas com febre do feno essa situação torna-se especialmente visível, mas o mesmo vale para todos os alérgicos. As pessoas sentem-se atacadas ou ao menos ameaçadas por substâncias totalmente inofensivas, que não querem nada com elas. As piores intenções são projetadas sobre elas e existe a suspeita de que se deve tratar de algum motivo inconsciente. O nosso modo de lidar com esse motivo mostra como o tema é guerreiramente quente. À respectiva febre do feno segue-se no noticiário do tempo em toda a mídia uma espécie de relatório de guerra para os alérgicos, que talvez descreva o perigoso vôo do pólen das plantas no espaço XY. Assim como há sessenta anos alertava-se o público contra as esquadrilhas de bombardeiros, agora alerta-se o povo contra o pólen. As pessoas alérgicas em sua maioria acham isso apropriado e, então, comportam-se como pessoas em guerra. Como reação contra a notícia do vôo do pólen, elas evitam as regiões ameaçadas.

De modo semelhante, a pessoa alérgica a pêlos de gato parte do princípio de que é preciso proteger-se contra os gatos, exatamente como se o gato em si fosse problemático. Dessa maneira, ela tenta, como os outros alérgicos — e como a maioria das pessoas das sociedades modernas —, solucionar seu problema com a projeção. O gato é o culpado. Na verdade, é ela que tem um problema com os gatos. Ela reage contra eles com uma ameaçadora guerra interna.

Se contemplarmos a temática com certo distanciamento, constataremos que o problema da agressão está nítida e unilateralmente nas próprias pessoas alérgicas e nem mesmo excepcionalmente nos alérgenos. Eles são realmente usados pelo outro lado para apresentar o seu próprio problema agressivo, analogamente ao modo como o corpo é usado como palco para um tema de consciência. Apesar disso, encontraremos mais tarde a participação dos alérgenos no seu simbolismo.

Desse modo, tão depressa como o infeccioso, o acontecimento alérgico denuncia que o tema central é a agressão. O sistema de defesa não combate menos os alérgenos do que os germes, antes combate-os mais e, principalmente, de modo mais irracional. Nesse combate, os seus esforços de defesa adquirem algo de exagerado, até mesmo de grotesco. Enquanto no caso dos germes eles dependem da ameaça que os mesmos representam, no caso das alergias eles ocorrem com uma violência irracional e em geral atingem o vazio.

Em todo o caso, as medidas de defesa no caso da alergia visam mais evitá-la e menos uma luta calorosa como no caso das inflamações, o que já pode ser visto no fato de a febre ser muito mais rara. No caso da alergia o primeiro plano é ocupado pela resistência, delimitação e construção de barricadas. Tudo incha, fluindo até as aberturas do corpo, até os poros da pele. Como reação aguda contra o perigo, a pessoa alérgica torna-se teimosa. A longo prazo, o entrincheiramento leva à falta de vivacidade, motivo pelo qual as pessoas alérgicas sentem-se melhor no inverno, quando tudo está coberto de neve, da mesma forma que em regiões relativamente sem vida como as salinas e o alto das montanhas. Uma estratégia de recusa também ocupa o primeiro plano no caso da vacinação. Assim é que (ana)logicamente as vacinas favorecem as alergias, quando naturalmente não as provocam.

No caso da asma alérgica a defesa exagerada pode até mesmo custar a vida da pessoa no estado asmático. A luta no plano físico também é irracional porque, por exemplo, todos os alérgicos a pólen desta Terra unidos, com a sua luta sacrificada, não têm a mínima chance de reduzir perceptivelmente o pólen. Não conseguem sequer infligir-lhe danos perceptíveis. Estes dependem exclusivamente do próprio alérgico. Se, realmente, os alérgicos e as pessoas que os apóiam da parte da medicina convencional tiverem sucesso em eliminar todo o pólen, isso ainda significa mais nitidamente o fim deste mundo do que a ansiada vitória contra os germes.

Portanto, a agressão parte das pessoas alérgicas e também em seus efeitos continua amplamente restrita a elas. Naturalmente, é ao mesmo tempo uma sentença de morte para o pólen isolado, quando é inspirado por um alérgico, mas isso acontece igualmente com qualquer outra pessoa e faz parte do destino do pólen, que justamente por isso é tão monstruosamente abundante, porque uma grande quantidade dele se perde. Mas, ao contrário, podemos duvidar se faz parte do destino dos homens exaurir suas forças vitais quase exclusivamente na luta interna contra o pólen inofensivo, diante do fato de que pessoas alérgicas se sentem basicamente melhor quando tornam a usar sua força vital conscientemente em outros âmbitos.

Tudo isso acontece inteira ou amplamente sem que as pessoas atingidas tenham consciência, senão elas não teriam de vivê-lo no corpo. Mais uma vez o palco do corpo torna-se aqui aquela plataforma substituta da qual um tema se apodera quando não recebe tempo nem espaço na consciência. Podemos ver como o acontecimento que está por trás é agressivo tanto na pele externa, como também no plano das mucosas internas da pele. As alergias mostram-se principalmente nas superfícies limítrofes. Nas aparições da pele, como a urticária, há inchaço, vermelhidão e aquecimento típicos — sintomas que caracterizam também as inflamações.

Um endurecimento da pele causado pelo inchaço deve ser visto primeiro como uma tentativa de tornar os limites mais resistentes. Quando na sua evolução se chega a um rompimento — até o ponto de verter água e sangrar — na imagem plástica do corpo isso significa que os sucos vitais são forçados para fora e que os limites têm de ser transpostos. Em último lugar, no correr dos acontecimentos vêm a coceira e os arranhões que ela provoca. Aqui o corpo não só torna muito claro o que acontece; também é extremamente difícil não obedecer às suas indicações de como agir. Quando algo nos dá coceira, isso nos irrita, não importa se é uma pústula na pele ou um tema na consciência. Queremos ter acesso a esse plano e isso só acontece coçando a superfície e em seguida perfurando a profundeza. Se desse modo eliminamos a irritação, depende da natureza do problema. Assim que a pele é arranhada, a coceira diminui. Assim que o tema é abordado, de algum modo sentimo-nos *arranhados* e aliviados. O todo já não nos coça e arranha tanto. Quando a pele sangra, mas também quando somos irritados até sangrar no sentido figurado, mostra-se a briga agressiva no plano dos limites.

Nas alergia dos âmbitos intestinal e pulmonar as brigas também acontecem nas superfícies limítrofes, pois as mucosas desses órgãos atuam igualmente como limites com o exterior. Somente o que atravessa a mucosa, encontra-se realmente no interior do corpo.

No caso das pessoas alérgicas com febre do feno ou dos asmáticos acrescentam-se manifestações visivelmente agressivas: elas tossem, espirram, arquejam e ofegam. O inchaço dos olhos e dos brônquios também mostra um processo de defesa. Na tosse irritante que *parece um latido* ou nos *acessos* de tosse denuncia-se um componente agressivo. Se analisamos o desenvolvimento fisiológico da tosse, forma-se uma enorme pressão que se descarrega para fora de forma explosiva — semelhantemente ao espirro, em que cada gotinha abandona o nariz com a velocidade de cerca de cento e cinqüenta quilômetros por hora. Quem bufa por ter o nariz ou os brônquios entupidos pela secreção, ou bufa de raiva, assemelha-se àqueles que *tossem algo* na direção dos outros. Aqui as agressões são ruidosas. Naturalmente é melhor expressá-las no plano verbal na hora certa. Uma pessoa que *sabe replicar* poupa-se de muita tosse e bufos e também de muitas erupções.

No âmbito das células o componente agressivo é ainda mais claro. Os anticorpos se arremessam em massa contra os alérgenos. Além disso, esse fato comprova mais uma vez de quem parte a agressão. A partir deles mesmos os alérgenos não fazem nada, eles nem sequer tentam entrar, mas são passivamente inspirados na respiração ou chegam à pele sem fazer nada para isso. Também uma infecção bacteriana por gotas acontece primeiro passivamente, mas faz parte do sentido desses germes atacar as pessoas. No caso da alergia, é sempre o sistema de defesa do próprio corpo que inicia a guerra de destruição. Seus anticorpos se jogam sobre os alérgenos à maneira dos camicases, grudam-se neles e finalmente, são destruídos juntos. Essa técnica suicida de luta, portanto, não foi descoberta pelos japoneses na Segunda Guerra Mundial, mas sempre foi um método preservado pelo organismo para lidar com germes ou alérgenos. Obviamente, o combate à infecção é a tarefa mais antiga e significativa do sistema imunológico; a luta com os alérgenos é uma espécie de falha do sistema, que surgiu muito mais tarde na história do desenvolvimento.

No que se refere às alergias, o que de fato é significativo na luta contra as infecções só traz desvantagens. No caso das inflamações, as medidas de luta são apropriadas, porque aí se trata literalmente de matanças de material. A tática de guerra é igual de ambos os lados. Como os germes dependem principalmente da multiplicação, o sistema de defesa responde apropriadamente com uma produção maciça de anticorpos. Também a Segunda Guerra Mundial foi vencida na Europa nesse plano. No caso das alergias, o problema é outro, porque os "supostos" atacantes na maioria só surgem em número restrito nos limites do corpo e, apesar disso, provocam uma forte reação exagerada do arsenal de armas do corpo. Por outro lado, vistos como um todo, eles surgem com tão grande superioridade, que nunca são destruídos por uma produção em massa de anticorpos. Ao contrário, as grandes quantidades de sucata de guerra é que rapidamente se transformam num problema sério. O comportamento de defesa do organismo tanto é nitidamente agressivo como impróprio. Pode-se dizer que ele luta contra uma ameaça que a sua consciência imagina no presente com métodos do passado. Assim sendo, toda reação alérgica tem algo da luta cavalheiresca de Dom Quixote contra os moinhos de vento. Aqui reage-se com medidas impróprias no plano errado contra uma situação que só pode ser dominada na consciência. O fato de as alergias nem sequer aparecerem no estado de inconsciência também mostra isso, mostrando como desaparecem rapidamente numa simples mudança de posição da consciência, talvez no contexto do surgimento de uma psicose aguda. Seu reaparecimento é então um sinal digno de confiança de que a psicose foi superada.

Resumindo, vamos repetir: Quando prescindimos de algumas soluções químicas, não existem alérgenos objetivamente perigosos. No plano físico, onde é travada a guerra, eles são inofensivos ou até mesmo saudáveis. Sua periculosidade está em outros planos e, assim, firma-se a suspeita de que se trata de uma guerra de substitutos. A agressão não aceita na consciência atinge o corpo e aí se torna *visível* em forma de guerra no plano não solucionado. A pessoa alérgica é um ser humano com agressão estagnada, que não tem consciência dessa situação. Seu arsenal de armas está cheio até a borda; as fábricas de munição do seu sistema de defesa na medula óssea trabalham constantemente em velocidade máxima. Em todo o caso, elas produzem suas perigosas armas dirigíveis contra um ou uns poucos oponentes, além disso bastante duvidosos, que nunca atacam por si. O modo como se chega a essa estranha e insensata possessão bélica contra supostos inimigos inofensivos, pode nos dar mais informação sobre a alergia.

Alergia e hostilidade contra os estrangeiros

Quem lê um pouco nas entrelinhas não tem dificuldade para reconhecer um notável paralelo com a já mencionada hostilidade aos estrangeiros, um sintoma mórbido das modernas sociedades industriais, que representa um anacronismo semelhante ao do combate aos alérgenos. Há muito, muito tempo, os estrangeiros no próprio distrito eram um motivo para medidas agressivas de luta. Hoje, os estrangeiros são essencialmente convidados, fazem o trabalho sujo para nós, aquele que não queremos executar. Assim eles merecem a hospitalidade. Mas entre as pessoas hostis aos estrangeiros, ao lado de todos os já mencionados projetos de projeção, parecem vingar padrões inconscientes muito antigos que se relacionam com o medo dos estrangeiros ou da demasiada influência estrangeira.

Isso tem bem pouco a ver com os estrangeiros isolados, assim como a alergia não tem relação com os pólens. Apesar disso, como todos os pólens eles tornam-se as vítimas, porque simbolizam algo que desperta o antigo padrão inconsciente de uma espécie de perda de controle dos sistemas agressivos. Até mesmo as condições numéricas são parecidas. Existem igualmente mais estrangeiros do que podemos combater, assim como há visivelmente mais pólens do que podemos neutralizar com anticorpos. Mas, certamente, no caso dos quadros mórbidos somente se trata de termos medo demais de sermos obrigados a suportar algo estranho no nosso próprio espaço limitado.

Como a pessoa alérgica, também o inimigo estrangeiro acumula agressão e nem sequer está especialmente consciente dessa situação. De preferência ele também se arma e enche o seu arsenal de armas até o teto. Seus oponentes significam pouco para eles. Eles nunca os atacarão por conta própria, e nunca se tornarão perigosos para eles. Eles também tiram todo seu potencial de ameaça do seu simbolismo. Os estrangeiros representam o que achamos estranho em nós mesmos, e significam deficiência e fraqueza para o que é deficiente e fraco em nós mesmos. Uma pessoa forte e corajosa ataca isso em si mesma; pessoas fracas e covardes como os inimigos dos estrangeiros, no entanto, o combatem por meio da projeção.

Em virtude desses paralelos entre as pessoas alérgicas e as inimigas dos estrangeiros vale a pena fazer uma análise quanto ao número de alérgicos que podem ser encontrados entre os radicais de direita, inimigos dos estrangeiros. Comparativamente, é provável que eles sejam poucos. Pois também quando escolhem para si um campo tão primitivo de elaboração para reter a agressão, isso ao menos é uma espécie de ação, e eles se livram de algumas das próprias energias com os seus desfiles e caçadas.

Nesse exemplo torna-se bem visível como lidamos com muito mais compaixão com os sintomas corporais do que com os anímico-espirituais ou sociais. Enquanto não há nenhum inimigo de estrangeiros no meu círculo de amigos, eu nada tenho contra as pessoas alérgicas.

O significado dos alérgenos

No sentido mais amplo combate-se a sujeira nos alérgenos, isto é, tudo o que é impuro e não tem valor, devendo-se diferenciar diversos subgrupos. Em todos os casos, no entanto, a pessoa atingida não tem consciência do inter-relacionamento do conteúdo, mesmo quando as alergias pressupõem justamente a consciência. O que pode parecer uma contradição à primeira vista, à segunda tem bastante mais sentido. Na alergia como em todos os quadros mórbidos, o intelecto representa um papel secundário. Concretamente, é totalmente sem importância se a pessoa alérgica enxerga ou não ajuizadamente o inter-relacionamento entre o seu sintoma e a sua alergia. Em muitos casos a pessoa atingida nem mesmo compreende o inter-relacionamento por esse caminho. Assim, a alergia torna nítida a nossa ligação com aquele âmbito muito maior do inconsciente. Mesmo quando os atingidos, por exemplo, as crianças, desconhecem inteiramente a relação entre sua alergia à penicilina e o fato de que o *aspergillus penicillinum* é um mofo, como um símbolo de sujeira e degeneração, o mofo pode ser combatido inconscientemente por elas. É suficiente que no campo isolado dominante da consciência da sociedade momentânea, em que a criança vive, exista um conhecimento desse inter-relacionamento.

Se a consciência é desligada até sua última profundeza, isso tira o chão debaixo dos pés do alérgico, como já se mostra no seu desaparecimento, quando o seu possuidor sofre uma anestesia profunda ou mergulha nos mundos psicóticos. De fato, a maioria dos pacientes até mesmo desconhece a ligação do conteúdo com seus alérgenos. Descobri-los é um primeiro passo para a melhora, embora não seja suficiente. A cura só acontece quando o conhecimento inclui planos ainda mais profundos do que os intelectuais.

Que a consciência é um fator tão decisivo quanto o conteúdo objetivo de sujeira, torna-se claro quando a mera imagem do alérgeno implícito já desperta a sintomática típica. Um pequeno paciente asmático com alergia à poeira reagia com um ataque de asma assim que via uma locomotiva a vapor soltando fumaça num filme. Uma menina com uma rara alergia a rosas combatia um ramo de rosas de plástico trazido de uma festa com tanta intensidade como combatia as rosas verdadeiras.

No caso de crianças, muitas vezes basta o símbolo puro que alicerça o aspecto da consciência da alergia. Se continuarmos a seguir essa linha de pensamento, logo todos são alérgicos, pois sobre qualquer pessoa o símbolo *reagirá alergicamente* em determinado momento, como se diz na linguagem comum. Contudo, aqui queremos limitar a alergia essencialmente àquelas reações exageradas, nas quais — mesmo que seja mínimo — há contato físico com os respectivos alérgenos. Mas, naturalmente, os limites no plano anímico são fluentes. Eles definem a alergia exatamente em oposição à infecção ou também ao envenenamento, mostrando que não se trata da quantidade de "substâncias nocivas". Mas também quando basta o contato com poucas moléculas ou até átomos isolados para provocar uma reação, naturalmente é fácil supor-se que também os "contatos" mais sutis como imagens ou sentimentos surtam efeito. A imagem concreta ou muitas vezes uma idéia da mesma pode provocar uma reação alérgica. Encontramos um fenômeno semelhante também nas inflamações, em que uma mera visão das bolinhas da herpes nos lábios de outra pessoa pode provocar uma infecção. Sim, até mesmo a idéia de sujeira e o pensamento de nojo no caso da herpes genital podem ocasionar a sintomática correspondente.

Assim, não é de causar muito espanto que os procedimentos terapêuticos quase incorporais, como a moraterapia, que é feita com base nas vibrações, possam ajudar. Naturalmente, a psicoterapia é a que vai mais longe quanto a isso. Nela "só" atuam pensamentos, imagens, emoções e sentimentos e, exatamente por isso, tornam possível uma mudança muito profunda.

Enquanto se trata de uma simples reação anímica de defesa, ainda não falamos de alergia no sentido médico em geral, mesmo quando os limites entre a alergia puramente anímica e a "psicossomática normal" são muito fluentes. Mas simplesmente definir todos os seres humanos como alérgicos não nos faz progredir, mesmo quando tem sentido reconhecer que estamos todos no mesmo barco e temos a tendência de reagir sempre de modo alérgico. Se as taxas de crescimento continuarem a ser tão altas, logo as pessoas alérgicas representarão a maioria na Alemanha.

Com razão consideramos santa uma pessoa sem qualquer defesa e aversão. De fato, um dos critérios centrais dos iluminados é que eles desistem de toda resistência, vivem totalmente descontraídos no aqui e agora, seja qual for a sua aparência. Eles reagem a tudo conforme a situação e, em todo caso, sem exagero ou alergicamente, porque — livres de todas as ligações e desligados do passado e do futuro — eles chegaram ao momento atual. Estar sem reação alérgica também no sentido anímico, portanto, é um objetivo distante do caminho de desenvolvimento. Subsistir sem reação alérgica às substâncias deste mundo, ao contrário, é um estado de relativa saúde, que aqui queremos chamar de não-alérgico, mesmo que ainda possa haver reações alérgicas no âmbito anímico da pessoa em questão. Portanto, quem reage alergicamente "somente" ao seu chefe ou parceiro, de fato tem algo a ver com o tema, mas não será daqui em diante chamado de pessoa alérgica, mesmo que possa começar, no sentido preventivo, a fazer amizade com a usual expressão da agressão.

A base da guerra é a concretização da agressão urgente, seu objetivo pode tornar-se claro nos rivais de guerra momentâneos — o que também vale para a alergia. Hoje quase toda substância pode transformar-se em alérgeno, no entanto, a temática pode ser reconhecida com maior clareza nos representantes clássicos.

Na **poeira doméstica**, um dos alérgenos mais freqüentes, a correlação é óbvia, visto que se trata do símbolo da sujeira e um horror para toda dona de casa engajada. Isso se torna ainda mais claro quando pensamos que, em essência, a poeira compõe-se do excremento dos ácaros contidos na poeira da casa. Ao contrário, o fato de existirem alergias provocadas por **produtos de limpeza**, à primeira vista parece contrariar diametralmente a teoria da sujeira. No entanto, para a alma esses opostos sempre estão muito próximos; assim, no produto de limpeza, o pólo oposto também fica claro e é correspondentemente combatido. Entretanto, a psicologia também conhece esse inter-relacionamento e conhece a proximidade entre o bêbado e o abstinente, entre o fumante e o não-fumante. A voz popular sabe que os psiquiatras estão muito próximos dos loucos, e todo fã de crimes aceita que o criminoso e o criminalista pensam igualmente de forma criminosa, para que o todo se torne excitante. Para a alma, os pólos opostos se pertencem; eles compõem as duas faces de uma medalha; e assim, a sujeira e os produtos de limpeza estão intimamente unidos e iluminam a mesma temática, só que de dois lados diferentes.

O papel importante da consciência em sua dimensão mais abrangente aparece especialmente nas alergias sempre perigosas **aos alimentos**. Há vinte anos, quando a nossa comida ainda era impura numa medida mais forte mas quase ninguém sabia disso, as correspondentes alergias eram praticamente desconhecidas. Hoje, quando passamos de um escândalo de víveres para o próximo e os alimentos devem ser relativamente mais limpos devido aos constantes controles, existe uma abundância das respectivas alergias — com uma tendência crescente. Mais decisivo que o grau de sujeira, portanto, é a consciência correspondente.

Anteriormente, no plano dos alimentos, as alergias limitavam-se principalmente ao glúten, a substância colante nos cereais que leva à zoliaquia. Esses colantes, que mantêm o nosso pão aglutinado, têm uma natureza bastante pegajosa. Tudo o que é pegajoso, escorregadio, mucoso, igualmente desperta nas pessoas associações com a sujeira, além de ter um nítido componente sexual, do qual nos ocuparemos mais tarde.

Na **alergia ao leite**, a luta volta-se contra a substância básica da vida e parece especialmente insensata. Afinal, o leite não deve ser um dos alimentos básicos dos adultos e também não é uma bebida adequada. Mesmo na infância não se trata do seu aspecto líquido, mas do seu aspecto nutritivo e, nesse caso, principalmente da gordura. Além do mais, o leite é a base de toda a alimentação tipicamente infantil, que em geral tem a natureza de mingau. No alimento amassado e no mingau encontramos um aspecto que provoca reações alérgicas com freqüência e num sentido mais amplo também pertence ao plano dos problemas sexuais de que ainda trataremos. O plano sexual é associado ao muco e a uma atmosfera escorregadia, deslizante. A isso acrescenta-se a associação com o maternal, devorador, contra o qual muitas crianças inconscientemente se defendem dessa maneira.

No número crescente de alergias aos medicamentos, a consciência representa — como nas alergias aos mantimentos — o papel principal, pois só depois que tivemos idéia da sua nocividade, cada vez mais pessoas temem os medicamentos químicos, sentindo-se incomodadas e impuras por causa deles, e as respectivas alergias transformaram-se num tema importante. Quando a crença nos medicamentos da medicina convencional ainda não tinha nenhuma brecha, o fenômeno da alergia restringia-se à alergia ao bolor da penicilina. Atualmente, ao contrário, em que o ramo farmacêutico em geral caiu na boca de todos e os escândalos se amontoam, as alergias atacam todas as substâncias possíveis. Por sua vez, não nos referimos aqui àquele grupo crescente da população, que já *reage alergicamente* contra toda a medicina convencional, pois trata-se de pessoas que têm consciência da sua antipatia agressiva e que já por isso não tendem a empurrar o problema para a sombra. Em vez de deixar que o próprio sistema imunológico como representante a coloque para fora, ao contrário, elas tendem a atacar o oponente em cada oportunidade. Essa pode ser uma questão de estilo e de gosto; em todo caso, não leva a um sintoma corporal de alergia.

No caso dos corantes, dissolventes e conservantes, sua impureza e periculosidade ocupam o primeiro plano, pois foram especialmente desmascaradas nas últimas décadas. Os preservativos de madeira e os corantes dos anos de 1960 e de 1970 eram de fato muito mais tóxicos, mas como ninguém sabia disso, eles não provocavam alergias; no entanto, provocavam muito mais envenenamentos do que seus sucessores quimicamente mais compatíveis. Nas cores, além disso, pode ser combatida ainda a sua vivacidade simbólica; nos solventes pode-se fixar toda resistência contra tudo o que flui e dissolve.

O que chama a atenção nas alergias aos metais, é que elas dizem respeito exclusivamente aos metais ignóbeis e suas ligas. A prata esterlina parece marcar o limite da harmonia. Obviamente, também aqui o critério decisivo é o sem valor, o ignóbil. A lógica da psique não pode ser comparada com a do intelecto. Um dos meus primeiros pacientes com alergia ao metal reagia exclusivamente ao níquel. A busca de uma ligação anímica propulsora do verdadeiro tema da sua luta inconsciente, mostrou-se muito difícil, até que num exercício de associação com o tema níquel, o paciente lembrou-se da expressão norte-americana "*a nickel and a dime*", que representa o troco (moedas). Quando criança ele havia aprendido que o *dinheiro é sujo*, e foi instruído a lavar as mãos cada vez que tocasse nele. Mesmo que a função de ponte que aqui cabe à palavra níquel seja insatisfatória para o intelecto, no entanto, animicamente, ela é eficaz, como mostrou a correspondente alergia. Quando essa desapareceu, depois que o paciente esclareceu sua relação problemática com o dinheiro, mais uma vez ficou claro quais caminhos extravagantes a alma pode escolher para expressar a sua solicitação para a razão. Aqui estamos lidando com ligações e associações, como as conhecemos anteriormente do reino dos sonhos noturnos.

No caso das **ligas de metal** trata-se da ligação e da fusão de diversos elementos. A psique pode achar que vale a pena combatê-los devido às possibilidades de associação com paralelos sexuais, como talvez a fusão sexual.

O significado do **pólen** que voa por toda a parte resulta da função. Trata-se da semente masculina das plantas no seu caminho de frutificação da nova vida. Assim, em geral, aqui devemos citar todos os tipos de sementes de plantas, porque cada uma pode ser combatida como símbolo de fertilidade. À primeira vista é difícil perceber o relacionamento entre fertilidade e sujeira e, para pessoas que não reagem com alergias, ele nem mesmo existe. Mas para as pessoas alérgicas atingidas, o sexual, o fertilizante é temível nas profundezas inconscientes da sua alma e é considerado impuro. Verbalmente conhecemos esse relacionamento em expressões como *piadas sujas* e *comentários obscenos.* Na confissão católica o padre pergunta se tivemos pensamentos imorais e se não nos tornamos impuros. Infelizmente, do ponto de vista religioso, não há pesquisas sobre se as alergias atacam com mais intensidade as pessoas sexualmente reprimidas do que o resto da população. Entretanto, pode-se imaginar isso, porque ao menos inconscientemente, e às vezes até conscientemente, elas tendem a considerar a sexualidade suja; mas, na maioria das vezes, elas tampouco conseguem evitar de entregar-se ao tema e aos desejos, porque os impulsos são mais fortes do que os impedimentos religiosos, que não conseguem sobrepor-se a eles. Essa é exatamente a situação que conduz à repressão e à separação das energias.

Não é por acaso que a febre do feno atinge principalmente o nariz da maioria das pessoas doentes, pois ele tem uma relação clara com o âmbito sexual. Em suas mucosas não só estão todas as zonas da reflexologia associadas ao espaço ginecológico, o nariz representa também, na voz popular, o membro masculino, quando se diz desrespeitosamente: "Assim como é o nariz do homem, assim também é o seu joãozinho." A maioria das pessoas no mínimo tem consciência dessa relação, pois por que então elas gostam tanto de cutucar o nariz apesar de isso ser proibido?

O significado de muitas **frutas** segue a mesma linha simbólica das diferentes sementes. O **morango,** especialmente difundido como alérgeno, torna fácil a nossa interpretação. A vistosa fruta vermelha nos faz pensar em tantas *frutinhas* (precoces). Expressões como "estou apaixonado pela sua boquinha de morango" afastam-se com muita clareza do reino botânico.

No caso das **cerejas**, chama a atenção o fato de que, em geral, de maneira realmente simbólica e clara, elas balançam no galho aos pares. Elas também são consideradas as frutas proibidas no jardim do vizinho.

Nas **bananas** não é só a forma que é suspeita, mas com freqüência acrescenta-se a sua consistência pastosa, que transmite um simbolismo sexual. Nossa recusa a tudo o que é pastoso e mucoso é um fenômeno cultural, que se relaciona com a depreciação do âmbito sexual no espaço cultural judaico e cristão. Muitos povos indígenas até consideram o muco como lar da vida, porque puderam observar que sempre há muco quando nova vida é gerada. Conseqüentemente, eles podem suportar sem problemas o fato de as mães mastigarem o alimento dado aos filhos, enchendo-o antes cuidadosamente de saliva. Muitos nativos até mesmo consideram uma honra especial mastigar previamente as iguarias que são oferecidas a um estranho. Entre nós, ao contrário, em nenhuma hipótese algo mastigado deve sair da boca, senão o nojo já faz muitas pessoas se sentirem mal.

O simbolismo por trás das alergias a **pêlos de animal** também vai na direção do erótico. Nos pêlos de gato, bem como afinal em todo pêlo de animal, é combatido o feminino animalesco ou também o masculino animalesco. Os bichos de pelúcia das crianças, que se prestam tão bem para beijocar, bem como para expressões como "você, gatinha selvagem" ou "a essência felina de uma mulher", "gatinha manhosa", podem firmar ainda mais a correlação. Não é em vão que muitas *gatas selvagens* mostram suas garras e preferem pintá-las com a cor do amor e do sangue. O motivo de Marte e o seu princípio oposto, Vênus, investirem na mesma cor, relaciona-se com o fato de eles — como todos os pólos opostos — estarem muito próximos. O vermelho que chama a atenção, além do perigo mostra claramente as intenções eróticas trazidas ao jogo, quando o *homem* se envolve mais intimamente com uma *gata feroz*. Não é sem razão que o gato, além de sua função de objeto de alergia, seja um animal doméstico tão apreciado. Seu ronronado e seus agrados junto com a simultânea disposição de mostrar as garras, sua teimosia e o fato de não se deixar educar fazem com que seja o mais querido parceiro de muitas pessoas, enquanto outras o consideram um demônio a ser combatido. A ciência recentemente reconheceu que o seu ronronado estimula a cura.

Os gatos são verdadeiros assassinos que matam por prazer os seus brinquedos favoritos, os ratos. E depois que eles se entregaram abundantemente aos seus instintos selvagens, não acham nada demais em esfregar seu focinho lambuzado de sangue na perna do seu amigo humano; isso lhes trouxe a fama da *falsidade*. Portanto, não é de estranhar se, por um lado, os gatos são adorados como no antigo Egito, onde eram considerados sagrados, e, por outro, são combatidos por muitos alérgicos até a última gota de sangue. Que muitas pessoas alérgicas contradigam inteiramente esse fato, não deve surpreender-nos, pois, naturalmente, elas não têm consciência dos inter-relacionamentos profundos. Muitas pessoas alérgicas a gatos chegam a jurar, sem que isso lhes tenha sido pedido, que amam os gatos e, da sua perspectiva, elas por certo têm razão. O tema da sombra não se refere a gatos concretos, mas ao simbolismo que representam, e ele vai mais fundo e também é muito mais eficaz do que todas as confissões verbais. O corpo aqui é outra vez muito honesto, quando, empregando suas forças de defesa, ele empreende uma luta amarga contra o mais doce dos gatinhos manhosos, assim que chega em casa. Muitas vezes a pessoa alérgica não tem consciência do inferno em que ousou entrar, isto é, talvez nem intua qual "tigre" também more aí. O caso de alergia que surge apesar disso, é muito menos prova do objetivo fato da alergia a gatos, e é muito mais uma outra indicação de que não se trata do conhecimento superficial no sentido de informação, mas da percepção do animal que a alma sempre é capaz de realizar. As pessoas atingidas farejam o felino em toda a parte, mesmo que elas mesmas não acreditem nisso.

Nas alergias a **pêlos de cachorro**, os componentes agressivos primários de significado reagem antes ainda do que os eróticos; a agressão e o erotismo gostam de brincar juntos e, como pólos opostos, ambos os princípios mantêm um estreito relacionamento mútuo. Mordidas e arranhões de amor concretamente representam isso e são reflexos do estreito relacionamento de Marte e Vênus na mitologia. A linguagem comum denuncia o sentimento diário dessa ligação. Gostamos de *devorar* o outro de tanto amor, encontramos alguém para *morder* e *saborear* logo em seguida. Quem ameaça amorosamente *engolir o parceiro com pele e cabelo*, avalia exageradamente suas possibilidades agressivas externas, mas de nenhuma forma as suas possibilidades eróticas. Não é à toa que Eros/Amor, o deus do erotismo, é filho de Vênus e Marte.

Como descendente do lobo, o cão por um lado é símbolo do mal (lobo), por outro também o nosso melhor e mais querido amigo do reino animal. Como lobo anímico, ele representa os impulsos sombrios e agressivos em nós, que o levam a *engolir* o Chapeuzinho Vermelho, mas igualmente o camarada fiel, que atravessa o fogo pelo seu dono e, se necessário, até enfrenta a morte. No mito e na literatura o lobo foi apresentado de vez em quando como salvador e sustento dos filhos dos homens devido ao seu amor carinhoso pelos filhotes — como Rômulo e Remo na lenda romana ou Mogli no livro de Kipling, *Mogli na floresta*. No filme *Dançando com Lobos* foi igualmente mostrado esse lado amigável e amoroso do lobo.

Nas alergias a **cavalos** e ao seu pêlo a recusa dos impulsos ocupa o primeiro plano. Como um animal relacionado com o princípio jóvico,[41] o cavalo simboliza um animal da força dos sentidos, que o cavaleiro aprende a controlar entre as coxas. Na propaganda podemos viver esse componente nos caubóis, que cavalgam com sua marca momentânea de cigarro para o enfarte cardíaco ou o câncer de pulmão. Mesmo que o pólo oposto apareça aqui com tanta clareza, a intenção original da propaganda continua reconhecível e ainda capta a simpatia dos fumantes presos ao seu vício, contrariamente a toda razão. O poder das imagens e o simbolismo que fica claro no controle do desejo dos cavaleiros, são fortes demais para serem alcançados pela argumentação médica, por mais bem intencionada que ela seja. No que se refere à força original instintiva, o cavalo simboliza aquela criatura tão poderosa e infinitamente mais forte em comparação com o seu cavaleiro, que tem de ser dominada no caminho da humanização. Se esse tema é tocado por ele, para o alérgico ao pêlo de cavalo vale a pena alguma luta de defesa até chegar a acessos maciços de asma.

Por trás da alergia ao **sol**, oculta-se na maioria das vezes uma alergia aos respectivos bronzeadores que devem proteger do sol, sendo que aqui está em primeiro plano o aspecto oleoso dos preparados. O corpo bem untado, brilhante não parece ser expressão de força erótica apenas para os *bodybuilders* [praticantes de musculação]. Deixar que um belo estranho passe óleo em nós sempre contém um aspecto erótico. Mas cada vez mais o sol sobre a própria pele é combatido alergicamente. Na época do buraco de ozônio, a descoberta da nocividade dos raios de sol representa um papel de importância.

Além disso, o sol é a fonte de todo o calor e como tal é adorado por um número incontável de pessoas durante o verão. Elas preferem ser acariciadas nuas por ele e oferecem voluntariamente a pele para seus quentes beijos, como só fazem para o amante. Mas elas têm consciência de que o sol pode queimar tanto como o amor; assim, ambos são simultaneamente temidos e procurados. A falta de sol e de amor é igualmente lamentada e ambos andam de mãos dadas nas férias de verão, que também devem ser férias ao sol. Que o sol doador de calor e dedicação melhora a acne, um sintoma de falta da ruptura dos limites do erotismo durante a puberdade, surpreende pouco neste contexto.

Como símbolo da luz, da energia vital e da individuação, muitas pessoas alérgicas acham que vale a pena combatê-lo, pois, em última análise, em sua luta a postura alérgica básica se volta contra a sexualidade, a sujeira e contra a vida em geral. Sem a sexualidade, a vida humana termina dentro de uma geração; sem a atmosfera oleosa e mucosa nesse contexto ela é difícil de ser mantida. Em toda a parte que surja vida, somos confrontados com aquele caos escorregadio, odiado por tantas pessoas alérgicas — quer analisemos o caldo primordial que a ciência aceita ter produzido a primeira vida ou um pântano com seu verde alastrante ou a poça de água ou o brejo mais próximos.

No caso da alergia aos protetores solares ainda pode haver um jogo recíproco de diferentes correntes, pois quem se besunta impede novamente que a força solar o toque. Talvez o inconsciente de alguns adoradores do sol, que estão se tostando na praia, sinta que na verdade se trata de permitir que o sol, como símbolo da individuação, os toque mais profundamente. O óleo bronzeador, que impede esse processo, pode assim tornar-se um inimigo.

A alergia ao **esperma** ainda é uma forma muito rara, porém muito clara da crescente alergização. Na Alemanha, até agora surgiu em cerca de cinqüenta mulheres. Elas reagem ao esperma masculino com uma alergia que chega ao choque anafilático; portanto, um estado de choque que põe a vida em perigo. As mulheres atingidas só podem praticar o ato sexual usando uma camisinha e, no caso de isso fracassar, devem passar por um tratamento médico intensivo. Uma fecundação natural não é mais possível. Pode-se pensar teoricamente numa fecundação artificial. Na interpretação fica claro que aqui é combatido inconscientemente o masculino na forma da sua fertilidade. Em última análise, a mulher não quer contato com o masculino — e principalmente não quer fazer algo junto com ele (na forma de um filho). Em seu inconsciente ela acha isso sujo e perigoso. Entretanto, nessa forma rara de alergia juntam-se dois temas essenciais de muitas alergias.

Caminhos da terapia

Todos os alérgenos podem ser classificados em dois círculos penetrantes. No círculo interior menor podemos classificar todos aqueles alérgenos que têm relação com temas eróticos e sexuais; ao círculo maior pertencem os temas sujeira, futilidade e o feminino. Por isso o círculo menor é representado junto com o maior, quando os seus alérgenos só podem atuar como tais, quando a sexualidade e o erotismo na profundeza da alma inconscientemente também são sentidos como sujos e sem valor. Conseqüentemente, ao círculo interior pertencem todas as sementes e, portanto, também o pólen, os pêlos de animais e os frutos. Todos os alérgenos viscosos, moles e pastosos devem ser atribuídos a esse âmbito. Todas as outras substâncias, num sentido mais restrito ou mais amplo fazem parte do tema sujeira — ou ao que as pessoas implicadas entendem ou acham que elas sejam. Aqui, portanto, encontraremos a poeira doméstica, mas justamente como pólo oposto também os produtos de limpeza bem como a abundância de medicamentos que provocam alergias, os corantes e gêneros alimentícios, os metais ignóbeis e as ligas, e assim por diante. Hoje já existem terapias contra a sujeira para pessoas alérgicas que apostam numa reconciliação com esse tema, o que demonstra que, nesse contexto, a medicina convencional se aproxima do tema da polaridade.

No que diz respeito à terapia há algumas distinções importantes entre os dois círculos. Os alérgicos do círculo interior não só podem esperar alívio do deus guerreiro Marte, mas também do deus do amor, Eros. Realmente, Amor/Eros é filho — ainda que ilegítimo — de Marte/Ares. O deus da guerra o concebeu com a sua parceira, a deusa do amor Vênus/Afrodite, com quem surpreendentemente divide muitas coisas. Como a maioria dos filhos, Eros também representa uma mistura dos temas de seus pais. Ele representa as solicitações da mãe, a deusa do amor, com as armas do pai, o deus da guerra. Com o arco *ele atira* seus *dardos de amor* untados com a bílis (marcial) no coração das pessoas ou planta nelas a chama do desejo. Assim, ele ateia o fogo do amor como o incêndio de uma área que muitas vezes é difícil de apagar, mas que com o tempo quase sempre se apaga por si mesmo quando o material incandescente comum perdeu a chama.

Muito erotismo vital vivido com coragem é, conseqüentemente, uma terapia ideal, porque une em si os dois princípios primordiais implícitos. Com os meios de Marte, os temas de Vênus — o sedutor, o atraente e o erótico — são combatidos nessas alergias. Obviamente, é muito mais curativo deixar Vênus e Marte se agredirem nas lutas de amor e nas matanças. Mordidas de amor e o desejo mútuo de engolir, as intensas explosões ou as implosões mais suaves do orgasmo denunciam os dois princípios primordiais com muita clareza. Os traços do amor assemelham-se principalmente aos da luta, mesmo que estabelecidos no pólo oposto. Nas correspondentes feridas, arranhões e mordidas, na vermelhidão da pele e na aceleração do fogo da respiração, amor e luta revelam-se na mesma medida. Os gritos podem abalar tanto os campos de batalha como também os campos do amor, e depois deles em ambos os casos há exaustão.

Marte e Vênus sentem-se bem quando o amor se transforma num ritual e a guerra ritualizada numa festa de vitalidade. Foi nesse clima que puderam conceber também sua outra filha ilegítima, Harmonia. Na mitologia dos arquétipos ilegítimos, isto é, os concebidos além dos limites da compreensão humana da legalidade, como os filhos ilegítimos dos deuses citados há pouco, Eros e Harmonia estão classificados junto com os mais importantes, visto que estabelecem uma ponte sobre o abismo entre os deuses e o reino dos homens ou, como aqui, de um extremo a outro. Em todo caso, Harmonia, o objetivo de tanta agressão da parte das pessoas alérgicas, só pode ser atingida através dos seus pais, Marte e Vênus. O pensamento do cenário esotérico, de que Harmonia tenha crescido com muita luz, amor e sumo de mel em determinada ocasião é contraproducente, e, assim sendo, não está muito longe de fazer justiça à essência da verdadeira harmonia. Ela só pode ser criada da luta e do amor, de Marte e de Vênus, e cairá muito mais facilmente e por si mesma no colo daqueles alérgicos que se aproximam corajosa e ofensivamente de Marte. Além disso, para as pessoas atingidas dos dois círculos alérgicos, em geral isso leva ao controle da agressão.

Em todo caso não é necessário limitar a temática somente ao erótico. O fluxo e a tensão entre a energia feminina e a masculina são necessários em nosso mundo da polaridade para que surja a vida; e, no seu sentido figurado, essa vivacidade faz com que valha a pena viver a vida.

Processos de prevenção

Tudo o que as pessoas alérgicas acham digno de luta, fica mais evidente na caricatura da sua situação. Quando resumimos os conselhos da medicina convencional para evitá-la, que aconselha reprimir as reações corporais com anti-histamínicos e cortisona para diminuir as taxas de alérgenos, na verdade não resta quase nada vivo. Nos Estados Unidos, onde as alergias estão fortemente na ofensiva, as campanhas de prevenção aumentam de força no terreno de uma mania de higiene profundamente arraigada. Aí se encontram nas regiões desérticas os círculos organizados de pessoas alérgicas com seus lares móveis isentos de alérgenos para tirarem férias conjuntas da alergia. O espaço interno de seus lares móveis não é muito confortável. Ele lembra muito mais uma sala cirúrgica, porque tudo deve estar livre de alérgenos, isto é, estar desinfetado, isento de germes e livre para viver. Plantas em vasos são tão proibidas como qualquer coisa que retenha poeira. Água e até mesmo o ar são filtrados; a ingestão de alimentos é severamente vigiada. Assim, as férias ficam de fato livres de alérgenos, mas também de tudo o que está vivo.

Os ambientes externos que essas estratégias de evitar escolhem para os seus encontros devem naturalmente ser igualmente estéreis. Oferecem-se regiões desertas, onde nada cresce, como as salinas de Utah ou as regiões montanhosas acima dos limites das árvores, onde ventos frescos cuidam do ar puro e ácaros da poeira doméstica não conseguem mais sobreviver. Para quem fica acima das coisas dessa maneira, o mero pensamento na vida agitada nos vales basta para provocar alergias.

Das estações do ano, o inverno é a mais agradável, porque então a natureza faz a vida correr mais devagar e são anunciadas a retirada e a morte. As pessoas alérgicas de preferência evitam a primavera com os seus perfumes e desejos. Seu lema é afastar-se da vida normal com suas depressões e sua excitante vivacidade.

Muitos alérgicos, como os asmáticos, acham que essa caricatura é superada pela realidade. Entre nós existem para eles as assim chamadas câmaras livres de alérgenos, uma espécie de caixão espaçoso, para o qual se mudam muito tempo antes do fim da vida por medo das alergias. Evitar a vida é o triste objetivo dessa estratégia, que mais pode ser definida como um suicídio inconsciente em prestações do que como vida.

A crescente alergia aos gêneros alimentícios hoje obriga as pessoas a viver "situações grotescas de vida" semelhantes. Quando não se suporta mais nenhum alimento, isso nada mais significa do que o fato de que a vida está sendo combatida como um todo. Os médicos contrabandeiam as calorias necessárias à sobrevivência pela barreira do intestino, utilizando alimentos artificiais. Ao contornar esse limite interior para o mundo exterior a sobrevivência é possível, mas isso quase nada tem a ver com a vida. Aqui vemos que nada mais tem permissão de entrar sem uma guerra de representantes imunológicos.

Toda comida lembra vida, contra a qual os alérgicos lutam e da qual inconscientemente buscam esquivar-se. Na verdade, comer sempre pressupõe uma certa medida de agressão. É preciso pegar o alimento, mordê-lo, mastigá-lo e triturar violentamente a comida. Realmente, todo ato de comer que exige a integração de estranhos, leva a uma leucocitose, a um aumento dos corpúsculos brancos do sangue para a defesa dos corpúsculos sangüíneos existentes. Tudo isso é pedir demais às pessoas extremamente alérgicas aos alimentos. Talvez elas se recusem também a essa agressão das mais naturais e então transformem o seu corpo num campo de batalha ainda mais catastrófico.

No caso extremo, quando (quase) todo alimento é recusado e combatido, já se trata de uma tentativa realmente inconsciente de suicídio, no entanto, mal oculta. O suicídio sempre está ligado à agressão que, nesse caso, volta-se ostensiva e diretamente contra a própria vida. Quando o processo alérgico chega tão longe assim, ao lado do princípio de Marte também fica visível o princípio de Plutão com sua energia autodestruidora. Sua forma matizadamente feminina de agressão volta-se para dentro, volta-se contra si mesmo, em vez de voltar-se para fora, como em Marte. Esse tema ocupará o primeiríssimo plano nas doenças auto-agressivas.

Quadros mórbidos alérgicos especiais

Asma

Na bronquite asmática, além do componente básico da agressão, há também o inchaço, que caracteriza a aparência externa com os anos. A medicina fala do tórax de barril, que é a base do enfisema pulmonar. Aqui fica clara a exigência do ego inchado demais. Da linguagem comum conhecemos a expressão *tipo estufado*.

Chega-se ao excesso de inchaço porque os pacientes se excedem. Em vez de sempre devolver o ar viciado, eles tentam continuamente inalá-lo e, com isso, captam ar demais. Assim, há um distúrbio da polaridade entre dar e receber, que ameaça sufocar o asmático no caso extremo do seu estado asmático. Quem quer reter tudo para si, não recebe mais nada, mas se intoxica e aparta-se da plenitude da vida. Muitos asmáticos anseiam por amor. Como eles mesmos são incapazes de dá-lo, nunca recebem o suficiente. No sentido figurado, eles dão a impressão de *não conseguir se fartar*. Nesse contexto, *estufado* ou *glutão* são expressões reveladoras da linguagem comum.

No excesso de flatulência se expressa uma exigência revestida de poder, que muitas vezes se revela nos correspondentes exercícios de poder. Os acessos que apresentam risco de vida muitas vezes são percebidos pelo meio ambiente como uma "pressão". Aqui entra em jogo uma medida apropriada de auto-sacrifício: arrisca-se a própria vida para realizar-se vencendo a resistência, o que mostra mais um aspecto plutoniano do que um aspecto marcial. O desequilíbrio entre poder e desamparo determina amplamente a vida do asmático. Num confronto com os outros pelo domínio *fica-se sem fala* ou *com falta de ar*. Nessa situação, a climaterapia da medicina convencional é muito favorável para os asmáticos, pois eles são enviados para as alturas das mais belas regiões montanhosas. Ficar muito acima de tudo — acima das coisas e das outras pessoas — pode satisfazer o próprio complexo de superioridade bem como o anseio por ar puro. Essas posições elevadas também podem torná-lo solitário, pois lá em cima o ar é fino e reduz tudo o que é vivo. Segundo a interpretação psicanalítica, os implicados preferem derramar internamente as eventuais lágrimas.

A altitude também favorece a defesa dos âmbitos da vida sentidos como sombrios. A maioria dos asmáticos está pouco reconciliada com as regiões inferiores, especialmente as zonas sexuais como a bacia. As pacientes transmitem uma impressão muito mais incômoda, e elas raramente deslocam sua sexualidade para o peito. Em vez de produzir o muco nas regiões inferiores suspeitas, elas o produzem nos dois brônquios dos seus pulmões. Realmente anseiam por abrir uma vez essas asas internas, levantá-las e voar na leveza do ser, mas esse anseio é intensamente boicotado.

Como a respiração livre também é uma expressão de troca e contato, no padrão respiratório dos asmáticos revelam-se a recusa e a má vontade. Além disso, com o pulmão, além da pele, naturalmente está implicado o mais importante órgão de troca. Oculto, pode existir o medo de dar o passo para a liberdade e independência. O interior contrasta com o exterior: o imponente e estufado domínio e exigência de poder, como ele se mostra no tórax de barril, e uma estreiteza peitoral determinada pelo enfisema que gera medo e, com isso, aperto. Quem não consegue respirar livremente, também não consegue viver bem as próprias qualidades da alma. Subjetivamente, os atingidos têm a impressão de que os seus semelhantes — e com especial freqüência a própria mãe — não lhes deram espaço suficiente para o desenvolvimento.

No acontecimento alérgico acrescenta-se a recusa do vivo, um fechamento para o exterior. Durante o acesso, o asmático pode enquistar tão fortemente do vivo, que o oposto ameaça na forma da morte. Ele gostaria de *vangloriar-se* e de *se desafogar*, mas as suas agressões ficam presas nos pulmões. Na tentativa de *tossir algo para alguém* não é raro que, desamparado, ele *sinta falta de ar* de tanta raiva.

Os asmáticos podem elaborar os seus problemas por meio da terapia da respiração associada.[42] Pode haver uma compensação das tensões entre dar e receber e a prática da entrada de uma agressão sadia. Por outro lado, os problemas descritos em geral requerem psicoterapia. A consciência pode aprender a expandir-se e a ocupar o lugar com que as pessoas atingidas sonham. Onde isso acontece no sentido figurado, a caixa torácica pode ser poupada dessa tarefa. Quando os asmáticos implicados cuidam do reconhecimento da sua importância, eles não precisam mais se inflar tanto por meio da forma da sua caixa torácica.

Na respiração associada os asmáticos também podem elevar-se no momento acima da polaridade e viver o "morra e viva" na expiração e inspiração e, assim, dar a si mesmos e aos outros o espaço e a liberdade para a realização pessoal.

Quando *se desafogam*, no sentido figurado, e começam a viver ofensivamente, a luta contínua nos pulmões será aliviada. Quando eles compreendem e aceitam o seu medo, aperto e a sua pequenez na consciência, esses temas não precisam continuar sendo compensados no palco do corpo. Quem é dono de si mesmo e concretiza um genuíno poder exterior, não precisa mais exercer poder sobre a sua sintomática. Quem eleva primeiro a sexualidade na consciência em vez de no peito e permite que a respectiva energia flua para as regiões predeterminadas, sentirá como a vida flui e o seu muco representará um papel deleitoso de modo nenhum restritivo.

Tudo o que foi evitado até então, principalmente a própria "sujeira", aos poucos se tornou consciente outra vez — e a longo prazo um adubo do próprio desenvolvimento. Num plano muito concreto a urinoterapia com a própria urina representa um bom apoio, pois traz mais uma vez ao jogo da vida as águas residuais da alma.

Desse modo, segundo a experiência, com o tempo o dar e receber no campo da troca, da comunicação e principalmente do amor podem reconciliar-se.[43] Então a sexualidade pode unir-se ao amor e as antigas "fantasias sujas" se tornarem uma fonte de prazer. O desejo de isolar-se se transforma, protege e aceita o seu próprio espaço. A agressão usada para isso recebe o caráter de estimulante da vida. Por meio de um determinado poder sobre si mesmo e sobre a própria vida, a exigência de domínio é aliviada; a importância própria e em certos casos também a pequenez podem ser vistas realisticamente, donde pode surgir finalmente a harmonia entre a liberdade da respiração e as possibilidades do espaço.

Na palavra *erupção cutânea* já se expressa o caráter agressivo do quadro mórbido. A pele atua como o nosso órgão de contato primário — enquanto que através dos pulmões, e portanto através do elemento Ar, é possibilitada uma comunicação comparativamente distanciada com o mundo exterior. No caso da pele trata-se de carinho, de um contato próximo, sensual; simultaneamente ela também serve como limite. Conseqüentemente, deve-se supor que a perturbação da neurodermite também está nesses âmbitos.

Como no quadro mórbido a erupção parte de dentro para fora, porque coça e leva aos arranhões, uma forma agressiva de dedicação, trata-se principalmente de temas relativos a contato e carinho. A neurodermite antes abre do que fecha os limites. Ela não quer fortalecer a pele e firmá-la como no caso da pele escamosa, em que acontece uma espécie de blindagem do limite da pele provinda de dentro.

Quando alguma coisa *coça* ou *arranha*, na maioria das vezes não é somente uma reação alérgica da pele, mas também um tema reprimido até então ou em todo caso inconsciente. Muitas vezes, os alérgenos podem dar informação sobre esse conteúdo. Eles e os sintomas da neurodermite têm algo de estimulante, excitante e irritante ou até mesmo encantador — uma porção de palavras com significado ambivalente. Apenas quando o segredo quanto ao que brota da profundeza do próprio corpo é ventilado e a pele se racha, surgem a calma e certa descontração.

A partir do aspecto da pele podemos concluir que se trata de uma energia quente, inclusive fogosa. Então pode tratar-se também de uma raiva ardente ou chamejante, ou de uma paixão que busca reconhecimento ou de qualquer outra forma de fogo interior. As pessoas atingidas sentem-se *arranhadas* no verdadeiro sentido do termo. A sua luta, com reações exageradas que chegam a fazer sangue, na maioria das vezes é "somente" travada contra os quadros hostis simbólicos encarnados pelos alérgenos e revela uma forte agressividade inconsciente. Como ela se volta principalmente contra a própria pessoa, não é possível deixar de ver a sua parte plutoniana.

Às vezes a agressão inflamada dos pacientes com neurodermite está escrita diretamente no rosto, tanto que não é mais possível preservar a forma (exterior) e não deixar perceber o desagrado. O palco do corpo torna a pessoa mais honesta: nesse caso, a pessoa prefere perder a paciência. Como a pele, ao lado de suas outras diferentes funções também é um mapa da alma, a partir da localização da erupção se pode verificar em que âmbito deve ocorrer a discussão.

Em vez de lidar ofensivamente com os temas pertinentes e também se interiorizar e ventilar os segredos prementes, depois que o limite foi rompido, muitos pacientes, no verdadeiro sentido do termo, fazem o feitiço virar contra o feiticeiro. Com a desculpa de evitar os alérgenos eles começam a tiranizar o seu meio ambiente, e assim a viver as agressões vencidas. A estagnação inconsciente da agressão pode revelar-se em diferentes jogos de poder e criar uma válvula de escape angustiosa para a vitalidade reprimida, que de início parece aliviar a pessoa atingida assim como quando ela se coça. Mas, de fato, naturalmente eles não podem progredir, isto é, solucionar a tarefa de aprendizado camuflada nos sintomas.

Tem mais sentido e leva mais longe chegar à fonte da própria vitalidade reprimida no sentido figurado, por meio de uma psicoterapia, em vez de nos coçarmos até fazer sangue e rompermos os próprios limites. Nesse caso, a dor tem um significado e alivia duradouramente. Em vez de nos sentirmos lazarentos, podemos abordar todos os nossos temas sombrios com consciência.

Por meio da retirada voluntária no silêncio e solidão de uma psicoterapia chega-se também a um distanciamento da comunidade, mas esse tipo de isolamento é visivelmente temporário e limitado (de três a quatro semanas na nossa forma de psicoterapia dos quadros mórbidos). Enquanto isso e depois nos sentimos arranhados no âmbito correto e podemos conscientizar-nos das nossas próprias necessidades que se manifestam na pele. A vida com seus estímulos não coçará menos para a pessoa que se deixa desafiar voluntariamente. Do mar dos estímulos ela permite a aproximação consciente dos que lhe dizem respeito e, assim, é atraída para fora do seu caracol. Quem abre corajosa e conscientemente os próprios limites, aos poucos pode até deixar entrar os símbolos combatidos como inimigos e reconhecê-los e valorizá-los em todo o seu significado. No sentido figurado, a pessoa reage de modo mais amável, enquanto sua pele pode se descontrair. Agora ela pode permitir-se mais; no que diz respeito aos seus limites, torna-se mais transparente e pode viver mais contato e troca. Na medida em que se torna mais ofensiva e corajosa, o corpo pode reprimir as reações agressivas.

Quem ousa viver as necessidades da sua pele e da sua alma, quem se torna mais contestador e aprende a defender sua pele, até pode agir ofensivamente com vontade e dedicação. Gozará mais não só o erotismo, mas também a vida como um todo.

Como nos outros quadros mórbidos, a interpretação bem-sucedida não significa deixar de dar atenção a outros âmbitos do acontecimento; ao contrário, com essa base as medidas se fixarão melhor. O processo de convalescença pode ser apoiado pela homeopatia clássica e a mudança dos hábitos de alimentação, pela terapia com a própria urina e pela desintoxicação, isso para mencionar apenas alguns exemplos.

Urticária

As reações alérgicas da pele denominadas urticárias se assemelham às bolinhas e pústulas provocadas pela urtiga [*urtica urens*] e revelam ardentes necessidades da pele, ou melhor, necessidades que ardem na pele. Aqui os atingidos também se coçam até causar feridas, o que deve ser interpretado como o que acontece no caso da neurodermite. Realmente, acrescenta-se por meio do inchaço que torna a pele nitidamente mais grossa um agudo componente de proteção e defesa. Em oposição à neurodermite, a urticária é um fenômeno visivelmente mais agudo que conduz menos a surtos crônicos de sofrimento. Em geral, a situação aflitiva passa em pouco tempo.

Tanto a coceira como os arranhões provocados por ela muitas vezes têm algo de prazeroso e lascivo. O fogo que se esforça para sair com freqüência é mais uma paixão do que uma raiva, mas ambos são inconscientes. Quem permite espontaneamente a estimulação e os impulsos de uma vida ofensiva é nitidamente menos atormentado a partir do exterior. Essa necessidade imposta pelo destino simplesmente deixa de existir.

Para a elaboração é importante levarmos uma vida que nos arranha realmente, que espicaça a própria coragem e que exige que malhemos o ferro em brasa da vida enquanto ele está quente. Quem cuida de ter suficiente estimulação e excitação positiva, impulsos dos sentidos e experiências encantadoras, reage com menos irritação — tanto na pele como também na vida.

O que arde na pele, também arde na alma. Mas quem de modo espontâneo se dedicar às ardentes necessidades da alma poupará a sua pele. Quem, por exemplo, se incendeia sinceramente por uma outra pessoa, no contato amoroso pode sentir um leve, mas agradável enrubescimento da pele; mas não precisa ostentar na pele as marcas da luta amorosa que ele mesmo empreende.

Edema de Quincke

Neste quadro mórbido, trata-se quase sempre de um acontecimento alérgico que se aproxima da urticária. Raramente aparece de forma hereditária nas mulheres devido à falta de uma enzima. O rosto incha subitamente com intenso rubor, os olhos incham tanto que só restam frestas estreitas para enxergar e até mesmo a língua e a laringe reagem junto. Nesses casos a medicina fala de edema angioneurótico, portanto, de um depósito de água no terreno de uma neurose dos vasos. Com isso, o segundo plano psíquico já fica visível no nome, mesmo que o plano anímico não represente nenhum papel na terapia da medicina convencional. Esta procura principalmente sufocar o germe do fenômeno com cortisona e impedir que o paciente sufoque devido ao inchaço da laringe.

A temática básica deve ser vista na alergia, em que a agressão não vivida na alma se manifesta no corpo — numa matança de defesa assassina contra os alérgenos repletos de simbolismo. Uma paciente desenvolveu seu edema facial depois de uma picada de pulga; e a pulga também representa uma situação de sujeira. Tudo o que mesmo de longe tem relação com o tema da sujeira aqui é combatido até o sangue: do simbolismo sexual "sujo" até a poeira doméstica comum. Com a dose de nosodos homeopáticos de mordida de pulga a paciente conseguiu reconciliar-se com a temática e, com isso, encontrar alívio.

O rubor é simbolicamente a variante mais inofensiva e por sua vez mostra uma situação de desonestidade relativa a um tema considerado doloroso. A gente não quer arriscar-se num campo que na maioria das vezes tem uma conotação erótica, e a pele honesta do rosto desmascara "a lâmpada vermelha" como o que temos de mais honesto. O simbolismo da lanterna vermelha indica a pista. A proximidade da agressão e do erotismo não fica visível somente na cor vermelha, mas também no respectivo deus Eros/Amor. Quando o rosto enrubesce dessa maneira, talvez ele tenha mirado alto demais.

O rosto também pode arder de vergonha, satisfação pelo mal alheio ou raiva. Mas também arderá por amor. Nesse caso, o coração que representa o lugar natural desse fogo que consome está em chamas. O rosto inflama-se apenas nas situações que trazem à luz do dia algo até então não dito ou vergonhosamente calado. Um rosto que fica tão duradouramente ruborizado deixa claro não só para a pessoa atingida com também para o ambiente que algo não está certo. Como um farol, que envia visivelmente a sua mensagem indicadora do caminho, a pessoa atingida revela que tem um problema ardente.

Na erupção da variante neurodermítica existe a agressão que brota para fora — uma agressão que não é confessada nem vivida a não ser na alergia. O rosto arde como fogo. Diante dessa queimadura surge a pergunta sobre o que a teria provocado. Pode tratar-se da própria agressão até então não expressa que — no sentido da expressão *vermelho de raiva* e *rubro de cólera* — faz surgir um fogo ou a agressão sentida e engolida na forma de uma bofetada, que pode igualmente fazer o rosto arder. Tanto as bofetadas sentidas como as não recebidas podem fazer o rosto inchar. Em vez de revidar, deixamos o rosto com erupções. Mas, assim, também podemos manter muitos rivais longe de nós, principalmente na luta dos sexos.

O edema, que faz os traços do rosto desaparecer no meio do inchaço, indica que também existe uma considerável perda de expressão. O rosto inchado mostra que não nos aceitamos nem o rosto que apresentamos ao mundo. Uma paciente interpretou o fenômeno do seu próprio retrato nessa situação como o de um "rosto de porca", o que atribuiu principalmente aos "pequenos e estreitos olhinhos de porco", efeito colateral do inchaço. Por meio dessa associação ela chegou a determinadas *"obscenidades"* que no devido tempo lhe haviam proporcionado grande diversão, mas que não podia continuar permitindo. Nesse contexto ela até foi chamada pelo seu amante de *doce porca,* o que a irritou muito — naquela situação realmente de modo bem diferente do que depois. Em toda a sua vida sempre quis parecer tudo menos *porcalhona,* e agora acontecia isso! A honestidade do corpo só se tornou suportável para ela, porque disso tirou a chance de lidar com o problema num âmbito mais profundo e conquistar um âmbito de vida que sempre lhe havia estado fechado.

Inchar, além de revolta também pode expressar uma eliminação de balastro. A pressão interior crescente pela sensação de aperto indica a explosão que virá. Ao contrário, o endurecimento da pele como limite, enfatiza um muro de proteção e com isso a associada busca de proteção. A pessoa se esconde por trás do grande inchaço, os olhos tornam-se fendas. Protegidas dessa maneira, as pessoas atingidas sinalizam, como criancinhas que tapam os olhos, que não querem estar ali. Em seu bem blindado palácio elas se fingem de mortas. Diante do rosto disforme, uma paciente chegou a pensar num cadáver de afogado. O medo associado a isso se torna visível na sensação de aperto do rosto.

A construção de uma barreira de proteção em vez de um contra-ataque é um sinal de fraqueza e de falta de vivacidade. Quem tem coragem, tende à luta ofensiva contra as contestações; quem se esconde por trás das barricadas dos grossos muros, sinaliza o contrário. Em todos os casos a mensagem das paredes grossas é ambivalente, pois à primeira vista a busca de proteção e o simultâneo aumento da atenção se contradizem. O efeito grosseiro do sinal também pode ser entendido como um pedido de ajuda, de encontrar por trás dos próprios muros socorro e alívio na sua cabeça ardente.

Quem se esconde atrás das muralhas do castelo, quem não quer mais ver nada nem ser visto, mas somente espia para um mundo hostil através das seteiras, precisa visivelmente de ajuda. Apesar da existência do componente agressivo, em seu inchaço o rosto pode apresentar algo do rechonchudo infantil, talvez como um anjinho. O medo tem muitas faces, esta é uma das mais ingênuas.

O rosto de monstro, que assusta e ameaça engolir descobre a sombra mais profunda do quadro mórbido, como ela se mostra nas psicoterapias. Aqui nos vem à lembrança o mito da Medusa. O edema desvenda aquele lado sombrio que não ousamos mostrar, para o qual nem sequer ousamos olhar. Igualmente grande é o susto ao nos olharmos no espelho. Só raras vezes a sombra se mostra de modo tão nítido, e é compreensível que queiramos nos livrar imediatamente dela. Tanto maior é o respeito sentido pelas pacientes que lutaram contra a própria medusa diante dessa visão.

Aqui também pode caber o arquétipo de Kali, a deusa devoradora que provoca um susto mortal, que exige de volta toda a vida. Quando somos obrigados a mostrar ao mundo esse rosto próprio da sombra, somos impelidos a uma honestidade quase insuportável. Todo passo para fora das nossas quatro paredes, aquela caverna segura à qual nos recolhemos assustados, pode transformar-se numa viagem de verdadeiro horror.

Compreensivelmente, as pessoas implicadas esperam que seus terapeutas encerrem esse drama o mais rápido possível. Mas estes têm de aconselhá-las a lidar com esse lado sombrio da própria alma na consciência — pois ele não deve ser contemplado no espelho nem mostrado aos outros. Raras vezes a fuga está tão perto e a resistência é tão importante como para os marcados pelo edema de Quincke. O livro de Oscar Wilde *O retrato de Dorian Gray* pode vir-nos à memória e ser uma leitura útil nessa hora.

As pessoas atingidas precisam perguntar-se de que modo esse rosto atrapalha os seus planos e que face gostariam de mostrar ao meio ambiente, o que em geral preferem mostrar a seu respeito e o escondem por trás da sua fachada — talvez um *sorriso constante.* Sobretudo adequada é a questão sobre o que associam à perda do rosto. A diferença na reação do meio ambiente também deve ser interpretada. Como sou aceito quando posso usar o meu rosto normal de todos os dias, e qual a reação que a minha cabeça de medusa desperta quando a mostro? O que me dá medo, que medo desperto nas outras pessoas? Como geralmente não demonstro o meu desagrado? O que ameaça me sufocar, o que ameaço sufocar em mim mesmo?

DOENÇAS AUTO-AGRESSIVAS

As doenças auto-agressivas constituem mais uma etapa de escalação da temática de Marte. Se os germes ainda são oponentes potencialmente perigosos nas inflamações, nas alergias os alérgenos já são oponentes fisicamente inócuos, mas ainda são entidades vindas de fora, cujo perigo consiste unicamente no seu simbolismo. Contra eles temos de lidar com as estruturas próprias do corpo que obviamente não são mais reconhecidas como tais pela defesa, mas são atacadas com mais ou menos força. Como nas alergias, neste âmbito parece haver um considerável aumento de doenças, apesar de não sabermos ainda com certeza quais os quadros mórbidos que realmente fazem parte delas.

Quadros mórbidos como o **lúpus eritematoso** e as doenças da glândula tireóide do tipo **Hashimoto** podem ser contados entre elas; no caso da *esclerose múltipla* (EM) a suspeita é cada vez mais provável. Nos últimos tempos também as diferentes espécies de **reumatismo** bem como a **síndrome da fadiga crônica** (SFC), também chamada de Síndrome do *burnout*, são mencionadas neste contexto. Mas onde nem sequer temos certeza do nome, a classificação é ainda mais difícil.

O quadro mórbido da esclerose múltipla associado às grandes limitações e à sua grande disseminação foi analisado tão exaustivamente no livro *A Doença como Linguagem da Alma* que não precisa ser repetido aqui. A síndrome do cansaço, em que a luta interior contra o desconhecido pode alastrar-se para quase todos os âmbitos, encontra sua interpretação psicológica em *As Crises da Vida como Chances de Desenvolvimento*. Os ataques contra os tecidos da glândula tireóide denominados segundo seu descobridor, o japonês Hashimoto, leva a tão grandes danos que finalmente acaba em disfunção da tireóide, o que por sua vez foi descrito detalhadamente no livro *A Doença como Linguagem da Alma*.

Além da classificação, a afirmação do aumento desses quadros mórbidos auto-agressivos não é destituída de problemas, porque é igualmente possível que esses estados não fossem conhecidos antes. Aos cerca de quatro milhões de reumáticos (na Alemanha) e centenas de milhares de doentes com a síndrome da fadiga crônica junta-se um exército de pacientes que sofrem de doenças auto-agressivas.

Em compensação, o fenômeno é muito mais claro: não são apenas as estruturas corporais totalmente inofensivas que são encaradas e combatidas como inimigas, mas também as importantes para a sobrevivência. Obviamente, o sistema imunológico tem um problema para reconhecer o que é seu como tal. De uma perspectiva que vê sentido em tudo, também podemos dizer que aquilo contra o que se luta não é mais para ser contado como seu, embora esteja no próprio corpo e também seja urgentemente necessário. Desse ponto de vista podemos pensar que as células dos tecidos atingidos perdem sua capacidade de comprovar-se como estruturas do próprio corpo, sob o controle regular da patrulha das células imunológicas e, assim, de produzir elas mesmas a reação auto-agressiva. Por assim dizer, esses tecidos corporais se distanciam e, com isso, tornam-se inimigos. O corpo só tolera em seu interior o que é seu — com exceção do embrião, que se compõe de cinqüenta por cento de tecidos estranhos. Assim, podemos partir do pressuposto de que as respectivas pessoas inconscientemente se alhearam dessas estruturas e dos seus temas. Para encerrar a guerra, é preciso eliminar outra vez esse distanciamento e os temas correspondentes devem ser trazidos de volta à vida.

No macrocosmo falamos de guerra civil. Os soldados começam a atirar no próprio povo. Eles quase levam o país à derrocada, especialmente quando se apossam de centros importantes para a vida ou os destroem. Assim como a guerra civil é a pior variante da guerra, a doença auto-imune representa o aumento que mais avança no problema da agressão. Na maioria das vezes são necessárias várias gerações para reconciliar as pessoas umas com as outras depois de uma guerra civil e para reconquistar o sentimento de que se é um povo.

No âmbito do microcosmo do corpo, a medicina convencional não conhece nenhuma terapia que prometa a cura nessa situação ameaçadora, porém investe na repressão dos surtos agudos da doença por meio da cortisona. Com isso, são reprimidas todas as reações, tanto as significativas como as ameaçadoras. A longo prazo, o organismo desamparado por causa da limitação das reações só suporta muito mal essa terapia. Os efeitos colaterais vão até a síndrome de Cushing, em que se chega à assim chamada obesidade hereditária. O corpo engorda, enquanto as extremidades ficam cada vez mais finas.[44] Mesmo quando por desespero se lança mão até de citostáticos, trata-se da mesma tática, porque esses remédios típicos contra o câncer, com consideráveis efeitos colaterais, nada mais conseguem fazer do que impedir o crescimento celular — infelizmente, o crescimento de todas as células e não só das células doentes.

Na medicina natural há uma porção de caminhos para atuar regularizando as forças do sistema imunológico. Preservou-se especialmente o jejum consciente, que certamente possibilita ao organismo a calma e a fase de regeneração necessárias e também a possibilidade de uma nova reflexão e reorganização das suas forças. Como sempre, neste caso também existe a possibilidade de intervir na regularização por meio da homeopatia clássica.

O ponto decisivo visa restabelecer a harmonia organizada dos órgãos e sistemas do corpo, reconciliar o exército com o próprio país, ou seja, com a região atingida e levá-la a reconhecer novamente a hierarquia em posição superior. Certamente a alma está acima do corpo nesse contexto e, de fato, o ataque aos próprios tecidos por sua vez só pode ser resolvido através do seu significado simbólico. Como os alérgenos revelam rapidamente o seu ser por meio do simbolismo, isso também é possível nos tecidos e estruturas do próprio corpo. Em meu livro *A Doença como Símbolo* os significados são descritos em ordem alfabética. Portanto, o simbolismo das estruturas atacadas indica o caminho que as pessoas atingidas têm de trilhar e com o qual têm de lidar ofensivamente sob a entrada plutoniana.

A tendência básica das doenças auto-agressivas visa o autodilaceramento e a destruição das bases da própria vida. Portanto, no sentido positivo, a tarefa consiste, sem consideração pelas perdas pessoais, em dominar o problema que se torna nítido no simbolismo do órgão atingido e em explorar essa temática com luta. Trata-se de conquistar e dominar os correspondentes temas anímicos, em vez de dominar as regiões e os tecidos corporais. O que os anticorpos tentam fazer ofensivamente — justamente atacar a qualquer preço os tecidos tornados estranhos e hostis, para dominá-los e subjugá-los outra vez —, os pacientes devem fazer na consciência. Nisso a luta é igualmente plutoniana, como acontece na luta corporal.

Neste ponto deve ficar claro como o tema da agressão tem diversas camadas e como é fluente a passagem do princípio de Marte para o de Plutão. Isso aparece na **azia** com a subida da acidez do estômago, que por sua grande força de decomposição pertence ao princípio da agressão e de fato tem condições de destruir metais. Aqui Marte envia saudações como na etapa de escalação seguinte, o ataque contra a própria mucosa estomacal. Mas nesse ponto assume o princípio fluente de Plutão, pois ocorre um ato de autodilaceramento quando a acidez começa a digerir a própria carne e a abrir um buraco na parede do estômago. Pela possível ruptura do estômago nesse âmbito podemos contar novamente com Marte. Uma eventual degeneração rumo a um câncer do estômago, na primeira fase traz outra vez Marte ao primeiro plano, quando as células cancerígenas atacam o seu meio ambiente por meio de infiltração. Quando, ato contínuo, cada vez mais acontece o devorar da própria base vital, Plutão por sua vez assume o controle e determina o término.[45]

Todas as doenças auto-agressivas exigem intervenção total, típica do princípio de Plutão. Como no corpo, Marte e Plutão também têm uma inter-relação mútua no plano mitológico. O deus da guerra, Marte, trabalha diretamente com o deus do reino dos mortos, Plutão, à medida que arranja de modo agressivo o reforço de almas para o seu mundo subterrâneo por meio de lutas e guerras. Ali as correspondentes tarefas de transformação interior esperam os falecidos. Marte precisa de Plutão como freguês ou arrematador, Plutão precisa de Marte como preparador e precursor. Com isso, nesse plano podemos designar Plutão como uma escalação de Marte e a doença auto-agressiva como a escalação da alergia. Contudo, é preciso considerar que não se trata de uma transição no sentido médico de uma sintomática para outra, mas de um aprofundamento da problemática primordial principal.

Na interpretação acrescenta-se essencialmente a confusão entre o próprio e o estranho. O que é conhecido no mundo exterior como roubo, quando alguém se apossa de coisas de que não é dono, no caso da alergia, ao contrário, surge como um drama corporal. A defesa imunológica, criada como todo exército de um país para a proteção dos próprios limites, faz o feitiço virar contra o feiticeiro e volta-se para dentro, a fim de aí mirar as superfícies limítrofes da própria estrutura orgânica. Então não chega a haver uma irrupção de violência para fora, mas para dentro — uma implosão em vez de uma explosão.

Essa tendência corresponde perfeitamente à do princípio primordial de Plutão. Sua solução é um regresso geral, como era conhecido na Antigüidade na forma de metanóia, o mais profundo remorso que leva a uma total volta na vida. A metamorfose, a completa mudança interior, também cabe bem aqui e segue temporalmente. Quando uma lagarta, cujos membros são extremamente flexíveis, se transforma a partir de dentro numa crisálida, ocorre uma transformação semelhante. O mesmo acontece quando a rígida crisálida fixa à terra rompe a sua couraça e conquista o seu novo reino do ar como uma borboleta. Como diz Richard Bach: "O que é o fim do mundo para a lagarta, para o mestre é uma borboleta." É quase impossível expressar o princípio da metamorfose de modo mais belo.

Para a pessoa atingida por uma doença auto-agressiva o objetivo distante a ser conquistado com luta deve ser restabelecer a ordem na própria casa (corpo) — custe o que custar — e reconhecer o próprio como seu, o estranho novamente como estranho. Antigos preconceitos, conhecidos e até mesmo apreciados sobre nós mesmos, devem desaparecer a favor de novos conhecimentos. A lagarta também tem de morrer para transformar-se em borboleta.

O paciente da auto-agressão precisa dar o passo da distinção e aprender a reconhecer outra vez o que é seu e o que é estranho. Esse passo é vencível muito antes do conhecimento — nas tradições espirituais — de que tudo é um. A criança precisa aprender primeiro a delimitar-se e a dizer eu em oposição ao tu e a todos os outros. Então muitas vezes a criança cai no extremo oposto e acha que todos os brinquedos do mundo são seus. Agora ela tem de aprender por sua vez o que lhe pertence e o que pertence aos outros. Só muito mais tarde no caminho do desenvolvimento ela poderá entender que também isso só significava uma limitação da percepção e que, em última análise, tudo é um. Dito de outra maneira, no início da vida o bebê ama a mãe como a si mesmo porque ainda não diferencia entre ela e ele mesmo. Numa etapa seguinte, ele tem de aprender a aceitar-se e a se amar, e só então ele pode esforçar-se significativamente por amar o próximo como a si mesmo.

O paciente da auto-agressão nem mesmo reconhece nesse caminho de aprendizado o que fisicamente é seu. Portanto, ele tem de aprender prioritariamente a reconhecer o próprio corpo em todas as suas estruturas como propriedade sua. Com isso é estimulado no âmbito da força do eu. Em sua auto-realização, ele tem de aprender quem é e tudo o que lhe pertence e ao seu mais estreito âmbito de influência e de tarefas. Realmente, no sentido figurado, as estruturas corporais combatidas como estranhas não são propriedade sua, visto que ele ainda não domina os problemas e tarefas aí incorporados. Portanto, em primeiro lugar, ele tem de dominá-los, precisa torná-los seus no sentido figurado. Então não tem mais de apresentar a sua recusa no palco do corpo, mostrando como essa região e esse órgão lhe são estranhos em seu significado e simbolismo.

Lúpus eritematoso

O lúpus eritematoso ataca, além de outros tecidos, principalmente a pele. Por um lado, ela é nosso órgão primário de contato e assim representa os temas do contato físico desde a saudação até a sexualidade; por outro lado, ela é a nossa camada de proteção e com isso representa uma espécie de couraça contra o mundo exterior potencialmente perigoso. Para os pacientes de lúpus trata-se, portanto, de conquistar o reino do contato da pele — ou no pólo oposto, a defesa exterior. Isso pode e até mesmo precisa acontecer com luta e exige a mais elevada intervenção, como podemos observar nos correspondentes quadros mórbidos, que logo desenvolvem algo de ameaçador.

Um paciente com lúpus certa vez vestiu seu problema cutâneo com a frase: "Não devo deixar nada se aproximar de mim, senão me darei tão mal como o meu pai." O paciente oferecia a imagem de um fugitivo, que estava continuamente fugindo de si mesmo e que, compulsivo, tentava distrair-se da sua impaciência insuportável. A situação da sua alma era ao mesmo tempo um reflexo da guerra civil travada no corpo. Ele lutava em todas as frentes externas. Mas essas não eram lutas significativas que podiam levá-lo adiante, mas antes, espalhafatos de distração da verdadeira inibição de chegar realmente perto ou senti-lo embaixo da pele. No entanto, exatamente aí está a tarefa. Em vez de arremessar-se imunologicamente para fora em todos os limites, trata-se de romper essas barreiras e limites anímicos, de abrir-se aos estímulos externos que realmente estimulam a sua alma.

Uma outra paciente com lúpus escondeu a sua vulnerabilidade por trás de uma máscara de dureza e resolução. Uma outra optou por uma couraça de gordura e se escondeu atrás de grossos muros amarelos em seu próprio castelo. No interior, contudo, grassava a guerra civil, que lhe mostrava imunologicamente que nenhum dos limites estava livre do ataque e que eles eram atacados e rasgados a partir de dentro. As reações da pele, que estimulavam a coçar com força também apontavam na mesma direção.

Conseqüentemente, os pacientes com lúpus precisam atender no plano anímico às exigências dos temas simbolizados na sua pele. Eles são estimulados a se transformarem na sua pele, igualmente a sair dela e então, conscientemente e sob novos prenúncios, entrar nela outra vez. A tarefa é apoderar-se da pele combatida como estranha em toda a sua profundeza de significado e dominar os temas do contato de pele e dos limites.

Muitas vezes a psicoterapia mostra que realmente só é nossa a pele herdada e não a originalmente nossa. Muitos pacientes estão tão firmemente presos aos *laços* de família que nem sequer chegam aos próprios. Preferem seguir uma maldição familiar a viver a própria vida. Inconscientemente, eles carregam consigo os temas dos antepassados, sem reconhecer que a vida exige deles uma solução e que sejam eles mesmos. Então precisam primeiro conquistar a própria pele, e isso requer uma espécie de guerra civil na alma, para lidar ofensiva e agressivamente com a própria história (familiar) e delimitar-se dos antepassados. Hoje em dia, não só a terapia da reencarnação, mas cada vez mais a formação de família exigem essas constelações.

Os motivos para a recusa de cortar o cordão umbilical das tradições familiares podem ser complexos e já se mostram no início da vida na falta de luta e disposição para nascer. Muitas vezes é o medo que nos impede de abandonar a proteção da família ou o conforto do ninho. Em conseqüência, a história da família tem de continuar sendo carregada por aí. Nesse caso, o corpo torna-se uma oportunidade. Ele mostra que é preciso sair da própria pele e da situação de vida.

Reumatismo e suas variedades

O conceito reumatismo não define um diagnóstico claro como pode parecer à primeira vista. Antigamente, era-lhe atribuído tudo o que se tornasse desagradavelmente perceptível nas articulações e na musculatura na forma de processos inflamatórios. Hoje, partimos de um acontecimento auto-agressivo, porque nunca se pôde encontrar os correspondentes germes indispensáveis para uma inflamação. Sem dúvida, um nome como poliartr*ite* de fato está superado; mas ele se preservará por tradição de modo semelhante à neuroderm*ite*, a qual, com o passar do tempo, revelou-se como alergia em vez de inflamação.

É natural que a medicina convencional queira fazer o diagnóstico com toda a precisão possível. Um pequeno sucesso foi a descoberta dos assim chamados fatores do reumatismo, uma proteína que surge no sangue dos reumáticos. Mas, apesar disso, fala-se de reumatismo quando ela não é encontrada e alguém sofre das articulações e dos músculos por um tempo prolongado. Assim sendo, o fator do reumatismo hoje é sobretudo o fato de que no plano corporal o reumatismo também é um problema de proteína. O quadro mórbido aparece com freqüência perceptivelmente maior naqueles países em que é disseminado um consumo maior de proteína devido às fartas refeições de carne.

Na sintomática típica do reumatismo trata-se de uma limitação da mobilidade e, portanto, da possibilidade de articulação (do latim: *articulus* = articulação) no mundo exterior. As articulações são bloqueadas e a pessoa já não é flexível, mas rígida. Ela é obrigada à calma, todo o corpo dói. A mobilidade da pessoa doente é questionada dessa maneira. As dores típicas do reumatismo tornam as articulações mais ou menos inúteis. Mais tarde, as articulações parecem enferrujadas, em especial pela manhã, devido às modificações nas suas superfícies originalmente lisas e à sedimentação das escórias do metabolismo nas fissuras articulares. Na seqüência chega-se à intensa limitação e às dores. O fluido sinovial, uma espécie de graxa articular que corresponde ao óleo do motor, está totalmente esgotado e os dois ossos friccionam um no outro e, aos poucos, até um ao outro. Aqui se encarna uma situação complicada comparável ao devorador dos pistões num motor. Quando, por falta de óleo o aço se encontra com aço no pistão do motor, as partes móveis também se devoram e o pistão é destruído.

A voz do povo sabe: "Quem pára, enferruja." Nossas numerosas articulações de fato precisam de movimento suficiente e sem exageros a fim de ficarem bem untadas. Analogamente, a mobilidade interior é *necessária* para que tudo corra bem na vida. Portanto, o reumático tem de encontrar um âmbito de expressão totalmente novo para a sua mobilidade. Ele deve *tomar conta* das suas articulações e, desse modo, da sua capacidade de articulação. É certo que não se trata primariamente do movimento corporal, como acreditam muitos pacientes reumáticos e os seus médicos, mas do movimento anímico-espiritual. Às vezes o movimento físico também melhora, tanto antes como depois da irrupção do reumatismo, outras vezes não. Na melhor das hipóteses, trata-se de uma elaboração significativa, portanto, de uma lida com os temas presentes. Mas seria necessário mais.

No âmbito físico descobriu-se que movimentos conscientes, fluentes como talvez os do Tai Chi, Qi Gong ou os exercícios de Feldenkrais são os mais apropriados para manter as articulações em ordem; e eles também podem ser usados como medidas de cura. Isto é, as nossas articulações precisam de movimentos o mais flexíveis e fluentes possível para manter-se em boa forma. Isso também vale no sentido figurado: Quem permanece no rio de energia da vida e com isso em harmonia com ela, não precisa temer danos. Esses paralelos também explicam os bons efeitos de cura dos exercícios mencionados acima. Pois quando não são puramente funcionais, mas executados como exercícios para o corpo, o espírito e a alma, eles podem reorganizar o fluxo vital e energético também no sentido figurado, o que obviamente torna os movimentos concretos no mundo igualmente fluentes outra vez.

A solução só pode dar certo no plano superior anímico-espiritual, pois ali está a tarefa primária. Muitos reumáticos já sentirão inconscientemente antes da erupção da verdadeira sintomática que nesse âmbito existem um problema e uma tarefa. Numa sociedade tão materialmente condicionada como a nossa, eles tendem facilmente a comprovar a capacidade articular determinada (pelo destino) no plano físico, e em certas circunstâncias se tornam bons esportistas. Assim compensam o seu problema e, enquanto fazem isso, quase não desenvolvem sintomas concretos. Ocupar-se com uma temática naturalmente é melhor do que nada, mas, por fim exige-se uma solução que abranja todos os âmbitos. Não se pode renunciar ao âmbito espiritual e anímico. O mais tardar quando a fase esportiva da vida passou, surgem os males das articulações ou dos músculos e as tarefas de mobilidade neles simbolizadas reclamam no nível espiritual e anímico.

O fator decisivo no reumatismo é a agressão, que aqui se volta contra os órgãos de movimento e, assim, limita a mobilidade exterior e até a impede nos casos extremos. O doente pode tirar a tarefa apresentada pelo corpo se juntar conscientemente toda a sua coragem e se voltar contra a sua mobilidade interior muitas vezes exagerada. O que parece uma contradição, relaciona-se com a abundância de desculpas, fugas e projeções com que muitos pacientes de reumatismo continuamente "estão a caminho". Nesse caso é melhor questionar corajosamente a própria brusquidão e a disparada das idéias e em vez disso ficar *calmamente* com uma "coisa" — de preferência com o próprio tema da agressão. Quem começa o dia com uma meditação silenciosa, pode aliviar o organismo da rigidez matinal e poupar-se e às suas articulações muito exagero de atividades. Do ponto de vista espiritual e anímico trata-se de verdadeiros movimentos e passos interiores corajosos.

A fixidez e consistência que se expressam na sintomática, também tornam-se perceptíveis quando se trata de abandonar o próprio padrão de projeção na psicoterapia. Muitos pacientes já estão acostumados a empurrar a culpa de tudo para o clima, o ambiente e finalmente para Deus e o mundo a fim de não terem de analisar a própria situação.

A tradução anímica da situação resulta em: existem bloqueios de movimentação devido a temas vividos mas ainda não digeridos, que se expressam nas escórias e nos nódulos reumáticos. Todas as sedimentações, o entulho nas fendas articulares, os nódulos reumáticos, representam lixo anímico e temas da sombra desprezados. O nódulo sem mais nem menos é o símbolo de um problema não resolvido: ele bloqueia o progresso exterior concreto, quando as extremidades inferiores são atingidas, e a possibilidade de controlar a vida, quando se trata das articulações superiores, especialmente as articulações das mãos. Entra areia no maquinismo.

Essa situação física não raro correlaciona-se com a compulsão, a extrema escrupulosidade e um perfeccionismo exigente. Apesar de suas limitações, não são poucos os pacientes que se arremessam a medidas dedicadas de ajuda, que com freqüência fazem surgir uma síndrome de ajudante. Em ligação com a dureza, de vez em quando se desenvolve outra vez aquela situação que o psicossomático norte-americano Francis Alexander descreve como "tirania amistosa". A isso se acrescentam uma exigência moral e uma tendência para a disposição depressiva, que muitas vezes podem ultrapassar a presente dureza contra si mesmo e os outros e que, às vezes, se transformam numa síndrome de queixa. Estatisticamente é atingido quase o dobro de mulheres, o que deve relacionar-se com o fato de as mulheres também hoje terem mais dificuldades para viver as suas energias vitais agressivas.

A tarefa é andar mais devagar e identificar e resolver os antigos temas (inconscientes) que aparecem no caminho. O corpo pode fazer isso melhor através do jejum. No plano da consciência isso também é iminente e por meio de um processo de limpeza e regeneração e uma cura de jejum os resultados são muito favoráveis.

Favorecida pela abundância de temas não resolvidos com a capacidade de articulação, aos poucos a mobilidade espiritual também é obstruída e leva a uma pobreza de movimentos que é muito mais uma caricatura da paz interior. Transformar a pobreza de movimentos em paz proveniente da própria profundeza pode ser definido como a tarefa central de aprendizado. A rigidez matinal, que quer forçar externamente à calma, revela a fixidez com que a pessoa atingida enfrenta o dia e a vida. Ao contrário, o calor bem como o inchaço e as dores nas articulações revelam como a guerra foi iniciada ao redor do tema da movimentação nas inflamações e mostram, ao mesmo tempo, quanta agressão deve ser usada no sentido figurado. Os pacientes não aceitam a própria agressão e em vez disso encarnam o tema. Isso muitas vezes os deixa com sentimentos de culpa, que compensam outra vez em razão da elevada exigência moral inconsciente com a já mencionada prontidão.

A compulsão pela paz pode representar uma chance de analisar afinal a existente fixidez interior que chega à estupidez e é muitas vezes compensada pela hiperatividade exterior ou por uma atividade exagerada. Quando os impulsos agressivos e até mesmo hostis são compensados pela fuga para o pólo oposto, isto é, pela dedicação e serviço, isso somente pressiona ainda mais o corpo a representar o verdadeiro tema.

A elaboração da problemática requer que se reconheça a capacidade de realização ou também o egoísmo caídos na sombra, talvez também o próprio despotismo, e se faça uso da energia contida nisso para fins construtivos. Trata-se de mergulhar mais corajosamente na paz, de dar os passos voluntários para dentro, porque, seja como for, os externos estão bloqueados. As energias vitais de outro modo voltadas contra a própria mobilidade podem ser usadas para dedicar-se ao verdadeiro caminho e para assumir a responsabilidade pela própria situação em vez de refugiar-se nas projeções. Na paz exterior forçada convém combater aquelas batalhas interiores que levam à solução dos problemas que foram deixados de lado. Também para isso é necessário fazer antes o mergulho na paz interior a fim de identificar os temas.

Enxergar a própria síndrome de ajudante e outras formas compulsivas de sacrifício como medidas de compensação é muito difícil especialmente para pessoas com altos padrões morais e, portanto, tanto mais *necessário*. O amor ao próximo e o altruísmo — por mais maravilhosos que sejam na sua forma resolvida — devem ser honestamente analisados em si mesmos. O jejum consciente para a solução das sedimentações e limpeza no plano dos tecidos conjuntivos pode servir principalmente para a conscientização e honestidade.

Na **parte mole** ou **reumatismo muscular** trata-se do bloqueio das atividades no âmbito motor. A musculatura — atingida direta ou indiretamente — está autorizada para a conversão de força, e os músculos isolados podem ser comparados com pequenos motores. A tarefa de aprendizado consiste em limitar-se voluntariamente no âmbito motor e usar a paz assim conquistada para levantar as lutas presentes no âmbito da consciência. Recolher-se de atividades externas e tornar-se mais corajoso na luta consigo mesmo é o objetivo — na verdade, trata-se de um problema de auto-agressão. Também aqui o jejum é um acompanhante ideal de todas as medidas inclusive da psicoterapia, porque além das vantagens já mencionadas, ele obriga a voltar ao essencial, a digerir os problemas ainda não digeridos e a dissolver os nódulos. No jejum o organismo devora a si mesmo. Portanto, é uma resposta homeopática ao canibalismo da doença da auto-agressão.

Fibromialgia

Este quadro mórbido também definido como falso reumatismo pode ser acompanhado por muitos sintomas, entre eles dores nas articulações e nos músculos, mas também pela insônia e pelas depressões de leves a médias. Na verdade, as depressões podem provir da odisséia que os pacientes têm de viver, até obterem finalmente um diagnóstico. Em geral, eles estão tão desesperados que o tema da morte acompanha a depressão, chegando a ocupar o primeiro plano. Muitas vezes o todo evolui para um estado de dor que leva a pessoa ao desespero.

Muitos agentes de cura da medicina alternativa interpretam os sintomas como típicos de um envenenamento por amálgama. As dores difusas podem provir da sedimentação de mercúrio nos nervos, bem como da freqüente dor muscular proveniente das correspondentes sedimentações na pele dos músculos e das dores nas articulações causadas pela abundância de mercúrio nas cápsulas articulares. Isso não está provado no sentido científico, também só é limitadamente importante para a interpretação. O quadro mórbido evoca sintomas parecidos com os do reumatismo e pode tratar-se igualmente de uma doença auto-agressiva. Assim, existem pacientes que não têm amálgama na boca nem o histórico de uma obturação mal-sucedida com amálgama e apesar disso sofrem com os mesmos sintomas. No desespero causado pelos estados de dor persistentes um cirurgião da Baviera começou a experimentar os pontos de acupuntura nos seus pacientes. A alguns ela ajudou, outros apenas ficaram com horríveis cicatrizes e continuaram com as dores generalizadas.

A interpretação corresponde amplamente à do reumatismo porque se trata de sintomas muito semelhantes. A mobilidade corporal é questionada devido às dores, o que nas sedimentações revela uma dificuldade de compreensão e areia na engrenagem no âmbito dos nervos. As pessoas atingidas devem se acalmar, mobilizar as forças interiores com energia, e enérgica e corajosamente atacar as tarefas que foram deixadas de lado. Como existe grande probabilidade de o tecido conjuntivo ter sido atingido e estar bloqueado, trata-se também de repensar os próprios relacionamentos e de livrar-se do lastro de velhos temas. Em geral deve-se pensar numa redução da paixão pela projeção, tão disseminada entre esses pacientes.

É notável a freqüência com que os pacientes com fibromialgia se sentem como vítimas de ataques da multidão. Essa técnica moderna de luta carregada pelo princípio de Plutão, na qual um ser humano é difamado por trás em todos os âmbitos, pode retratar-se nos estados dolorosos difusos em todos os âmbitos físicos. Não dizemos isso somente no sentido de que os atacantes ou intrigantes realmente conseguem inocular seu veneno psíquico no organismo alheio, de modo que todos os que eles atacam traiçoeiramente podem tornar-se suas vítimas. Muito mais necessária é a ressonância das vítimas, que permitem que a reação anímica às pontadas e ataques se encarne dessa forma dolorosa. Na verdade, em virtude das dores os pacientes já têm vontade de gritar e de perder a paciência. Mas no plano social esses ataques traiçoeiros levam a um estado anímico parecido. A solução então não está em lamentar o mal sofrido, mas — como as dores insinuam com o seu simbolismo — em "descansar", gritar e defender-se. Convém lutar, contra-atacar ou também cogitar uma imediata demissão.

O ataque traiçoeiro naturalmente também pode aparecer em outros sintomas plutonianos. Ele enfraquece todo o sistema da pessoa atacada, quando há ressonância para isso. Os pontos fracos que são especialmente abordados na situação finalmente levam à irrupção dos sintomas. De resto, o maior prejuízo naturalmente é para os atacantes, embora eles em geral não o percebam por causa do atraso do tempo.

A insônia que muitas vezes acompanha a fibromialgia com momentâneo esgotamento exige um despertar espiritual e anímico para as próprias gentilezas e uma entrada na paz interior. O fato de a tradução dos impulsos interiores em atividades externas não estar mais funcionando bem ou só com dores, pode ser valorizado como um sinal para tender a voltar-se mais para o interior. As depressões exigem uma elaboração da temática da própria morte.

Câncer

Em certo sentido também o câncer pertence às doenças auto-agressivas. Hoje o câncer é a segunda causa de morte. O destino desvendou para nós as células cancerígenas isoladas e a temática básica. No palco do corpo fica claro que alguém, como a célula cancerígena, se desviou do seu caminho original. O quadro mórbido o faz redescobrir o seu sentido e ser.

Trata-se novamente de tirar do corpo a tarefa tornada *clara* na doença. O paciente deve lutar pelo seu âmbito de vida — em vez de permitir que a célula cancerosa se ponha a caminho e conquiste o reino corporal. É o paciente que deve reencontrar o seu sentido original de vida — em vez da célula corporal que se desenvolve de volta aos padrões (embrionários) originais.

Uma interpretação detalhada geral encontra-se no livro *A Doença como Linguagem da Alma*. As interpretações especiais para as mulheres, por exemplo, o câncer de mama, do útero ou dos ovários podem ser encontradas no livro *A Saúde da Mulher*. O câncer do trato digestivo, do estômago até o câncer do intestino grosso, é apresentado no livro *Problemas Digestivos*. No manual *A Doença como Símbolo* são interpretadas as outras espécies de câncer.

Dores

Em geral todas as dores devem ser atribuídas ao princípio de agressão, pois tratase de *gritos* de socorro do corpo que quer e deve *despertar* atenção. Nos casos extremos temos de *gritar* de dor. Um grito de dor pode *rasgar* o silêncio. As dores podem *assustar* os atingidos, aparentemente levá-los à loucura.

Em geral uma mulher dá à luz sob dores e gritando alto, quando não é impedida de fazer isso pelo medo ou pelas convenções. Só pelo fato de as mulheres modernas quase não gritarem mais, dá para avaliar quão profundamente a recusa da agressão entrou em nossa carne e sangue. Nem mesmo os gritos que liberam porque fortalecem a energia marcial são permitidos. Eles podem lembrar o grito de guerra dos guerreiros e são banidos, como todo o princípio da agressão.

Essa força marcial, enquanto isso, é mal interpretada como fraqueza e banida. Uma parturiente que faz justiça à mais arcaica experiência de vida no seu íntimo e grita, depois tem de confessar isso quase com vergonha. Segundo a opinião dominante, seria melhor que se contivesse e se controlasse. Isto é, uma mulher moderna nessa situação deve cometer *uma violência contra si mesma*. Para isso ela tem de arranjar uma força sobrenatural para *lutar contra* essas emoções elementarmente humanas, ou reprimir logo todo o fenômeno da dor e do parto com os mais variados analgésicos, desde as pílulas fortes até a anestesia peridural (APD), chegando à anestesia geral.

Mesmo se negamos quanta energia marcial pertence ao parto na forma de dores e gritos, não podemos realmente banir Marte e suas dores do parto. O que a mulher se poupa nesse âmbito, posteriormente lhe vem de outra forma, ou o problema passa para o bebê. Marte sempre participa de um acontecimento desde o início tão primordial como o parto.[46]

Que as dores querem atenção e dedicação mostra-se continuamente. Quem sente dores leves no âmbito dos dentes talvez por medo do dentista e com a esperança de que elas desapareçam por si mesmas outra vez, as suporta por algum tempo, pois em algum momento elas desaparecem. Talvez esteja planejando uma viagem de férias que não quer pôr em risco com males piores. Enquanto ainda podemos localizar claramente a dor leve mas profunda na sala de espera, na cadeira do dentista isso subitamente não é mais possível, em alguns casos a dor até some de vez. A pessoa recebeu o que queria há muito tempo, ou seja, atenção, e por isso de início há paz outra vez. Esse também é o motivo por que sensações simples do corpo, como a investigação do local da sensação ruim, reduz muitas dores depois de um breve fortalecimento inicial ou pode fazê-las desaparecer.

Em geral, tememos as dores e as evitamos quase a qualquer custo. Uma vida inteira sem percepção da dor está seriamente ameaçada. Às poucas pessoas atingidas, que não têm condições de perceber qualquer dor, falta o *necessário* aviso sobre os perigos. Quando crianças, elas já não têm nenhuma chance de reconhecer que a chapa quente do fogão lhes causa os danos mais graves e quase não chegam à idade avançada. Uma vida sem dores, portanto, é muito mais um pesadelo do que um sonho. É justamente a evitação das dores aprendida precocemente que nos protege dos danos.

Apesar de saber disso, não queremos saber nada das dores e quase não reconhecemos como elas são úteis e como por isso precisamos delas. Nossa resistência leva às reações típicas de recusa. Nós nos contraímos assim que pensamos nas dores, nos encolhemos ocupando o menor espaço, talvez com a esperança de não termos dessa maneira de encontrá-las. Isso leva a que associemos de antemão a dor ao aperto, analogamente ao frio.

Quando aprendemos a sentir o corpo no contexto de um pequeno exercício para não nos fecharmos à dor como habitualmente, mas ao contrário nos abrirmos, há uma redução da dor. Assim nos expandimos interiormente e isso está mais associado ao bem-estar do que às dores. Desse modo podemos aprender a nos aproximar das nossas dores, a reduzi-las, e podemos pesquisar com mais facilidade de qual aviso elas querem nos transmitir. Pois mesmo quando a localização das dores no corpo facilmente dá certo, decifrar a mensagem concreta muitas vezes traz problemas. Nas crianças nem mesmo a localização da dor é fácil, toda mãe sabe disso. Elas tendem a sentir-se logo perturbadas no centro da sua vida, e por isso sentem dores na região da barriga. Até no caso das dores de dente apontam objetivamente para o umbigo — para desgosto dos pediatras.

O que foi dito evidencia como as dores são valiosas para nós como sinal de alerta e indicadoras do caminho para as medidas preventivas. Quando a pele começa a arder, ela sinaliza que está muito quente e, por exemplo, que há ameaça de queimadura de sol. Infelizmente, em geral no último caso, ela só faz isso tarde demais, então à noite precisa indicar o caminho mostrando, pela coceira e pelo ardor, que está na hora de passar um remédio refrescante.

A assim chamada medicina humana declarou as dores — de modo semelhante também a febre — como seu inimigo e tende a reprimi-las o mais depressa possível. No caso das dores de cabeça um desses médicos logo puxa o receituário e prescreve o analgésico, o que sempre significa o mesmo que reprimi-las. Em primeiro lugar um médico deve constatar o que está ocasionando as dores. Quando ele entendeu a mensagem e a explicou ao paciente, ele ainda pode aliviar os sintomas dolorosos e, principalmente, adotar as medidas significativas para chegar às raízes do problema. Numa situação comparável, um dentista nunca elimina simplesmente as dores antes de descobrir a causa. No caso de dores de barriga o médico é mais cuidadoso do que no caso das dores de cabeça. Resta-nos perguntar por que nossa causa principal merece tanto descaso.

Quanto mais aguda a dor, tanto mais ela está sob o princípio de Marte, tanto mais urgente é o aviso e tanto mais são necessárias medidas contrárias. Dores *agudas*, *ardentes*, *opressivas*, *martelantes*, *pulsantes* trazem ao jogo toda uma paleta de matizes marciais e dão a impressão da grande envergadura desse princípio somente no âmbito das dores.

Não são poucos hoje os ambulatórios que nada mais fazem do que eliminar as dores crônicas. Os assim chamados pacientes doloridos podem gritar de dor e, no entanto, encontram pouca ajuda, porque há muito poucos médicos que analisam o conteúdo mais profundo dos seus gritos de ajuda. Enquanto a mensagem não é entendida, o organismo tem de empregar toda a sua lógica para se ater à dor momentânea. Onde ela é reprimida de algum modo, o organismo tenta trazê-la de volta ao jogo da vida de uma outra maneira. A atenção ao âmbito mais profundo e uma certa receptividade à mensagem bastam para diminuir a pressão da dor e tirar-lhe a *intensidade*.

Dores fantasmas

Mesmo quando a causa da dor não existe mais no âmbito corporal como no caso das dores fantasmas, ela ainda pode existir em outros âmbitos e deve ser esclarecida. Quando os membros perdidos devido a um acidente ou amputados por motivos médicos ou dentes há muito arrancados continuam a doer, isso pode levar o paciente e os seus médicos ao desespero. A tentativa de aliviar com analgésicos não dá certo nesse caso. Cada pessoa tem de entender que o problema não pode estar no plano material, porque esse não existe mais. Os endurecidos médicos materialistas tentam rotular o paciente de simulador porque não podem ajudá-lo ou atacam as dores com armas cada vez mais afiadas. Finalmente a pessoa está totalmente narcotizada, mas ainda percebe as suas dores fantasmas e, naturalmente, as leva a sério. Podemos agir com energia no âmbito errado e com isso não alcançamos nada de significativo. Por exemplo, quem tem um desgosto amoroso, não se torna feliz comendo, mas somente gordo. Da mesma maneira o paciente com dores fantasmas não encontra um verdadeiro alívio nos analgésicos, mas naturalmente sofre dos rins devido aos seus efeitos colaterais.

A solução mais adequada é passar para o âmbito mais apropriado. Obviamente, o membro ou órgão material que falta ainda existe no campo da consciência. O homem não consiste apenas de um corpo físico, mas além disso existe uma série de outros planos corporais energéticos, como muitas tradições espiritualistas bem o sabem. Obviamente, também nesses planos se pode tomar conhecimento das dores. O fato de a medicina convencional não conhecer esses âmbitos de energia não modifica em nada a sua existência — e o fato de a humanidade não saber nada sobre a sua substância hereditária, o DNA, não a impediu de existir e atuar. O mesmo pode ser constatado quanto à eletricidade e muitos outros fenômenos. A realidade em geral atua com perfeição, independentemente do fato de enxergarmos ou não os seus princípios de ação.

A tarefa existente nas dores fantasmas consiste em apagar a informação aparentemente sem sentido que continua a existir sobre o membro que falta. Contudo, como não existe nada sem sentido no microcosmo homem nem no macrocosmo Terra, também aqui é preciso entender a mensagem. O que pode parecer difícil diante da nossa falta de conhecimento sobre os âmbitos corporais sutis ou energéticos, na prática é muito simples. As pessoas confusas somente têm de compreender conscientemente como o seu membro ou órgão se extraviou. Via de regra, a sua consciência estava desligada quando o fato aconteceu e, assim, ela simplesmente não compreendeu. Quando voltamos no trilho do tempo até a hora da perda e a vivemos outra vez, talvez por meio de uma técnica de regressão no contexto da terapia da reencarnação, ela se transmite por si mesma aos outros âmbitos e a dor pode desaparecer. Para isso às vezes é até necessário completar a cirurgia com consciência, num estado de transe, para assim livrar-se para sempre do membro amputado em todos os planos. Esse viver novamente a situação só é possível porque por meio da narcose a alma é empurrada para fora do corpo, mas ainda pode compreender tudo o que acontece, como espectadora.

Só depois que viverem o acontecido tendo presente a sua alma, em vez de ela fugir do corpo, as pessoas envolvidas finalmente aceitam o aspecto do seu corpo e os temas subjacentes. Obviamente só então é que o sinal do órgão perdido também é dissolvido nos diversos corpos energéticos.

Como extremidade superior, como ponta do corpo, a cabeça já é atribuída ao princípio de Marte. Quando ela dói, o princípio de Marte é considerado duas vezes.

As bases bioquímicas e fisiológicas do quadro mórbido das dores de cabeça são muito mal pesquisadas, assim elas muitas vezes são "tratadas" pela medicina convencional com uma tática de tiro às cegas. Isso é tanto mais espantoso porque oitenta por cento dos adultos alemães conhecem esse quadro mórbido por experiência pessoal. A grande disseminação das dores de cabeça pode induzir as pessoas a considerarem-na natural e pertencente à vida. Assim, deixa-se de ver que as dores de cabeça, como todos os sintomas que até mesmo a medicina convencional classifica como psicossomáticos, por exemplo, a hipertensão e as dores fantasmas, só são típicas da nossa sociedade.

Um membro de um povo natural, que ainda vive envolto pelo seu meio ambiente e pelas tradições do seu povo, não pode ser questionado sobre esse sintoma pois ele é estranho e desconhecido para ele. Então teríamos de usar de rodeios, talvez do seguinte modo: uma forte tempestade arranca um grande galho de uma árvore, que cai diretamente sobre a cabeça e abre uma ferida. Agora esse nativo consegue imaginar que isso dói bastante. Se então perguntamos se ele conhece a dor correspondente também sem machucado ou ferida externa, ele reage sem compreender. Por que a cabeça sentiria dor sem motivo? Em princípio ele está certo com essa posição, pois sempre existe um motivo, ou melhor, um segundo plano, mesmo que não seja facilmente visível.

As dores de cabeça também são um grito de socorro do organismo. Assim como a dor de dente chama a nossa atenção para determinado dente, as dores de cabeça a atraem para a cabeça. Até hoje a medicina realmente descobriu que, de diversos pontos de vista, na maioria das vezes trata-se fisiologicamente de um problema de irrigação sangüínea. Uma congestão alta demais pode igualmente provocar problemas dolorosos, da mesma forma que uma irrigação deficiente. A linguagem comum volta a atenção na mesma direção quando diz que o sangue *sobe à cabeça de alguém* ou *ele é muito tapado* (e assim tem um bloqueio cerebral).

Dores de cabeça causadas pela tensão

Pela pura compreensão da língua já se pode confirmar o quanto *quebrar a cabeça* deve doer a longo prazo. Não se pode deixar de perceber o componente agressivo. Mesmo quem tenta continuamente *quebrar a cabeça* ou tenta *transpor a parede com a cabeça* tem de contar com resultados dolorosos. Os suíços têm para um raciocínio prolongado e intenso uma expressão adequada: *cerebrar*. Mesmo quem quer manter a cabeça erguida, precisa contar com sinais de exaustão a longo prazo. Mesmo que todos nós tenhamos a tendência de nos motivarmos para esse modo de pensar segundo o lema "Cabeça erguida!" ou "Não se deixe abater!" essa postura como posição básica com o tempo exige um esforço e causa dor. Toda cabeça normal de vez em quando quer descansar e ser colocada na horizontal, no mesmo plano que o resto do corpo.

Com o andar ereto, a evolução humana deu um passo decisivo de progresso; como isso a cabeça externamente assumiu a primeira e mais alta posição. Mas quando o significado da cabeça na época moderna é tão exagerado em outros âmbitos, que ela quase não recebe mais tempos de regeneração, ela pode pedir ajuda e, por fim, até gritar pedindo socorro. A primeira coisa ela pode fazer com sinais de cansaço; a última, por meio das dores. Como central do nosso sistema nervoso, no estado de vigília a cabeça realmente deve ser mantida erguida, mas *naturalmente* ela também precisa de fases de calma em que ela e nós podemos recuperar-nos do seu peso e do seu trabalho. Assim, com a maior freqüência acontecem as dores de cabeça causadas pela tensão, provocadas pelo excesso de esforço. Elas obrigam à calma e logo melhoram com o descanso e a descontração.

O sangue, essa seiva especial, é um símbolo da energia vital que no caso desses sintomas de sobrecarga estagnam no âmbito da cabeça. No sentido homeopático, a tarefa de aprendizado está em enviar mais energia vital para o âmbito superior, porém não na forma de sangue físico, mas no sentido figurado. As dores de cabeça causadas pela tensão têm como base uma situação de obstinação em que a cabeça quer dominar. A solução pode estar no aumento da criatividade. Em vez de atacar os mesmos obstáculos com os mesmos programas, a solução está em novos caminhos e pensamentos. Cada vez mais esforço leva sempre a cada vez mais dores de cabeça, mas nem sempre a melhores soluções.

Talvez uma mudança no domínio dos hemisférios cerebrais seja útil. Em vez de investir contínua e mais intensamente na metade esquerda, analiticamente atuante e principalmente masculina do cérebro, a mudança para a metade direita do cérebro, integralmente atuante, mais orientada pelos princípios arquetipicamente femininos, pode levar às saídas desse dilema. Se as coisas fossem mais pensadas com o lado direito e feitas com o lado esquerdo, portanto, pelo caminho arquetipicamente feminino, muita coisa seria mais fácil e a pessoa se perderia menos nos dolorosos becos sem saída. A energia vital não precisa esgotar-se num esforço monótono sempre pelo mesmo padrão, mas também pode expressar-se com leveza e humor, num outro ritmo, por padrões inusitados de ação.

A sensação de *estar tapado* muitas vezes é uma expressão metafórica dessa posição obstinada e atolada. Com muita freqüência, por trás do dilema está o bloqueio do primeiro impulso. Muitas pessoas reconhecem corretamente: "Eu estou bloqueado." O bloqueio no âmbito dos pensamentos, e em especial do primeiro pensamento ou impressão, muitas vezes leva às dores de cabeça. Um bloqueio no âmbito emocional dá muito mais uma tendência à hipertensão, aquele no âmbito do passar adiante leva a problemas nos nervos e o no âmbito da execução a problemas nos músculos e nas articulações.

No caso das dores de cabeça, teoricamente a solução do problema é muito fácil. Trata-se de deixar esses primeiros impulsos entrar outra vez na consciência, trata-se de alimentá-los com energia vital. Só assim é possível deixar-nos orientar por eles — o que tem muitas vantagens, como sabe a voz do povo, quando parte de que a primeira impressão sempre é a melhor. Isso ao menos muitas vezes é muito útil e pode mostrar-nos exatamente as saídas acima citadas de situações atoladas.

O caminho alopático como sempre é mais simples e, nesse caso, especialmente convincente. Se acalmamos o sistema sobrecarregado, as dores desaparecem, o que no entanto não quer dizer que na oportunidade semelhante seguinte elas não voltarão a fim de indicar o problema que continua inalterado. Basicamente, cuidar de esforçar-se menos e diminuir a tensão nervosa ajuda a evitar as dores de cabeça causadas pela tensão. E menos obstinação e estupidez e menos tentativas de *quebrar a cabeça* as tornam supérfluas. Usar a cabeça como um bate-estacas é uma arte eficaz em certos limites, porém pouco elegante. Em todos os projetos em que se trata de realização no âmbito psíquico, um hábil jogo de raciocínio criativo sem exceção é mais eficaz do que o costumeiro *trabalho* intelectual. As dores de cabeça — como mencionamos no início — são sobretudo uma "excitação" dos tempos modernos, que sempre são mais essencialmente cunhados por intelectuais.

Dores de cabeça escolares

Com cada vez maior freqüência consultamos crianças com as assim chamadas dores de cabeça escolares. Na verdade, as crianças sadias devem gostar de conquistar a vida plena fora da sala de aula. Além disso, elas usam sem problemas sua agressão marcial na forma do jogo muscular ativo e nos gritos altos. Mas se são conseqüentemente impedidas de fazer isso, portanto, obrigadas a sentar-se quietas e a um desempenho que só conseguem realizar martirizando o seu cérebro, algumas reagem logo com uma dor de cabeça que se torna crônica. Quando as crianças percebem que esse sintoma pode ao menos temporariamente livrá-las do seu sofrimento no banco da escola, a sua carreira de dores de cabeça encontra as portas abertas.

A terapia é simples e consiste em criar um pólo oposto ao sentar-se em silêncio e fazer exclusivamente trabalhos que exijam o hemisfério esquerdo do cérebro. A opressão a uma vida inadequada à criança precisa ser exposta e, em vez dela, as forças vitais marciais devem receber *quartos de brinquedo*. Na prática do dia escolar, no entanto, existem pílulas repressivas e *sempre mais do mesmo*, nesse caso na forma de um número maior de desafios intelectuais. Com isso às vezes é possível abafar o problema marcial. Mas muitas vezes ele aumenta em outros âmbitos de expressão.

Dores de cabeça causadas pela obstrução nasal crônica

Certamente um dos pressupostos para determinadas dores de cabeça é o nosso andar ereto. Enquanto nos quadrúpedes a cabeça fica pendurada perto do solo, pode-se supor que ela não doa, ao menos não no nosso sentido. Principalmente naquela época as influências físicas externas devem ter levado a dores de cabeça.

Mas acarretamos muitas dificuldades à nossa cabeça em outro sentido *quando opomos resistência*. Para que seja possível carregá-la, o seu peso tem de ser reduzido. Conseqüentemente, no curso da evolução aconteceu o desenvolvimento dos diversos sistemas ocos que são revestidos de mucosas e cheios de ar e que dão à cabeça a sua forma e leveza. As saídas que garantem o escoamento da secreção formada pelas mucosas, pela posição ereta subitamente ficaram bem no alto. Numa cabeça voltada para baixo, ao contrário, estavam idealmente posicionadas como escoadouros. Nossa posição ereta tornou-nos os supostos senhores do mundo e, ao menos nesse contexto, só nos prejudicou. Agora realmente temos um nariz relativamente seco e não narinas sempre úmidas como as de um cavalo, mas as cavidades podem ficar cheias a qualquer momento. As secreções que se formam podem se inflamar facilmente, tal como os conflitos. Assim, muitas pessoas têm o nariz cheio de repente ou cronicamente. Por um lado, essa é uma herança da evolução; por outro lado, também a expressão de um posicionamento básico de *estar resfriado*. Eis aí a base das inflamações das fossas nasais (sinusite).

O nariz cheio e a cabeça pesada são sintomas que aparecem com freqüência. Muitas pessoas acostumaram-se tanto a isso, que não os percebem mais. É possível acostumar-se e ignorar as dores de cabeça que provocam. Como um médico do jejum, não é raro ver que depois de alguns dias de jejum os pacientes se queixem de um resfriado atípico, que estimula grandes quantidades de catarro. Quando conseguimos motivar os que jejuam a suportar as suas fossas nasais cronicamente cheias, elas se esvaziam e, depois disso, eles se sentem mais leves e, às vezes, como se tivessem nascido de novo. A cabeça parece mais livre e limpa. Só agora os pacientes percebem como as suas fossas nasais entupidas estavam cheias.

Dores de cabeça em razão da má irrigação sangüínea

De tipo bem diferente das dores de cabeça tipicamente "masculinas" causadas pela tensão são as dores de cabeça arquetipicamente "femininas", causadas pela falta de irrigação sangüínea, como a que pode ocorrer no caso de pressão baixa. A sensação de estar com a cabeça cheia de algodão pode estar relacionada com isso. Trata-se de um sinal de muito pouca energia na cabeça e, com isso, na central do corpo. O sintoma revela que não somos *senhores* da situação. A tontura indica que imaginamos algo, que alguma coisa essencial na própria atitude não está certa. A tarefa primária de aprendizado nesse caso objetiva proporcionar mais calma a si mesmo e não fazer de conta que podemos ter tudo sob controle. Exige-se muito mais dedicação verdadeira e a coragem de se soltar.

Outras formas de dores de cabeça

Uma forma especial de dor de cabeça é a **enxaqueca** com sua relação com o ato sexual e o orgasmo. Esse inter-relacionamento e sua interpretação foram analisados em *A Doença como Símbolo* e *A Doença como Caminho.*

Um **tumor cerebral** também pode provocar dores, em geral demasiado tarde, porque a massa nervosa — ao contrário dos vasos e das mucosas sensíveis do cérebro — não têm receptores de dor. Nesse tipo de dor de cabeça a base é o próprio modo de pensar contrário aos padrões e programas pessoais, tanto que nesse caso até podemos falar de "pensamento degenerado" — como um paciente descreveu certa vez num momento de reconhecimento do seu eterno pensamento sinuoso, na maioria das vezes prejudicial a ele mesmo. As interpretações psicológicas podem ser encontradas em *A Doença como Símbolo.* Sem dúvida, é evidente que o tratamento tem de ser integral, isto é, deve conter todas as possibilidades, muitas vezes um diagnóstico prioritário da medicina convencional e às vezes terapia.

Roer unhas

As unhas dos dedos das mãos e dos pés são restos de garras e, portanto, juntamente com os dentes, são parte das nossas armas externas, ao passo que o sistema imunológico representa o nosso arsenal interno de armas. A expressão "defender algo com unhas e dentes" indica uma atitude agressiva numa ação defensiva. Tipicamente, no ato de roer unhas as duas armas externas trabalham juntas: as unhas são roídas com os dentes, as garras são aparadas.

Quando os pais especialmente amorosos falam sobre os roedores de unhas, na verdade trata-se ainda de um ato agressivo, que tem mais a ver com *morder* e *devorar* do que com roer. No máximo ainda podemos pensar em roer quando nos recordamos até que ponto muitos especialistas mordem ou roem as suas armas.

Na Antigüidade cinzenta usamos as nossas unhas na luta diária pela vida, como acontece ainda hoje com os animais selvagens; somente cães muito degenerados precisam ir à pedicure. Com exceção dos roedores de unha, nós degeneramos até esse nível. As garras só se gastam com um estilo de vida *naturalmente* agressivo. Onde se perdeu, ele tem de ser substituído por outras medidas agressivas. O costume de cortar as unhas é uma dessas ações substitutivas. Com uma tesoura afiada ou o correspondente cortador de unhas as garras são aparadas. "Cortar as garras de alguém" é uma expressão que confirma que passamos da ofensiva para a defensiva. E nesse meio tempo temos coletivamente necessidade disso. Em virtude do nosso grande número de sistemas sociais, não podemos mais mostrar e usar as garras diretamente, mas temos de amputá-las por ações substitutivas, isto é, apará-las.

Realmente, no sentido figurado ainda *podemos mostrar as garras*. Talvez esse seja o motivo por que os roedores de unhas nos incomodam tanto, apesar de eles não fazerem nada contra ninguém. Ao contrário, eles mesmos roubam-se voluntariamente das possibilidades de fazer isso. Mas eles mostram isso com tanta clareza, que muitas pessoas os odeiam porque lhes mostram esse espelho espontaneamente. Pois quase não existe diferença entre quem rói regularmente as unhas e o resto da população que as corta regulamente. A pessoa que rói as unhas simplesmente só faz mais esforço; a cada minuto livre ela trabalha de modo relativamente inconsciente e com *obstinação* em si mesma, mostrando dessa maneira o quanto se trata do seu problema. Se no contorno menor não fosse também o problema de todos nós, nunca nos irritaria tanto.

O sintoma é tão facilmente perceptível, que também fica limitado grandemente à infância. Com o aumento da idade, na maioria das vezes ele se perde nessa forma clara, e a problemática da agressão procura outras válvulas de escape menos perceptíveis como talvez as diversas formas de alergia.

Nos casos extremos, as criancinhas muito flexíveis podem até mesmo roer as unhas dos pés, tornando o problema ainda mais claro. Os pequenos amputam as suas armas desse modo agressivo. Com isso, eles mostram como confiam pouco em usar agressiva e ofensivamente as suas garras na luta pela vida e pegar, *agarrar* o que precisam. Deve ser por esse fato que muitas vezes até os educadores são chamados *ao campo de batalha* para atacar tão agressivamente esse sintoma, em si mesmo inofensivo. Em vez de se alegrarem pelo fato de os seus protegidos eliminarem suas armas agressivas e ainda por cima voluntariamente, às vezes ficam literalmente loucos.

Um acontecimento que testemunhei numa típica escola de aldeia na Baviera mostra a problemática. O professor tentava sofrivelmente conter as suas oito classes com mais de sessenta alunos num mesmo aposento. Entre as suas medidas drásticas nessa situação de aperto também cabia um ritual das unhas. Às segundas-feiras pela manhã os alunos tinham de mostrar as unhas e, se estivessem roídas, elas apanhavam com a régua de madeira. É compreensível que os assim castigados preferissem agredir o professor, o que nunca acontecia. A maioria já estava tão intimidada que nem sequer obedecia aos seus reflexos naturais de proteção tirando as mãos no último momento — o que, de resto, só teria como conseqüência a repetição do castigo. Aqui o simbolismo fica bem claro. As crianças que — impedidas pelos limites externos ou internos — não conseguem dar vazão às suas energias agressivas naturais, voltam-se contra si mesmas e roem as unhas. Um professor que só consegue impor respeito com manifesta agressividade, vive o seu problema de Marte de forma concebivelmente não solucionada nos dedos já desarmados dos mais fracos. Na verdade, os filhos realmente malcriados dos burgueses quase nunca eram domados, mas muito mais os filhos dos camponeses que, na verdade, não ousavam se mexer. O fato de esses sintomas não desaparecem nem mesmo com essas medidas drásticas não surpreende muito os adeptos dos símbolos. Roer as unhas já é um sinal de humilhação. Esse hábito não desaparece com mais humilhações; ao contrário, torna-se mais ainda urgentemente necessário.

Roer as unhas não é nenhum sintoma físico no sentido habitual, pois o corpo não o produz por contra própria, como nos outros sintomas, mas os pacientes roem as unhas de modo consciente ou semiconsciente. Se isso acontece inconscientemente, o hábito deve ser interpretado como um ato compulsivo. Além disso, ele sempre tem um caráter de autopunição. Pois além dos castigos (inconscientes) e raramente também os de adultos sádicos, ele causa males horríveis, quando além da unha é roída a sua base.

Neste ponto os pais gostam de argumentar que com seus filhos o caso é muito diferente, porque eles já viveram suficientes agressões e assim por diante. Mas isso não se justifica, pois, se as agressões fossem suficientes, aos filhos não restaria nada para roer. Trata-se muito mais do fato de aos pais bastarem as agressões vividas. Isso é humanamente compreensível, mas não é um critério pelo qual a alma se orienta. É preciso encontrar planos mais úteis para a força de Marte.

A franqueza com que os pequenos pacientes roubam as próprias armas, perde-se com o seu crescente refinamento. Antes de tudo, assim que o simbolismo das unhas surge do inconsciente, outros caminhos têm de ser trilhados. Em sua maioria eles são muito mais perigosos, porque o problema passou da superfície para a profundeza do organismo. Assim que as unhas são reconhecidas como símbolos de beleza, elas têm de testemunhar com todo o seu comprimento — principalmente no sexo feminino —, toda a vitalidade e poder de defesa, mas também a vontade de atacar das suas possuidoras. Para essa finalidade, pintadas também com cores ofensivas, elas acentuam adicionalmente a irradiação agressiva e erótica. Se continuarem a ser roídas por compulsão, é preciso colocar próteses — unhas postiças feitas de matéria sintética. Com elas trata-se de uma falsificação, neste caso para fingir fatos (agressivos e estéticos) falsos.

A terapia corrente limita-se a medidas contrárias ou punitivas. Elas vão desde pincelar o resto das unhas com substâncias de gosto ruim até reações de colar unhas artificiais por cima e infligir autocastigos drásticos. Colar unhas postiças nas meninas é a terapia mais promissora, pois as pessoas quase não roem material sintético. Naturalmente, essa não é uma verdadeira terapia, pois esta teria de abrir outras válvulas de escape para as energias agressivas e, assim, não mais impedir o roer, mas torná-lo desnecessário. Mas isso leva às linhas diretrizes terapêuticas gerais relativamente ao princípio de Marte.

É preciso esclarecer até que ponto o espaço vital da criança está limitado ou dilacerado, talvez por ela viver numa cidade grande, que sempre restringe as tendências ofensivas. Exatamente onde e por quem é impedido o desenvolvimento das energias vitais? Como obter coragem para defender a própria força? Que válvulas de saída podem ser encontradas para as forças agressivas, de tal maneira que não causem mais danos mas até provoquem divertimento ou sejam úteis? A criança tem os amigos, os parceiros certos para extravasar a vitalidade no grupo? Ela tem suficientes oportunidades de usar as suas garras de modo natural, por assim dizer, de afiá-las brincando? Acaso ela recebe ou pode arranjar tudo de que precisa? Que atividades ela tem em que é preciso usar as unhas e que além de tudo sejam divertidas?

Por meio dessas perguntas podemos nos aproximar de verdadeiras propostas de terapia e ganharmos distância das costumeiras medidas punitivas. As crianças precisam de ajuda e de modo nenhum de mais intimidações. Uma indicação indireta à agressão reprimida, por exemplo, também pode ser o desgaste anormalmente alto de sapatos. Estes são chutados contra todos os meio-fios de calçadas, e cada pedra torna-se substituta da bola de futebol. Nesses casos é aconselhável optar logo por um treino de futebol marcialmente rígido ou praticar algum tipo de luta marcial.

Aos adultos que roem unhas deve-se aconselhar roer alimentos, o que além disso é extremamente saudável para a digestão. Comer de forma mais agressiva também é questionável, tanto no que se refere a morder quanto à escolha do alimento.

O vegetarianismo, com uma prevenção avançada da agressão nesse plano, talvez seja eticamente digno de atenção, mas nesse ponto não exatamente saudável. Antes de tudo, trata-se de morder algo mais da vida e integrá-lo ofensivamente.

Tricotilomania

Neste quadro mórbido não muito raro os pacientes arrancam compulsivamente os próprios cabelos, na maioria das vezes os cabelos das têmporas, mas também o cabelo da cabeça toda, bem como as sobrancelhas e os cílios. Ao arrancar, mostra-se a agressão; como símbolos de liberdade, vitalidade e beleza os cabelos deixam o tema claro.

Os pacientes descrevem esse vício como uma espécie de ação desesperada, realizada sob razoável tensão. Assim, com o tempo surge uma espécie de ritual compulsivo inconsciente, que eles vivem como vítimas das próprias ações. No sentido concreto, eles *arrancam os cabelos*. A pressão só diminui depois que forem bem-sucedidos nisso. Como no tema de coçar e arranhar, essa vivência da agressão representa um alívio temporário da sintomática, sem, no entanto, resolver o problema.

Quem arranca os seus próprios símbolos de força, poder e irradiação de modo auto-agressivo não deseja nada de bom para si mesmo. Essa pessoa avalia-se como fraca. Expressões como "não ter nada na bandeja", "não ser de nada" revelam como o resultado é visto negativamente. Assim os próprios implicados se diminuem. Com os cabelos, eles arrancam os símbolos da dignidade e da irradiação. Quem não *deixa nenhum cabelo em alguém* diminui essa pessoa, mas *quem não deixa nenhum cabelo em si mesmo*, diminui-se e não acha que mereça algum *status*. Os pacientes, por assim dizer, *quebram as pontas da coroa*, até que, no final, é necessário fazer um tipo de antipenteado desgrenhado, não muito diferente do dos *punks*. Mas ao passo que estes querem provocar os outros intencionalmente com a sua imagem de feiúra, os pacientes com tricotilomania sofrem com sua sintomática.

Inconscientemente, eles sabem que não causam boa impressão nas outras pessoas. Para eles os excessos estão fora de questão; ao contrário, sentem-se enfaticamente *prejudicados*. Como protuberâncias e prolongamentos superiores das nossas antenas, os cabelos também não devem furtar-se a uma compulsão interior. Aqui existe o mesmo aspecto que no roer unhas. Os pacientes expulsam, por assim dizer, todos os caprichos por si mesmos e transformam-se nos próprios desmancha-prazeres. O extremo da careca os leva ao típico penteado dos prisioneiros ou dos monges e das freiras. Aos primeiros, a sociedade não concede mais nada;

os últimos não concedem nada a si mesmos — eles objetivam a salvação deste mundo e por isso reduzem os sinais para o mundo.

Uma complicação freqüente da tricotilomania é a obstrução intestinal, porque muitas vezes os cabelos arrancados são engolidos. O intestino reage a essa alimentação falha com um boicote, o que nada mais significa do que o fato de que a própria vida não consegue mais ser digerida. Ou, mais diretamente, os implicados não conseguem mais resolver os problemas que engoliram. Mas quem não digere mais a vida, está ameaçado de morte.[47]

Para resolver a problemática, em primeiro lugar é preciso ter certeza da agressão à própria irradiação pessoal. Uma retirada consciente das exigências do ego quanto à irradiação e ao poder, como a que é pedida às pessoas no caminho espiritual, pode trazer a salvação. Como ato consciente do desenvolvimento, o corte das velhas tranças, ou seja, de todo o cabelo, é um passo simbólico para o si mesmo, para o eu verdadeiro, que não é mais dependente do exterior.

No arrancar doloroso dos cabelos também podemos reconhecer uma espécie de sacrifício motivado pelo conveniente passo de desenvolvimento. Todas as transições essenciais na vida estão ligadas a sacrifícios. Assim, o nascituro precisa desistir do paraíso do ventre materno a fim de nascer. Na puberdade, a criança tem até de morrer no sentido figurado, para que o adulto possa nascer. Em muitos rituais de passagem da puberdade as crianças de fato precisam largar os cabelos, talvez entre os judeus. Mas, ter de *largar os cabelos* é uma expressão para pagar.

Os pacientes de tricotilomania pagam inconscientemente pelo seu passo de desenvolvimento ainda obscuro, mas urgente. Para descobri-lo, pode ser de ajuda cortar todos os cabelos com consciência, no contexto de um ritual cuidadosamente celebrado. Os assim tosquiados então têm melhores possibilidades de superar a situação *tosada* e reconhecer o resto do caminho, alcançar uma consciência mais elevada e descobrir o objetivo do próprio penteado de monge.

A partir disso, *por si mesmo* resultarão caminhos mais significativos para a expressão da própria agressão e vitalidade. De resto, a coragem de deixar cortar os cabelos já é uma forma mais solucionada de agressão do que arrancá-los. De *tosquiados*, como antigamente se chamava pessoas menos dignas sem cabelos e *status*, para pessoas de cabelos conscientemente cortados, já é um grande passo, e não *ficar tosquiados* não quer dizer *fugir disso*. Na verdade, um sacrifício é *necessário*. Então sempre é melhor ousar dar o passo consciente no país desconhecido, e além disso o passo intencional que amplia a consciência.

Criar um ritual consciente desse vício ou mau hábito sempre é saudável. Quando na destruição agressiva dos símbolos da própria irradiação se reconhece e se traduz o anseio pela realização interior, o caminho de *galinha depenada* para "freira" careca ou para "monge" careca é aplainado. O sacrifício proposital e intencional de determinadas liberdades e vaidade exterior ainda não significa que temos de concretamente desaparecer por trás dos muros do convento. No entanto, por esse caminho pode dar certo perdoar-se e descobrir o sentido do sintoma no autoconhecimento e na auto-realização. Com o sacrifício de velhas liberdades, as freiras e os monges querem conquistar novas liberdades maiores em novos planos. Uma nova irradiação incomparável com a antiga sacrificada instala-se espontaneamente.

Essas interpretações provêm essencialmente de um paciente que usou o seu sintoma no sentido de *A Doença como Símbolo* para o seu caminho e a quem quero agradecer mais uma vez, como representante de todos os outros pacientes e sua silenciosa colaboração.

A DENTIÇÃO E SEUS QUADROS MÓRBIDOS

O significado dos dentes já pode ser reconhecido no modo como eles se mostram nos bebês. Os dentes dos bebês nascem com dores a partir do sexto mês quando o princípio da agressão entra na vida deles com violência. Caracteristicamente, o primeiro dente é um incisivo, que no verdadeiro sentido da palavra, abre o seu caminho cortando a gengiva macia. A inflamação resultante mostra como o tema que abre novos horizontes é quente e carregado de conflito. Conforme a disposição, as crianças reagem às dores do nascimento dos dentes com gritos, pranto silencioso ou raiva franca. Muitas vezes não é fácil decidir se choram de dor ou de raiva devido à situação. A voz popular da Baviera usa a expressão *criar dentes* generalizadamente para chorar e todos os seus jogos lacrimosos; a expressão dentes, sozinha, representa as lágrimas.

Essa ruptura dos instrumentos de agressão influencia a criança e o seu sentimento de vida, o que se revela nos outros sintomas, como a grande salivação, a febre freqüente, a diarréia e o bumbum assado. No sentido da mobilização geral a febre deixa claro o quanto o organismo agora se prepara para a luta e aumenta mais uma vez a sua defesa, mesmo quando esse primeiro ataque vem nitidamente do próprio interior e não tem nada a ver com os germes externos. A diarréia simboliza *fezes* e prejudica a saída traseira na forma de ferimento. A crescente salivação faz a criança babar. Em correlação com as bochechas coradas isso pode ser um sinal de que apesar dos sintomas marciais, ainda existe uma certa alegria; pelo menos a boca fica cheia de água.

A maioria das crianças reage a essa ruptura de lesão e dor da maneira mais descontente e com isso deixa clara sua posição diante da agressão. O princípio de Marte é igualmente recusado pelas crianças e adultos. Aqui os dentes podem justamente mostrar-nos como a luta contra um princípio primordial como o de Marte não tem sentido e é contraproducente. Nós precisamos dele da mesma forma que precisamos dos dentes, e não houve erro na natureza quando os atribuiu a nós. Que os dentes irrompem em nossa vida do seu jeito marcial, está na sua natureza. Assim, desde o início podemos sintonizar-nos com esse tema central da vida. De resto, a existência dos dentes também mostra como a agressão é importante e natural para nós.

Quem, apesar de tudo, leva a recusa de Marte para a sua vida posterior, não torna a sua vida ou a dos outros muito fácil. Ao menos as crianças ainda não aprenderam a sofrer silenciosamente e a reprimir suas manifestações agressivas por consideração ao meio ambiente. Quanto mais vital for a criança, tanto mais ela se recusará a assumir essa política doentia e, ao contrário, manifestará as suas emoções agressivas sem inibições e suas poucas possibilidades até a total exaustão. Além dos gritos, gemidos e resmungos, entram no jogo as primeiras tentativas de morder. É o tempo dos mordedores, e muitas vezes os seios da mãe são vítimas dessas tentativas. Quando o bebê não se deixa adaptar para planos de mordida socialmente aceitos e prefere continuar a irritar os pais com os seus gritos pungentes e berreiro raivoso, em algum ponto estes também ficam com raiva. Trata-se realmente de uma questão de tempo e baseia-se no fato de que quase todas as pessoas desta sociedade podem lançar mão de agressões reprimidas. Isso sempre acontece com mais facilidade quando elas são revividas — estimuladas pela agressão exterior.

O tema, que aqui entra veementemente na vida, torna-se visível em todos os âmbitos, sendo que, por sorte, para a sobrevivência da humanidade as reações dos pais são muito mais controladas. Em geral, no máximo eles devolvem as agressões indiretamente aos filhos, por exemplo, na forma de mau humor. Nesses *resmungões* e *intrigantes* o princípio de Marte é igualmente perceptível. Mas, no geral, os pais encontram outras válvulas de escape como palavras ásperas e advertências mordazes. Muitas vezes os "bons pais" já *têm* suas agressões tão "sob controle" que simplesmente se submetem em *contrita obstinação* a essa época difícil.

Nessa fase precoce do desenvolvimento outro âmbito de significado associado aos dentes torna-se claro. Durante os primeiros seis meses, em que o bebê ainda não tem dentes, ele pode mamar e é limitado quanto às suas manifestações vitais. Ainda lhe falta certa vitalidade e, por exemplo, também a força para atacar e enraivecer os pais. (Realmente, os assim chamados bebês berradores conseguem enraivecer os pais por meio da situação irritante da sua digestão.) Isso tem seu correspondente corporal não só na boca sem dentes do bebê, mas também em seu sistema imunológico ainda incompleto. Somente quando os anticorpos estão formados e irrompem os primeiros dentes é possível viver as agressões lutando no âmbito do corpo.

Na época do rompimento dos dentes aumentam as possibilidades vitais em todos os âmbitos. A falta de vitalidade que se expressa na boca sem dentes torna-se mais clara ainda na velhice. A velha bruxa sem dentes dos contos de fada é justamente um símbolo de falta de vitalidade pessoal, e assim ela procura obter a vida das crianças, isto é, sua sólida força vital. Anciãos sem dentes e na maioria das vezes carecas, recebem outra vez algo de inocentemente infantil. O corpo lhes sinaliza que é melhor não morder mais com força e que devem renunciar amplamente à irradiação corporal exterior. Quanto mais eles tiverem aprendido a cultivar e a elevar a sua expressão vital e a sua irradiação em outros âmbitos, tanto menos o destino tem de tirar-lhes os atributos físicos.

Na infância, à fase da amamentação segue-se depois de seis meses a das mordidas e a prática da agressão. Mastigar só é possível com um ano, quando os primeiros molares rompem na dentição de leite. Enquanto isso as crianças têm de ser alimentadas com mingaus e papinhas; desse modo é compensada a falta da mastigação.

A expressão dentes de leite é uma solução amargurada, pois exatamente nessa época predominam os dentes agressivos: oito incisivos e quatro caninos se opõem a oito molares, os molares de leite.

"Diretrizes" gerais para a boca e os dentes

Os quatro quadrantes da dentição

O maxilar superior é parte do crânio e com ele forma uma unidade óssea. Na tradição taoísta, mas também na antiga tradição judaica, via-se no crânio não só a ponta, mas até mesmo o céu do ser humano. Portanto, o maxilar superior tem simbolicamente a tarefa de, por assim dizer, transmitir os desejos mais elevados provindos de cima para baixo. O maxilar inferior, ao contrário, tem a ver com a matéria, com a criação e a transposição concretas; ele é móvel para cima e para baixo, para a direita e para a esquerda, para a frente e para trás. Por meio desse movimento podemos mastigar e começar a "digestão" do mundo.

O fim marcante do crânio que se destaca no mundo é o queixo. Quanto mais ele se estica para a frente, tanto mais fortemente é desenvolvida a vontade de deixar a marca pessoal no mundo, e tanto mais as forças instintivas ocupam o primeiro plano. Quanto mais retraído ele for, tanto mais a pessoa tende para cima, na direção da sua auto-realização. Portanto, enquanto o maxilar superior representa simbolicamente os desejos interiores e mais elevados, o maxilar inferior representa o relacionamento do seu possuidor com o meio ambiente.

Além dessa diferenciação podemos dividir o ser humano como um todo — e em detalhe também a sua dentição — numa metade direita e outra esquerda (do corpo). O lado direito, que correspondente ao hemisfério cerebral esquerdo, é atribuído à razão analítica, arquetipicamente masculina, que trabalha logicamente, com sua relação ao material e concreto; é o lado yang. O lado esquerdo, que corresponde ao hemisfério cerebral direito, deve ser atribuído às nossas partes arquetipicamente femininas, nas quais se trata da percepção integral, musical e analógica. Nesse lado yin existe uma relação com os nossos anseios e sentimentos.

Para os assim designados quatro quadrantes da nossa dentição — em cima e embaixo, direita e esquerda —, no superior existe uma relação com os desejos e no inferior, com o concreto; o esquerdo se relaciona com as experiências analógicas sensuais do passado, o direito tende para o domínio lógico, concreto, futuro, logicamente disposto.

Os problemas dos dentes do maxilar superior — portanto, na região arquetipicamente yang —, sinalizam dificuldades com os nossos sonhos e desejos; no maxilar inferior, a região arquetipicamente yin, ao contrário, a sua conversão em realidade. Na dentição do lado direito, atribuída arquetipicamente ao yang, os dentes indicam problemas concretos arquetipicamente masculinos, portanto aqueles relacionados com as nossas funções lógicas. Do lado esquerdo, arquetipicamente atribuído ao yin, eles apontam na direção de temas arquetipicamente femininos, portanto, relacionados com o nosso mundo de sentimentos e imagens.

Conseqüentemente, os problemas no quadrante esquerdo superior (yang do yin) representam os desejos que se relacionam com a nossa existência interior: como quero expressar-me existencialmente no mundo, como quero *expressar* o meu mundo interior? No lado superior (yang do yang) eles significam dificuldades com a classificação: como posso encontrar o meu lugar no mundo e me expressar?

Dificuldades no quadrante inferior esquerdo (yin do yin) revelam muitas vezes falta de reconhecimento da parte da própria família. Aqui a pergunta é a seguinte: como levar a minha compreensão a resultados concretos? Aqueles no quadrante direito inferior (yin do yang) tornam claro que é difícil lidar com as coisas práticas da vida e resolver algo no contexto da realização concreta. Como fazer pregos com cabeça?[48]

O espaço bucal

Em suas palestras a dentista Marianne Braun, de Berna, explica que o tamanho da boca reflete o relacionamento das pessoas com o mundo exterior. Assim, um espaço bucal bem desenvolvido indica uma auto-estima estável. Em última análise, também conhecemos isso na linguagem popular; alguém *que fala demais* sempre lucra algo e não tende para a timidez. Esta última é muito mais o problema das pessoas de boca pequena. Em geral elas se sentem apertadas, percebem o mundo como limitador e difícil. Muitas vezes elas têm a sensação de não poder concretizar todo o seu potencial. Como os seus dentes, elas não podem ocupar o lugar adequado para elas.

Uma melhora da situação é possível dos dois lados. Tanto o reconhecimento anímico da própria situação e as correspondentes medidas psicoterápicas, que abrem novos espaços interiores por meio do mundo de imagens anímicas pode melhorar a situação da boca, como também as intervenções odontológicas ou ortopédicas do maxilar podem fazer efeito na situação da alma, libertando-a e estimulando-a. Contudo, a remoção dos dentes restantes com o argumento de abrir espaço, corresponde a uma visão míope, que tem em vista aspectos puramente funcionais e ignora as conseqüências de longo alcance para o mundo anímico das pessoas em questão. Segundo o dentista Michael Wirthgen a extração dos quatro dentes, os primeiros molares, por exemplo, conforme as avaliações, muitas vezes relaciona-se com os problemas escolares das crianças "liberadas" dessa maneira marcial. É melhor atacar o problema integralmente. Com o teste do comprimento das pernas nessas situações, muitas vezes encontra-se uma diferença nítida, que, por sua vez, indica uma colocação torta da bacia. A isso está associada uma coluna mal equilibrada que, por sua vez, provoca uma contração dos ombros, o que exige uma compensação por meio da postura do pescoço e da cabeça. Esta última relaciona-se outra vez com uma falha da mordida. A assim chamada ortopedia funcional segundo Herrmann pode indicar neste caso o caminho para preservar os dentes e estimular o desenvolvimento.

A ocupação precoce dos oitavos, ou dentes do siso, contribui originalmente para os problemas do espaço bucal apertado. Como os germes dos dentes do siso praticam por si um impulso de crescimento nas gengivas, eles primeiro devem poder desenvolver-se e, assim, ajudar a gerar espaço.

Um relacionamento correto entre o maxilar superior e o inferior significa que os dentes de cima cobrem os inferiores cerca de dois milímetros, mas tendo contato mútuo. Isso corresponde à situação desejável de que o espírito, simbolizado pelo maxilar superior, rege o corpo, representado pelo maxilar inferior. Na verdade, existe uma série de diferenças:

A mordida com os dentes da frente e os dentes de trás dá informação sobre o comportamento nas situações de conflito. Na mordida com os dentes de trás o maxilar inferior é recolhido demais para trás. O espírito por assim dizer não dá ao corpo nenhuma chance e domina em excesso. Em crianças isso pode indicar que o desenvolvimento corporal não consegue manter o passo com o mental e fica bastante atrás. Os envolvidos evitam confrontações diretas, preferem desviar-se e se recolhem (como o seu maxilar inferior). Eles têm carências quando se trata de tomar o controle da vida e, mesmo quando são agredidos, não conseguem defender-se. Sua disposição para a agressão é inibida, eles se recolheram demais. O contrário, a mordida para a frente, é rara. Neste caso se configura nos conflitos uma tendência de reagir permanecendo imóvel e obstinado.

Segundo Marianne Braun, os desvios verticais da linha ideal têm a ver com os temas da abertura e delimitação. Uma mordida e boca abertas apontam para dificuldades de estabelecer limites adequados com o meio ambiente, de sentir-se e tornar-se independente no sentido de uma personalidade fechada em si mesma. Essas pessoas evitam obstinadamente a dureza e abrir caminho mordendo. Muitas vezes anseiam por relacionamentos simbióticos.

Uma mordida firme indica pessoas introvertidas, que não se abrem facilmente às outras ou às circunstâncias. Elas preferem cerrar os dentes e ocultam a sua vida interior do mundo exterior.

No caso dos desvios horizontais trata-se de deslocamentos e assimetrias da linha média e das assim chamadas mordidas cruzadas. Aqui, segundo Braun, existe um desequilíbrio ou problema de coordenação entre os hemisférios cerebrais esquerdo e direito. Nessas situações recomendam-se exercícios de sincronização e ginástica da consciência.[49]

De acordo com as experiências do dentista de Saarbrück, Dirk Schreckenbach,[50] os dentes cuja direção do eixo se orienta para dentro pertencem a pessoas introvertidas, que tendem a engolir tudo. A tarefa que têm a dominar, conseqüentemente, é levar essa tendência para um plano resolvido e, por exemplo, lidar ativamente com os próprios problemas e temas.

Correspondentemente, as pessoas com dentes protuberantes e que tendem muito mais a gritar suas agressões ou também a engoli-las, precisam aprender a voltar-se corajosa e ofensivamente para fora e expor ousadamente os seus temas. Sua tarefa, no sentido figurado, consiste em desenvolver a mordida, abrir caminho mordendo e arrancar o seu pedaço do bolo da vida.

Convém observar que esses problemas quase sempre têm de ser tratados pelo dentista e nunca pelo psicoterapeuta, a quem também caberiam. Um trabalho conjunto de dentista e psicoterapeuta tem grande valor para o desenvolvimento infantil. Os efeitos do espaço bucal sobre a personalidade como um todo ainda são consideravelmente subestimados. Fazer vista grossa para os efeitos das medidas funcionais sobre a alma da pessoa atingida tem resultados dramáticos em todas as disciplinas especiais da medicina em geral. Uma odontologia e ortopedia maxilar que abranjam esses inter-relacionamentos são uma ajuda autêntica na formação das crianças.

Dentes incisivos e dentes caninos

A tarefa agressiva dos oito dentes incisivos já fica patente na sua forma, que é nitidamente fálica. Com a sua raiz um dente incisivo atua como um raio ou um menir megalítico. Os cantos afiados fazem lembrar um cinzel. Alinhados um ao lado do outro os dentes incisivos formam uma falange de lutadores eretos, muito parecidos com as paliçadas de um forte no oeste bravio ou as ameias de um castelo militar da Idade Média. Muitas tribos nativas da África limam seus dentes até ficarem pontudos a fim de acentuar esse aspecto. Na nossa cultura preferimos as observações *afiadas*, os argumentos *mordazes* e a *língua afiada como uma faca*. Onde é possível, ao contrário, evitamos exibir a agressão aberta.

Quem é forçado pela natureza a essa demonstração de honestidade, talvez porque os seus dentes incisivos são agressivamente saltados para fora, faz de tudo para velar esse fato. A voz popular fala em "dentes de cavalo" e os médicos, com mais tato, falam em *protusio*, do latim. A pessoa em questão sente-se desfigurada, quando na verdade só se apresenta muito honestamente. Com a ajuda dos dentistas faz-se tudo o que é possível para corrigir com violência a inconveniência desmascaradora (dos dentes incisivos). O destino dessa pessoa só quer mostrar com toda a clareza que ela tem dentes e pode desenvolver a mordida na vida.

A impressão dos dentes da frente protuberantes também pode surgir pelo recuo pronunciado do maxilar inferior, mostrando ao implicado que o aspecto da sua vontade deve ser ou já está recolhido. Uma mordida aberta causada por essa posição falha mostra de modo muito concreto que alguém não consegue fechar a boca. Segundo a experiência, isso dificulta o amadurecimento para uma personalidade fechada.

Dentes da frente voltados para dentro de longe são menos desagradáveis para as pessoas que os ostentam, uma vez que a auto-agressão ou sua exigência — ao menos no âmbito social — em essência é menos inconveniente. Com freqüência essa pessoa deve resolver seu problema de modo mais ofensivo e corajoso.

A fila de dentes incisivos não forma somente um baluarte protetor, mas serve principalmente para morder. Aqui a expressão "armado até os dentes" deve ter suas raízes. Quem tem dentes da frente regulares, brancos, brilhantes, irradiando força, confiando tranqüilamente na sua agressão saudável pode ser ousado em outros frontes e às vezes *mostrar os dentes*. Pode até desnudar-se na risada franca e, desse modo, deixar ver o que tem para oferecer em matéria de vitalidade e força.

Se, ao contrário, os dentes incisivos forem tortos e não brilharem com sua pompa branca e inocência, o sorriso é penoso. Dentes frontais desarmônicos logo dão a toda a dentição e às pessoas algo de antipático e até brutal. Quando os símbolos da agressão estão em desordem e rebuliço, não permitindo reconhecer nenhuma harmonia, a pessoa torna-se espontaneamente suspeita aos olhos dos semelhantes.

Na medicina tradicional chinesa os dentes incisivos são atribuídos ao meridiano dos rins—bexiga, motivo pelo qual esses órgãos se relacionam com temas como urinar na cama, mas também com os temas da concepção. Os superiores têm relação com os arrotos ácidos como os da azia; os inferiores, com problemas ginecológicos e os dos órgãos de excreção: intestino reto e ânus.

Dentes incisivos médios (um)

No âmbito dos números os dentes incisivos médios correspondem ao um, o número de todos os inícios, que ainda oculta em si todas as possibilidades e, com isso, todo o potencial humano. Desde então eles são chamados de unidade pelos dentistas.

Simbolicamente eles estão relacionados com a mãe e o pai. Se houver uma falha visível entre eles (diastema), por exemplo, a voz popular fala em "dentes da sorte". Mas primeiro é preciso conquistar essa sorte, pois em primeiro lugar a brecha fala de uma divisão e com isso indica problemas para reconciliar o lado feminino e o lado masculino entre si. Em outras palavras, a *anima* e o *animus* estão muito separados e exige-se esforço para juntá-los conscientemente. No exterior, portanto, principalmente nos relacionamentos, isso pode se expressar no fato de amarmos o parceiro, mas o contestarmos constantemente ou sentirmo-nos atraídos por ele ao mesmo tempo em que o rejeitamos.

Segundo a já citada dentista francesa, Michèle Caffin, o dente incisivo superior esquerdo — chamado pelos dentistas de a unidade superior esquerda — representa a mãe e a mulher interior, portanto, o arquétipo feminino e imagem feminina de Deus, a deusa interior. A unidade superior direita simboliza o pai e o homem interior, portanto, o arquétipo masculino e a maior autoridade, Deus. Quando um desses dentes é golpeado, o que acontece facilmente com crianças, é fácil decifrar a indicação de imagens paternas danificadas. Quando o dente incisivo direito se desloca sobre o esquerdo, o pai domina muito mais; se o esquerdo se desloca sobre o direito, a mãe. Se um deles recua, a mãe (se for o esquerdo) ou o pai (se for o direito) representa um papel secundário na vida da criança. Quando ambos recuam, podemos concluir que nenhum dos pais representa um papel importante na vida do filho.

O mencionado relacionamento dos dentes incisivos dianteiros com o meridiano dos rins e da bexiga, no plano anímico, tem relação com a força de vontade, de modo semelhante como o queixo, que no seu plano ousa lançar-se mais longe no espaço.

O incisivo direito inferior, segundo Caffin, mostra como a *anima*, a própria feminilidade é aceita e concretizada no cotidiano concreto, ao passo que o incisivo inferior esquerdo mostra o mesmo do *animus*, a parte masculina da alma.

Dentes incisivos laterais superiores (dois)

Esses dentes correspondem numerologicamente ao dois e, com isso, à polaridade. Como eles recebem toda sua energia dos incisivos médios, eles deixam claro como a energia da unidade (energia da *anima* ou do *animus*) faz efeito no mundo dos opostos. Eles revelam como o seu dono converte esses dons e o que faz com eles. A partir disso, algo se reflete sobre o temperamento dos seus donos.

O incisivo esquerdo superior simboliza a lida com o arquétipo feminino, portanto, talvez com a mãe e o maternal. Se ele for protuberante, isso leva à conclusão de que desse ponto de vista os implicados ousam ir à luta e libertar-se cedo da sua mãe. Se, ao contrário, o incisivo superior direito for protuberante, os donos ousam progredir e sua postura de vida em geral está voltada para a frente. Eles defendem a sua liberdade contra as autoridades e logo tornam-se independentes da sua figura de pai, o que não deve significar, no entanto, que procuram combatê-la ofensivamente com essa independência. Isso muitas vezes nem é necessário e é até evitado.

Se os dentes incisivos laterais superiores se encavalam sobre os médios, o dois diante do um, isso revela o domínio dos filhos sobre os pais ou, na constelação unilateral, que a criança coloca a respectiva parte paternal na sombra ou, pelo menos, a faz parecer sem importância. Quando, ao contrário, apontam para trás, eles testemunham a submissão da criança e respectivamente do adulto e uma sujeição em resistência à autoridade paterna. Quando realmente é atingido o lado esquerdo, a submissão voluntária só vale para a mãe; do lado direito, apenas para o pai.

Em pessoas em que os segundos são consideravelmente menores do que as unidades e causam o efeito de dentes de ratos ou grãos de arroz, na maioria das vezes trata-se de personalidades que quase não tendem à agressão, conhecidas como amáveis e pacíficas, amadas e muito apreciadas. Se isso acontece unilateralmente do lado esquerdo, isso revela uma aceitação pacífica e voluntária da mãe; unilateralmente do lado direito, o mesmo para o pai. A falta não muito rara desses dois dentes permite concluir que a tendência mencionada fica ainda mais forte. Então podemos presumir uma inibição já muito avançada da agressão contra a imagem dos pais. Possivelmente, as pessoas também vivem voluntariamente a vida dos seus pais, de modo que não é possível nenhuma discussão.

Dentes Caninos (três)

Atribuídos ao número três, os dentes caninos — como corresponde à qualidade desse número — trazem um desenvolvimento ao final e, por assim dizer, encerram a trindade dos dentes primariamente agressivos. Funcionalmente, eles possuem uma colocação especial, porque assumem uma posição de direção. Sua perda pode levar a uma ruína total da função da dentição. No ranger dos dentes, mal que atinge um quarto da população alemã, em virtude da sua função de direção eles sofrem especialmente e mostram os traços mais acentuados disso. Eles têm de suportar o maior atrito e, com isso, uma vida *exaustiva* e torturante; em outras palavras, o deslocamento do problema da agressão deve ser carregado principalmente nas costas.

Uma outra característica é o seu abastecimento de vasos pela *vena angularis*, que providencia o sangue através do cérebro. Portanto, os problemas como inflamações nas suas raízes podem rapidamente ter efeitos consideráveis sobre a central e atingir toda a pessoa em grande medida.

Os quatro dentes caninos emolduram os oito dentes incisivos e completam a defesa frontal, respectivamente as filas de ataque do nosso arsenal de armas na boca. Eles representam o princípio agressivo tanto pela sua assinatura como pela sua origem, pois na história do desenvolvimento remontam às presas dos nossos antepassados animais. Não é difícil reconhecer o cão (latim *canis*) em sua designação latina *canini*.

O perigo expresso pelos dentes caninos torna-se especialmente perceptível no mito do vampiro, no qual todo pavor se deve à marca característica dos dentes caninos pronunciados. No carnaval podemos facilmente observar como é grande o efeito dessa assinatura: o rosto mais bonito logo se torna assustador com a ênfase nos dentes caninos e provoca associações com o sangrento chupar sangue. Os dentes caninos ameaçam com a morte e trazem a vida eterna, pois com a mordida dos vampiros a pessoa torna-se "imortal", mesmo que seja num âmbito tão desagradável. Esses assim chamados mortos-vivos são considerados "amaldiçoados" e "condenados" e estão pendurados entre os mundos. Uma qualidade plutoniana de transformação total, mesmo na direção não-redimida, fica bastante clara aqui. Por esse motivo os dentes caninos são simbolicamente atribuídos ao princípio de Plutão. De resto, essas presas se tornaram parte central da dentição das cobras e fazem temer seu veneno agressivo, mesmo em exemplares muito inofensivos como a cobra d´água ou cobra ovípara.

Quando ficam agressivas, as feras arreganham os dentes, e são outra vez especialmente as presas que encarnam a sua periculosidade. Quando uma pessoa *mostra os dentes* para outra isso não precisa necessariamente acontecer fisicamente, mas o sentido permanece. Enquanto isso, os nossos caninos, na maioria reduzidos ao tamanho dos outros dentes, fazem supor que a humanidade deixou para trás épocas e formas de vida mais agressivas.

Isso se reflete também no fato de que os nossos primeiros doze dentes a irromper têm caráter exclusivamente agressivo; com apenas oito molares nossa dentição de leite é armada de modo predominantemente agressivo. Em conseqüência, os primeiros doze anos de vida estão sob forte influência do princípio agressivo de Marte — em especial a segunda metade do primeiro ano de vida, pois nessa época a criança só dispõe de dentes primariamente agressivos e quase se assemelha a um roedor, como talvez um rato ou coelho. É nesse âmbito que os pais muitas vezes escolhem um apelido para os seus pequeninos.

No que se refere ao desenvolvimento, chama a atenção um ritmo de seis: aos seis meses surge o incisivo, somente com seis anos o primeiro dos *seis*, com doze, o sétimo; e a partir dos dezoito, o oitavo. Na fase agressiva precoce reflete-se uma fase mais antiga da humanidade. Os médicos partem do pressuposto de que a história individual e a da raça (onto e filogênese) correspondem uma à outra.

Consciente ou instintivamente, os dentistas lidam com os dentes caninos muito discretamente e só os arrancam a contragosto. A voz popular também fala em "dentes dos olhos" e os olhos sempre simbolizam nosso conhecimento e totalidade. O Deus onisciente muitas vezes é representado como um *triplo* olho. Nos elefantes os dentes caninos se desenvolveram de modo impressionante em presas e representam — talvez no deus elefante hindu Ganesha — sabedoria e poder. Especialmente quando os dentes caninos inferiores têm de acreditar nisso, isso corresponde muito claramente a uma queda da força vital e alegria da pessoa implicada.

A medicina tradicional chinesa relaciona os dentes caninos com o meridiano do fígado e da vesícula biliar, o que revela a relação com os problemas dos ovários e do desejo sexual. Além disso, segundo o médico francês Orsatellis, os caninos superiores estão associados ao ritmo da respiração, assim como os inferiores podem relacionar-se com os rins e os problemas da bexiga.

Simbolicamente, os caninos representam as mudanças na vida e, neste caso, especialmente as grandes transições como a puberdade e a menopausa. O *terceiro superior esquerdo* torna claro em especial a posição interior no que se refere a essas mudanças básicas. O *terceiro superior direito* simboliza como queremos nos mostrar ao mundo nas situações de transição.

O *terceiro inferior esquerdo* revela como expressamos concretamente as transformações interiores. Quando os homens querem desviar-se das transformações ou ignorá-las nas épocas críticas da vida, esse dente pode encarnar as suas tendências de fuga, à medida que se projeta para fora da fileira (de dentes). Quem numa crise como essa se afasta e se convulsiona a fim de não enfrentar a tarefa diante de si, pode ver que seu dente também entorta e encarna a situação errônea surgida na vida. Ele se projeta para fora da fileira como o seu dono; ele amolece e sai da ordem. O *terceiro inferior direito* simboliza o que queremos realizar no mundo exterior. Ele tem uma relação acentuada com o nosso crescimento corporal.

Quando desorganizamos a posição dos quatro caninos — afinal, os superiores devem morder sobre os inferiores — isso pode significar que aqui alguém morde *ao contrário*. Então, torna-se difícil vencer os anseios e desejos personificados pelo maxilar superior no mundo concreto. A posição regular é simbolicamente tão importante porque os desejos representados pelo maxilar superior devem imperar sobre o plano de realização representado pelo maxilar inferior. Se esse não for o caso, isso pode mostrar que o âmbito da realização foi desligado dos desejos mais elevados e que os esforços funcionais se tornaram naturais.

Dentes molares e dentes próprios para moer

Os assim chamados oito dentes molares de leite só nascem no decurso do segundo ano de vida. A expressão molar remonta à palavra latina *mola* para moinho. Realmente, mastigar ainda tem um componente agressivo, pois os alimentos são esmagados com enorme violência, mas acresce-se o segundo princípio central dos dentes, o de Saturno. Na expressão "Os moinhos de Deus moem devagar" isso é maravilhosamente elucidado. Aqui não há pressa, não é preciso morder apressadamente; o alimento já foi conquistado com êxito. Trata-se muito mais de uma redução constante com energia e determinação, bem como o objetivo de chegar ao essencial. Já nos apoderamos do nosso pedaço de bolo e o conquistamos agressivamente, agora vem a elaboração posterior. Pela sua forma, os dentes molares são os mais apropriados para isso. Contra a assinatura fálica dos incisivos, os seus corpos maciços coroados por cinco pontas para moer impressionam e têm embaixo muitas raízes.

Também a partir do material, aqui os dentes devem ser atribuídos ao princípio saturnino. No mais verdadeiro sentido da palavra eles são ossudos. Sua capa exterior, o esmalte, é o material mais duro e resistente de que o nosso corpo dispõe.

Na dentição definitiva os pré-molares e molares representam o papel mais decisivo, o que já pode ser visto no fato de o sexto ser o primeiro molar que fica.

Em geral, ele nasce aos seis anos e não substitui nenhum dente de leite, mas aloja-se no centro da mastigação.

Quanto aos números, os dentes molares conquistam aos poucos a primeira posição diante dos doze dentes dianteiros agressivos; trata-se finalmente de vinte exemplares ao todo.

Enquanto os caninos estraçalham a "vítima", os incisivos cortam a sua parte e assim ambos servem à conquista dos alimentos; com os dentes molares começa o ato digestivo propriamente dito. Assim como as pedras do moinho moem devagar e solidamente a farinha como a parte essencial do trigo, os molares devem fazer o mesmo com os alimentos. Ao moer sempre se trata de reduzir as coisas ao essencial, de liberar a sua essência — não importa se o verdadeiro ser é empurrado pelos moinhos lentos de Deus ou se policiais espremem um suposto delinqüente *pelo moinho* para descobrir a verdade. Quando nos casamos também se trata de juntar o essencial de duas pessoas. Se dois tipos de cereal são moídos juntos, eles estão inseparavelmente misturados. No casamento, originalmente trata-se de uma moagem igualmente inseparável. Moídos com o cônjuge e transformados numa unidade, a vida tem de ser digerida em comum. Se o casamento realmente não deu certo, tanto que não nos tornamos uma unidade, ronda o perigo de em vez disso nos moermos ou ralarmos mutuamente no casamento. Quando se chega a um dilaceramento, estão em questão os dentes e as energias marciais. Nesse exemplo pode ficar claro que também os dentes molares, por sua função, ainda ocultam um potencial considerável de agressão, o tema central da dentição.

Segundo a medicina tradicional chinesa, os dentes molares superiores e inferiores relacionam-se com o meridiano dos pulmões e do intestino grosso, o que os liga às inflamações das fossas nasais e diversas formas de bronquite. Os dentes molares superiores e inferiores pertencem ao círculo funcional do baço e do pâncreas, o que entre outras coisas diz respeito a problemas do estômago e da circulação, bem como ao cansaço.

Segundo Caffin, os **dentes molares dianteiros** (**quartos**) representam o ego, aquela instância que se expressa no "eu quero". Se forem extraídos no contexto de uma regularização do maxilar para criar lugar, enfraquece-se a consciência infantil do eu. Desse modo podem surgir dificuldades com as autoridades, porque com freqüência as crianças tendem a sujeitar-se externamente sem completar o passo no interior. Então trata-se de uma humildade falsa imposta de fora. Caracteristicamente, os dentes molares têm uma ligação com os joelhos, que são a região do corpo competente para o tema da humildade. Assim, não deve causar espanto que pela sua remoção também surjam dificuldades escolares para as crianças.

Segundo Caffin, no simbolismo isolado cabe ao *quarto dente superior esquerdo* a tarefa de expressar os nossos sentimentos e anseios. O *quarto inferior esquerdo* explica até que ponto somos capazes de mostrar esses anseios e sentimentos ao meio ambiente, portanto, até que ponto podemos revelar nossos outros sentimentos. O *quarto superior direito* simboliza como o ser humano quer se apresentar ao exterior, ao passo que *o quarto inferior direito* indica como concretizamos os nossos planos no mundo concreto.

Os **molares traseiros (quintos)** representam a criatividade dos seus possuidores, sendo que aqui a criatividade não se limita às obras de arte, mas também aos filhos gerados, aos relacionamentos e às condições e assim por diante. Segundo Caffin, o *quinto dente esquerdo superior* relaciona-se com o assim chamado karma e indica que tarefas o homem foi chamado a cumprir nesta vida. Com isso ele simboliza as aptidões e talentos que descansam ocultos nas profundezas de um ser humano à espera de serem despertos. Assim sendo, esse dente tem a ver com o sentido da vida. O *quinto superior direito* representa o nosso desejo de desenvolvimento dos objetivos e planos que temos no mundo, mas também dos desejos infantis. Quando esse dente morre ou está encapado por uma coroa, isso pode indicar problemas nesse âmbito, como talvez abortos.

O *quinto inferior esquerdo* mostra como integramos concretamente a energia da nossa mãe no nosso ser. Quando ele se desloca no interior da boca, segundo as experiências de Caffin, quase sempre existe uma mãe opressora no jogo (da vida). No âmbito corporal esse dente tem uma relação com as costas e os seus problemas. O *quinto inferior direito* representa a realização dos nossos planos no mundo e, especialmente, as ambições profissionais.

Os **dentes molares dianteiros,** ou **sextos,** segundo Caffin, têm a ver com a posição que adotamos na vida. O *sexto superior esquerdo* mostra o papel que a pessoa gostaria de desempenhar a fim de se expressar, sobretudo os seus sentimentos e sensações. O *sexto superior direito* esclarece a posição hierárquica que a pessoa gostaria de assumir no mundo.

O *sexto inferior esquerdo* revela até que ponto a pessoa se sente amada, ao passo que o *sexto inferior direito* está ligado ao tema do trabalho e da morte. Grandes problemas no setor do trabalho, por exemplo, ambições fracassadas, podem manifestar-se nesse dente. No âmbito corporal existe uma relação entre os molares dianteiros inferiores e os órgãos do baixo-ventre, o que inclui os órgãos sexuais e as articulações do quadril.

Nos **dentes molares traseiros (sétimos)** pode-se ler a situação com o meio ambiente. O que projetamos sobre o meio ambiente e a resposta que ele nos dá pode deixar vestígios aqui. Segundo Caffin, o *sétimo superior esquerdo* diz como nos harmonizamos com os semelhantes. Aí podem instalar-se profundas decepções sentimentais num relacionamento. Seu contrário inferior, o *sétimo inferior esquerdo*, mostra decepções totalmente concretas relativas à preterição ou ao rompimento de promessas.

O *sétimo superior direito* fala de tensões e problemas de trabalho e na vida diária. Seu contrário inferior, o sétimo inferior direito, segundo Caffin, pode relatar nosso relacionamento com as circunstâncias e reage, por exemplo, de modo sensível às brigas duradouras.

Dentes do siso

Os dentes do siso, que pelo seu tipo podem ser contados entre os molares, agradecem seu nome à sua aparição tardia: o mais cedo depois dos quatorze anos, em geral somente depois do décimo oitavo ano de vida. Não é raro que a sabedoria — seja como for nesse âmbito — falte totalmente. Mesmo quando eles ainda *rompem*, os dentes do siso (oitavos) causam na maioria das pessoas fenômenos de involução. Muitas vezes eles não encontram lugar suficiente no maxilar e ficam presos na sua tentativa de irrupção. Isso por sua vez leva a focos cronicamente *inflamados* que animam os dentistas a extraí-los. Na verdade, sobre isso há vozes discordantes. Além do já mencionado impulso de crescimento para os maxilares, que parte dos seus germes, o dentista Alexander Rossaint[51] destaca a importante colocação dos dentes do siso no sistema energético geral e alega que a sua remoção muitas vezes não é nenhuma solução satisfatória.

A remoção prematura dos dentes do siso estimula — como foi mencionado — a tendência ao aperto atribulado que se fortalece cada vez mais de geração a geração; disso dão conta os dentistas e os estados industriais. Os negros da África, ao contrário, na maioria têm dentes do siso intactos, que encontram seu lugar também em maxilares com pouco espaço. Neles, muitas vezes nasce um assim chamado nono dente.

Acaso será que na dentição se reflete um ciclo de desenvolvimento maior? Na sociedade atual não vivemos um aperto crescente somente na boca, o qual ainda não apareceu nessa medida na África. Também o sentimos nos nossos apartamentos, nos quais muitas vezes vivemos uma espécie de *apartheid* pessoal, isolados dos nossos vizinhos, no congestionamento do trânsito e nos meios públicos de transporte. A nossa vida fica cada vez mais apertada, e muita coisa favorece que esse drama também se forme na nossa boca.

Os maxilares não crescem mais suficientemente, e nós ainda fortalecemos essa tendência quando eliminamos os dentes do siso demasiado cedo, em vez de abrir espaço para eles e para nós, também na cavidade bucal. O fato de simplesmente extrair os dentes não ser uma boa solução, não é facilmente realizável no âmbito simbólico. O problema básico, que é o dar-se espaço de menos para os princípios da redução e da agressão na própria boca e na própria vida, naturalmente não pode ser solucionado como a remoção violenta dos dentes. Na verdade, o ato agressivo da extração e da picada anterior com a agulha do anestésico exige algo de agressão, mas o foco de inflamação crônica ao redor do dente do siso torturante encarna isso de maneira muito mais drástica e clara. Na inflamação, o conflito agressivo é somatizado. No decurso da inflamação crônica, inchada encarna-se além disso a perseverança do princípio de Saturno.

Que os dentes do siso retrocedam e encontrem cada vez menos lugar no maxilar de tantos conterrâneos pode lembrar, em primeiro plano, que a sabedoria ou uma maneira sábia de viver perturbam muito mais hoje e quase não têm lugar. Com certeza é possível encontrar argumentos para essa interpretação. Na verdade, o relacionamento dos oitavos dentes com a sabedoria simbolicamente tem pouca relação com sua aparição tardia. Mas como os dentes do siso foram relacionados com vivências místicas por alguns dentistas interessados nas questões espirituais, e com a tendência de a pessoa pôr-se a caminho da unidade, o nome tem fundamentos mais profundos.

Somos partidários da sua relação com o coração, pois, de acordo com a medicina chinesa, os dentes do siso devem ser atribuídos ao círculo funcional do coração e do intestino delgado. Mas, antes de tudo, no seu retrodesenvolvimento podem se firmar as tendências gerais relativas aos princípios de vida atingidos. O primeiro impulso do desenvolvimento dos dentes está no campo marcialmente agressivo dos dentes incisivos. Ao contrário, o último impulso diz respeito ao princípio redutor de Saturno. Os dentes do siso completariam e fechariam o círculo (dos dentes). Mas isso acontece raras vezes. Isso nos deixa a conclusão de que depois das dificuldades com o princípio da agressão no mínimo temos a mesma dificuldade com o princípio saturnino da redução. Isso não é somente atestado pelos problemas existenciais dos dentes do siso, mas também pelo fato de que os dentes molares são ainda mais predispostos ao conflito e aos fenômenos de destruição como as cáries. Sem dúvida, isso não vale mais para países como a Suíça, cuja profilaxia conseqüente das cáries dão melhores chances de vida para todos os dentes. Como a conseqüência e a disciplina devem ser atribuídas ao princípio de Saturno, este não é menos elaborado, mas somente num plano redimido.

Nas cáries dos molares traseiros em geral trata-se de uma epidemia imprevisível no mundo moderno, que abrange quase toda a população. O fato de quase todos serem atingidos, não desvaloriza as correspondentes interpretações. Ao contrário, ela mostra como neste caso se trata de um problema da sociedade como um todo. Coletivamente, não temos somente problemas com a mordida, mas também com a moagem e elaboração do essencial. Praticamente todos os médicos que se ocupam com as questões da nutrição constatam de comum acordo que mastigamos pouco demais.

Contemplado a partir da dentição, desconsiderando-se os primeiros dez anos em que o momento agressivo ocupa o primeiro plano, a tarefa principal é moer e continuar elaborando o alimento. Depois da primeira fase de engolir, que corresponde à ingestão de alimento dos pássaros e répteis, vem a de morder, que reflete a nossa parte de fera e, finalmente, trata-se acima de tudo de mastigar prazerosamente, mesmo que tenham restado aspectos do padrão antigo. Aos adultos aconselhamos claramente refeições longas, confortáveis.

Onde em vez disso a ingestão de alimentos é caracterizada pelo tempo para engolir, alguém ficou preso na fase precoce de desenvolvimento. Seres humanos que somos, encontramo-nos claramente — se levarmos longos períodos de tempo em consideração — num caminho de desenvolvimento de carnívoros e onívoros para herbívoros. Os primeiros arrancam sua parte do saque, os onívoros precisam partir intensivamente o conquistado; os vegetarianos, predominantes, só podem ingerir significativamente o alimento quando preparam o posterior trabalho digestivo do intestino com seus dentes. Ao ser humano individual cabe percorrer mais uma vez esse caminho histórico de desenvolvimento como num acelerador. No início, como um bebê ele engole como um pequeno passarinho; na infância, com seus dentes predominantemente agressivos, ele pode engolir um pouco como as feras. Quando se torna adulto, segundo seu tipo e ciclo de desenvolvimento, ele deve achar tempo para mastigar e fazer refeições tranqüilas.

Com sua grandiosa capacidade de adaptação o organismo reage a todas as modificações e reformula o que não precisa mais ser usado. Nossa mastigação deficiente claramente faz os quatro molares, os oitavos, parecerem supérfluos. Não damos mais espaço para a mastigação, então, o corpo retira o espaço vital dos instrumentos tornados inúteis. Se o desenvolvimento seguir nessa direção, os homens do futuro terão cada vez menos dentes molares. Como eles deveriam predominar na idade adulta, vista dessa maneira a nossa dentição se desenvolve de volta na direção do nível de bebê ou criança. Tornar-se outra vez como as crianças talvez seja a nossa incumbência bíblica, mas não do ponto de vista físico, e sim, do espiritual e anímico. Neste ponto podemos contemplar o desenvolvimento que acontece nas nossas bocas como uma degeneração.

Um outro aspecto desse problema torna-se visível aqui. Mesmo que a idade da velhice sem dentes corresponda à idade do lactente sem dentes, assim como muitas vezes a calvície caracteriza ambas as fases da vida, esse passo retrospectivo no âmbito físico é um mal-entendido. Obviamente, o tema de Marte deve encontrar outra forma de expressão física no início e no final da vida. Adequados são o corajoso salto de cabeça na vida e o igualmente corajoso passo sobre o limiar para o além. Ambos exigem bastante força marcial no sentido figurado. Assim, no seu início e fim a vida é emoldurada pela qualidade marcial.

De resto, é uma diferença essencial se crescemos totalmente no pólo adulto e então viramos ou já voltamos antes que o círculo se feche. Os nossos dentes nos mostram que os homens modernos já muito cedo têm cada vez menos lugar para os dentes e os temas encarnados por eles da agressão e da redução ao essencial. Com relação ao caminho da vida, a perda precoce dos oitavos corresponde a um regresso à adolescência em vez de corresponder à meia-idade.

Especialmente visível se torna o problema dos oitavos quando ajuntamos as experiências de dentistas voltados para o âmbito espiritual. Caffin parte do pressuposto de que os oitavos personificam a nossa relação com a consciência coletiva, portanto, o acesso àquela região que C. G. Jung denominou de inconsciente coletivo e que os indianos conhecem como registro akáshico. É inegável que o nosso acesso a esse âmbito hoje está desaparecendo e pode refletir-se no recolhimento dos dentes do siso nos homens da civilização moderna. Quanto a isso, é interessante examinar a situação dos oitavos no poucos povos arcaicos que restaram.

O número oito já aponta para o nosso mundo concreto, uma vez que o algarismo oito deitado simboliza o infinito como a lemniscata. O fato já mencionado de que os oitavos ainda se desenvolvem regularmente nas populações negras da África pode intensificar a suspeita de que com eles roubamos a nós mesmos uma oportunidade.

Mesmo se observarmos seu outro significado para o desenvolvimento mais elevado do ser humano e sua relação com a auto-realização, a retirada dos oitavos pode muito bem sintonizar um desinteresse drástico por esse tema. Portanto, a falta dos dentes do siso encarna um desvio do mundo místico encantado dos nossos antepassados, em que tudo estava vivo, para uma contemplação racional do mundo e uma concepção do universo sem encanto que parte da matéria morta, que é mecanicamente dominada. Essa visão de mundo compreensivelmente é representada por pessoas que não têm lugar nem tempo para valores mais elevados na sua vida e também não para os dentes superiores.

Desenvolvimento dos dentes, problemas dentários e a agressão

Se resumimos o desenvolvimento dos dentes, podemos constatar que no início trata-se exclusivamente do tema da agressão e que, aos poucos, junta-se e ganha significado aquele da redução, sem no entanto questionar a posição central da agressão. Paralelamente ao desenvolvimento dos dentes segue o da vitalidade. Com a dentição completa nossa energia vital também está no auge. Neste ponto isso não é tão surpreendente, uma vez que energia vital e agressão são duas palavras para a mesma energia; elas na verdade são valorizadas diferentemente por nós. No nascimento vivemos com toda a clareza que a agressão e a energia vital são uma e a mesma força. Esse conhecimento da vitalidade visível nos dentes está ancorado na sabedoria popular, como revela o ditado: "A um cavalo dado não se olham os dentes", pois pelos dentes é possível reconhecer a vitalidade do animal e também o seu preço.

Nesse ponto fica claro que a um dente perfeito corresponde um círculo vital perfeito e dentes do siso, e, com eles, aquela associada dimensão espiritual da vida.

Uma outra relação importante dos dentes é com a potência, especialmente a potência sexual, como uma outra formação da energia vital. Sonhos com queda dos dentes são regularmente interpretados na psicanálise como medo da perda de potência. De fato, a nossa dentição madura restante desenvolve-se exatamente no tempo em que a sexualidade genital madura também chega ao auge. Além disso os dentes representam determinado papel na sexualidade, e a agressão ou Marte perfazem metade de Eros. A *Harmonia* que se visa no orgasmo na mitologia é a filha do deus guerreiro Marte e da deusa do amor, Vênus. Assim não é de admirar quando os amantes se *mordem* carinhosamente e mostram com as suas mordidas, que gostariam de *se devorar* de amor. Mesmo quando eles caem um por cima do outro e, turbulentos, dormem juntos depois de uma briga acalorada, isso acontece no sentido de Marte e Vênus e corresponde muito bem à sua história arquetípica.

Por fim, na fala os dentes também representam um papel que não deve ser desvalorizado. Somente quando eles irrompem a criança começa a se expressar verbalmente. Mais tarde, durante a troca dos dentes de leite para a dentição adulta, muitas vezes constatamos como a falta de dentes pode impedi-la. O papel dos dentes ao falar comprova por sua vez a relação com a agressão. Precisamos dos dentes para formar os sons agudos, sibilantes como o *S*, *Z* e *Ch* e os sons altos, explosivos como o *T*. Na expressão "chiar através dos dentes" essa relação se evidencia. O *M* suave pode formar-se sem a ajuda dos dentes. Assim, os dentes são como as ameias do castelo, em que domina a espada da língua e podem dar o golpe com suas *observações agudas* e *respostas afiadas* tanto para a defesa como para os ataques ousados e as investidas frontais. O princípio de Marte sempre está presente.

Níveis do aumento da agressão

As diferentes fases do tema básico da agressão podem correlacionar-se com a dentição. Como energia vital essencial, que não é inferior no seu significado de amor, a agressão não pode ser evitada, mas de algum modo precisa abrir novos caminhos na nossa existência.

O **primeiro nível** descreve o modo natural de expressar as agressões. A forma mais saudável no âmbito dos dentes consiste na mordida resoluta e na mastigação exemplar com base em dentes fortes e sadios, que descansem numa gengiva bem irrigada pelo sangue e que disponham de raízes vitais. No sentido figurado isso corresponde a uma sadia capacidade de realização, à coragem de dar os primeiros passos com base numa confiança primordial bem formada. Essa pessoa tem *mordedura*, sem por isso ser *mordaz*. Em todo momento ela pode *morder* a sua parte e também *morder com força* quando for necessário. Para isso não precisa *arreganhar* continuamente *os dentes* e indicar necessidade de repetição disso com *observações mordazes*. Os obstáculos são aceitos por ela como bem-vindos desafios. Mas a pessoa mordaz também vive as suas agressões e, enquanto conhecer a sua mordacidade e defendê-la, ela não precisará ter problemas com os dentes.

No **segundo nível** encontra-se a pessoa raivosa, que explode agressivamente com temperamento colérico. Ela vive suas agressões bastante sensivelmente, mesmo que nesse plano nitidamente menos consciente. O uso freqüente dessas válvulas de escape pode preservá-la de que os seus problemas como uma explosão de raiva, pulso acelerado e pressão arterial também atinjam os dentes. Essas violentas explosões de raiva, que podem chegar até ao ódio sagrado, voltam-se contra os obstáculos de que realmente não gostamos, mas que consideramos superáveis apesar das dificuldades. Quando manifestações coléricas ainda são avaliadas como negativas na nossa sociedade, do ponto de vista da saúde são inofensivas, pois, seja como for, aqui a agressão pode ser extravasada perceptível e audivelmente por meio de gestos violentos, bem como com gritos e movimentos raivosos. A pessoa em questão pode arreganhar os dentes para o seu ambiente e, em caso de necessidade, resolver as situações difíceis abrindo *caminho com mordidas.*

A coisa só se torna perigosa para a saúde quando as agressões não podem mais ser expressas por diversos motivos de consideração e educação, bom tom ou outras compulsões, e por necessidade precisam se manifestar no corpo por vias clandestinas. Para algum lugar elas têm finalmente de ir; qualquer outra opinião cria a ilusão de que uma parte da vida pode ser excluída e *retirada do mundo*. Na melhor das hipóteses — na verdade, na pior das hipóteses — é possível deixar as coisas desagradáveis de lado. Ali, no lado, nós as encontramos outra vez como tarefas. Como já mencionamos muitas vezes, o corpo é um âmbito onde o que é posto de lado gosta de se manifestar.

O **terceiro nível** descreve a diferença entre pessoas coléricas e as que manifestam uma raiva desmedida, que ficam totalmente fora de si em seus ataques de raiva. Elas perdem o controle. O motivo está principalmente nas avaliações diferentes da reação. Esta já impõe tanto medo no raivoso, que ele não ousa, como o colérico, aceitá-la imediatamente com raiva. Ele acumula sua raiva por muito tempo. O dique de acumulação formado pelo medo não se mantém nos limites. Quando ele extravasa, a torrente jorra de uma vez; a pessoa atingida explode de raiva e areja novamente o seu coração. Isso assusta muitas vezes o meio ambiente e bastante a ela mesma.

O **quarto nível** nos traz a raiva desamparada depois de manifestações de agressão, em âmbitos mais moderados. Aqui já é outra vez possível manter a cabeça fria — um desempenho não destituído de perigo do *autocontrole*. Essa palavra já revela que a tendência de voltar as agressões contra si mesmo começa aqui. A resistência é tão grande, que a pessoa implicada acha inútil lutar contra. Nessa situação existe o perigo de engolir a raiva não expressa, por exemplo com o desagradável efeito de que ela se torne outra vez perceptível como acidez na azia. Também para os dentes começa a ficar perigoso. Enquanto a raiva desamparada ainda é consciente, os atingidos *rangem os dentes* e esperam por tempos melhores, sentem seu arrependimento ou se armam de *cinismo*, a agressão ainda não precisa manifestar-se no corpo. Ela ainda encontra espaço na consciência.

No ranger de dentes noturno o limite já foi ultrapassado, porque se trata de um sinal de que as pessoas não confessam o seu arrependimento na consciência. Ele já está no inconsciente, no reino das sombras, na metade escura do dia e fugiu para o corpo. Temos pessoas obstinadas diante de nós. Essa obstinação pode ainda ser consciente para o meio ambiente, mas já não o são para elas mesmas, ou não precisariam encarná-las à noite, inconscientemente. O tanto de agressão que existe nessa obstinação e arrependimento, podemos constatar no fato de serem tão perigosas para os dentes. Estes precisam ser protegidos dos ataques dos seus contraentes durante a noite com bandagens fortes de plástico nos respectivos lados opostos do maxilar. Em caso contrário, eles se esmagariam e reduziriam mutuamente a pó. Não é possível descrever com mais clareza esse auto-esmagamento. Nesse caso ele vai até os ossos. Os dentes não só são fortemente afiados e realmente esmagados, mas também abalados em suas raízes. Essa irritação praticada constantemente causa além disso uma crescente problemática na base dos dentes, que finalmente como parodontite e mais tarde como parodontose se espalha tão epidemicamente como o ranger dos dentes.

A raiva desamparada também pode surgir quando as resistências nem são tão grandes, mas a coragem e a autoconfiança existentes ainda são muito fracas. Apesar disso, a menor resistência inofensiva parece intransponível. Aqui o conflito se encarnará de preferência no âmbito da gengiva. A base do dente (*parodontium*) dá primeiro ao dente o ambiente em que ele pode desenvolver a sua atividade agressiva e redutora. Analogamente, a confiança primordial é a base da agressão sadia, da coragem e da autoconfiança. Conseqüentemente, por exemplo, o conflito poderia se formar numa inflamação da gengiva (gengivite). Uma mordida constante dos dentes que não é mais consciente, passa ao âmbito da dentição e a pressão continuamente elevada sobre os dentes irrita a gengiva chegando até a gengivite. Sem dúvida, aqui ainda existe suficiente gengiva e com isso também a confiança primordial. Impera realmente uma situação conflituosa nesse âmbito.

No ódio do **quinto nível** de escalação a agressão tem base ainda mais firme. A raiva acalorada do início esfriou até a raiva fria e então se transformou em ódio crônico. Afinal, só a raiva pode se incendiar, o ódio é frio demais. Quando se afirma às vezes o mesmo sobre a raiva, quer-se dizer que a antiga raiva foi aquecida novamente. Um conflito crônico por assim dizer é abastecido de nova energia.

Em todos os acontecimentos crônicos a energia é amplamente subtraída. O conflito continua aumentando com o mínimo consumo e sem chance de solução. Onde a luta aguda não termina com uma solução, mas é eternizada com um compromisso duvidoso, logo surge esse perigo. A longo prazo a energia assim retida se somará e faltará cada vez mais em outro local. No macrocosmo do mundo isso corresponde à guerra de trincheiras, que não exige mais toda a intervenção dos contraentes, mas a amarra duradouramente e a faz sangrar vagarosamente.

No âmbito humano intermediário todos os conflitos não resolvidos, mas pseudo-acalmados por compromissos, podem desenvolver essa tendência para o ódio; no caso extremo, até para sua variante fria como gelo. A energia é retirada com tanta força, que o processo esfria perceptivelmente e no primeiro momento parece resolvido. Comparada com a matança aberta, rica em perdas, a guerra de trincheiras a curto prazo pode ser vista como uma vantagem. No entanto, entre os frontes impera o mesmo frio e impessoal inimigo da vida, que se mostra no ódio frio. Existe uma situação de estar preso ou entalado, que parece não poder ser solucionada em nenhuma direção e que tem algo de morta.

Se essas posições de vida se tornam inconscientes e mergulham na sombra, existe a tendência de elas se encarnarem em situações de tecidos sem vida como dentes que definham e gengivas feridas (parodontose). Gengivas que se retraem acentuam ainda mais o desaparecimento paulatino da autoconfiança e da confiança primordial, enquanto os dentes mortos indicam a morte da coragem de viver e a destruição da vitalidade básica. O amolecimento dos dentes durante esse processo revela a agressão infundada que se encarna aí. Realmente o ódio frio tem algo de infundado e impessoal. Embora tenha surgido de uma situação bem determinada, com o mergulho em camadas cada vez mais profundas da sombra ele perde cada vez mais a relação com o individual e volta-se simplesmente contra o mundo. Mas a pessoa atingida não tem consciência disso, senão os dentes abalados não teriam de encarnar o problema para ela. Até mesmo o ódio frio como gelo deixaria os dentes intocados, à medida que ele fosse ficando consciente.

No **sexto nível** e além do ódio frio instala-se a vingança. Aqui não existe mais nenhuma relação com o próprio coração. O vingador gelado do oeste selvagem dá um péssimo exemplo. Em algum momento do passado cinzento ele foi terrivelmente ferido nos seus sentimentos, ele os abjurou e, em vez disso, jurou vingança. Sua vingança há tempos não se volta mais apenas contra um malfeitor responsável, mas contra todos os criminosos e, por fim, contra todos os seres humanos. Caso ele seja bem-sucedido em eliminar o canalha original, depois disso a sua vida se torna vazia e, muitas vezes, como um gelado anjo vingador, ele continua o seu "trabalho" macabro, agora sem sentido sob todos os pontos de vista. A expressão anjo nessa correlação já indica como esses sentimentos de vingança são impessoais. Por assim dizer, o vingador paira acima das coisas e do mundo. Enquanto esses sentimentos são conscientes — e como acontece no ambiente do oeste selvagem, podem ser vividos como um vingador caçador de recompensas — os dentes ainda estão relativamente seguros. Reprimida nas profundezas do inconsciente, a frieza mortal dessas agressões pode-se instalar facilmente nos dentes mortos e caídos prematuramente e no coração correspondentemente subnutrido. Um último acréscimo é ainda a execração: a energia agressiva, que se volta contra essa vida e que se abate sobre os correspondentes planos metafísicos, que aqui não podem ser o problema.

O calor decrescente nos primeiros cinco níveis de escalação e respectivamente o frio crescente dos sentimentos corresponde àquele dos sintomas. Tanto os sintomas como os sentimentos tornam-se mais impessoais nessa seqüência. Na intervenção terapêutica precisa tratar-se de reconduzir os planos impessoais frios para os pessoais quentes; em outras palavras, procurar, encontrar e despertar para a vida o caminho do sexto nível de volta ao primeiro, passando pelos vários níveis intermediários.

Como **sétimo nível** ainda podemos mencionar a castração. A agressão é abertamente dirigida contra si mesmo, como vemos direta e nitidamente nas pessoas que roem as unhas ou em pacientes que mandam (precisam) arrancar os seus dentes, um depois do outro. No primeiro caso, ao menos é a própria pessoa quem faz o negócio sujo e apara as próprias garras com os dentes, antes que elas possam fazer mal. No segundo, delega-se tudo a um dentista, que não percebe suficientemente o jogo psicológico nocivo.

Relativamente à rejeição da energia, é conseqüentemente mais eficiente roer as unhas do que arrancar os dentes. O desgaste dos dentes mordendo objetos duros como tampas de garrafas de cerveja e outros semelhantes vai na mesma direção. O medo da própria agressão está no padrinho dessa "prova de coragem". Quem rói as unhas e manda arrancar seus dentes, obviamente tem medo dos próprios instrumentos de agressão e cuida de livrar-se deles antes que possam tornar-se perigosos.

Outros sintomas

Cáries

No mundo moderno por certo as cáries ou a deterioração dos dentes é o sintoma mais disseminado. A tradução latina da palavra cárie simplesmente é podridão. Individual ou coletivamente, em todo o mundo os dentes cariados indicam energia vital deteriorada. O que temos de mais duro torna-se mole e quebradiço, o esmalte dos dentes se vai. Os sintomas que seguem são igualmente honestos, já que cada mordida dói, o que gera automaticamente a inibição da mordida. Não defendemos mais a nossa energia vital, as nossas agressões e tampouco tomamos consciência delas. Pouca coisa pode nos deixar tão *nervosos* como um dente que dá nos nervos. Assim transferimos o problema para o palco do corpo, onde ele tanto se torna sensível como também visível e às vezes até notório. Nesse caso a podridão pode indicar o quanto as nossas agressões cheiram mal e como nós as deixamos descer.

Só extremamente contrariada e sob a pressão das dores a maioria das pessoas vai finalmente ao dentista. Elas sabem instintivamente que não podem abster-se de olhar para o odiado tema da agressão e *permitir que o dente seja examinado*. Quando isso não pode mais ser adiado e antes que se tornem agressivas por causa da dor, elas por fim delegam o problema a um especialista. Com injeções, brocas, martelos e outros instrumentos agressivos ele se põe a trabalhar no reparo. Mesmo quando queremos nos poupar de todas as dores e fugimos de preferência para a anestesia, na maioria das vezes não nos livramos ao menos da picada única com a agulha salvadora. Para livrar-nos da dor, o dentista precisa primeiro causá-la.

Com isso estamos bem servidos, pois agora estamos livres da responsabilidade. O mico-preto agora está com o dentista que, como representante, torna-se agressivo. Ele pica e perfura, lima e arranha, até que toda podridão seja eliminada. Então ele tapa os buracos com material dentário para que ninguém perceba como os nossos instrumentos de agressão são esburacados e que alguma coisa nesse âmbito está *podre*. O dentista cimenta os buracos com um material o mais durável possível; a briga interminável quanto aos materiais de enchimento na verdade mostram duas coisas: em primeiro lugar, que aqui se trata de um problema de Marte e, em segundo, que nenhuma substância é tão boa como a original — o próprio esmalte do dente.

A amálgama, uma mistura básica de mercúrio e prata, que antes dominava sozinha o campo das restaurações, deu o que falar como obturação dos dentes desde que soubemos como o mercúrio é venenoso e que a partir das obturações ele atinge o organismo humano. Por isso, escolhemos materiais mais nobres como o ouro e a preciosa porcelana. No fim, as nossas armas avariadas ao menos externamente parecem novas e ninguém percebe nos dentes qual é a situação real da nossa vitalidade.

Para a atribuição dos dentes aos meridianos é interessante e de ajuda o fato de que os processos putrefatos das cáries muitas vezes surgem sincrônica e respectivamente, de forma simétrica. O processo de podridão não ataca determinado dente por acaso, e vale a pena o dentista analisar o dente do outro lado no âmbito do mesmo meridiano. Quando se acrescenta o significado dos dentes mencionado no início, resultam disso indicações importantes sobre os lugares podres e as conseqüentes tarefas de vida.

O fato de que às vezes os dentes estão exatamente parados na "sujeira" e ainda assim não desenvolvem cáries e estas por outro lado surgem em todo lugar sem motivo material, revela o quanto os componentes anímicos e sociais participam do jogo. Os processos de deterioração ocultos por trás das cáries naturalmente precisam de um ambiente perturbado como base e dos germes correspondentes. Estes, na verdade, quase sempre estão presentes. No entanto, não podem fazer mal aos dentes saudáveis. No caso das cáries há obviamente algo podre na sombra, por exemplo, compromissos deteriorados com relação à energia agressiva. Essa situação não confrontada pela alma abre o corpo para os germes correspondentes, na medida em que enfraquece o ambiente dentário.

Na verdade, no âmbito dentário o ser humano deve ser mais apto para o serviço. As cáries mostram-nos como até as armas estão podres e são discutíveis; simbolicamente, isso não é muito diferente da infecção dos pés por fungos. Agora as tropas inimigas em ambos os casos são malcriadas no próprio âmbito da defesa que — transferido para o âmbito macrocósmico — corresponde ao próprio arsenal de armas ou casernas. Ali as tropas inimigas formam seus pontos de apoio e assim se transformam em provocação. Mas com isso estimulam também a irritação aberta, à medida que podem provocar os gases mais desagradáveis por meio da sua obra destrutiva. Então o ambiente ao redor cheira exatamente a compromissos podres e se fala de **mau hálito**, que aí não tem sua única causa, mas uma fonte importante. A pessoa e a sua situação cheiram mal a partir de dentro, e cada pessoa que ouse aproximar-se percebe o desagradável da situação.

A odontologia responsabiliza sobretudo os doces pelo surgimento das cáries e recomenda que se renuncie a eles, a par com um intenso cuidado com os dentes. Quanto ao conselho de cuidar dos instrumentos de agressão ela está certíssima. Só que isso não deve acontecer apenas fisicamente. Boas armas naturalmente têm de ser limpas para que o aço e o esmalte brilhem. Quanto aos doces, devemos dizer que eles preparam muito bem o solo nutritivo ideal para os germes provocadores das cáries. Na verdade, eles não são ingeridos sem razão e, por assim dizer, pertencem à encenação. Um *doce* ou uma *doçura* não são duros e firmes. Resta perguntar por que alguém saboreia o doce necessariamente nesse plano evidente. Sempre existe a possibilidade de *saborear* um parceiro *doce*. Mas com isso voltamos ao plano anímico, pois para encontrar esse doce, temos de usar nosso potencial de agressão e partir para a conquista. Os pólos opostos Marte e Vênus aqui são ambos vividos nos planos substitutivos não-redimidos. Mas quem não se atreve a entrar suficientemente longe no pólo de Vênus, muitas vezes também tem problemas para instalar-se totalmente no pólo da vitalidade.

Por outro lado, aqui existe naturalmente um maravilhoso plano de solução para a agressão banida. Na cama do próprio dormitório as manifestações de vitalidade não só são permitidas, mas na maioria das vezes até muito desejadas. A mitologia já nos mostrou na imagem de Amor/Eros que a sexualidade se relaciona com Vênus e Marte. O primeiro ato sexual para a mulher, a defloração, deixa igualmente clara a relação entre os princípios do amor e da luta. Com todo o falatório sobre os "softies" devemos pensar que a brandura enfeita o coração, mas em nenhuma hipótese o esmalte dos dentes.

Tártaro dentário

Um sintoma igualmente disseminado, mas à primeira vista inofensivo é o tártaro. Nas pessoas civilizadas infelizmente os dentes com facilidade acumulam cálcio na parte externa. Para isso eles se descalcificam interiormente em razão dos alimentos impróprios da civilização e sua abundância de hidrocarbonatos refinados. Esse fenômeno falho da má distribuição do cálcio, primordialmente um problema de Saturno, pode ser observado no geral, pois enquanto o cálcio se ajunta nos vasos das pessoas civilizadas com o avanço da idade, ele lhes falta nos ossos e dentes. Por um lado, isso tira a estabilidade e, por outro, restringe o abastecimento de energia e assim atinge os pontos sensíveis. Aos dentes essa má distribuição rouba igualmente a estabilidade interior e exteriormente os torna pouco vistosos e dependentes uns dos outros.

Muitas pessoas já conhecem bastante essa situação de achar o estado recém-descalcificado dos espaços entre os seus dentes desagradável, estranho e perturbador. Podemos dizer em sentido figurado que os orgulhosos guerreiros se armam com placas adicionais de cálcio e com isso se fritam. Aliás, enquanto os dentes isolados devem cada um por si e, no entanto, enfileirados ficar em pé como heróis orgulhosos para desenvolver a sua maior força, com a calcificação já se prenuncia um processo precoce de envelhecimento dos irmãos de armas. Por assim dizer, as armas enferrujaram e não brilham mais de modo provocante, mas, em compensação, lançam pontes para os seus vizinhos e, buscando proteção, encostam-se um no outro.

Muitos dentistas da medicina convencional afirmaram durante muito tempo que, do ponto de vista médico, o tártaro é inofensivo. Mas enquanto isso eles também concordam que acúmulos de cálcio oferecem as melhores condições para o ataque dos germes das cáries. Embaixo e nas bordas das placas de cálcio os germes então fazem seu encantamento deteriorado e formam bolsas e nichos nos quais podem rolar à vontade. Com cada vez maior freqüência o tártaro junto com a formação de placa é vista também como base para a parodontose. Conseqüentemente, hoje recomenda-se removê-la duas vezes por ano na Alemanha; alguns dentistas suíços a removem quatro vezes por ano.

Além disso, o argumento dos dentistas orientados para a medicina natural é digno de nota; eles dizem que cada dente por si é uma entidade isolada e que por isso deve garantir-se. Pela colocação de blocos nos dentes, por exemplo, através das pontes é impedida a importante respiração craniana. Mas o tártaro também contribui para a fraternidade imprópria dos dentes nesse plano. Na palavra bloqueio já existe a chave para a interpretação. Chega-se à formação de blocos quando nos sentimos sós e queremos recusar algo. A doutrina da acupuntura pode comprovar o significado central da posição isolada dos dentes, pois vê cada dente isolado como um indivíduo com relações totalmente individuais.[52]

Granuloma da raiz dos dentes

Esse quadro mórbido consiste num foco de infecção ao redor das raízes mortas dos dentes, portanto, na base do dente enraizado no maxilar. O foco pode desenvolver-se por cima das cáries que chegaram até o canal do nervo e sobre profundas bolsas de ossos e uma infecção dos nervos, chamada pulpite, com a subseqüente morte do nervo e a formação de um espaço oco. Esses espaços ocos tornam-se verdadeiras incubadoras para as bactérias que, por fim, se espalham para o âmbito dos ossos limítrofes. Desse modo chega-se à inflamação aguda ou crônica dos ossos. A resultante formação de granulomas finalmente deve ser vista como uma tentativa do organismo de impedir a invasão descontrolada das bactérias.

Relativamente à sua agressão, alguém está sentado sobre um barril de pólvora que caminha para a explosão. Terapeuticamente, na maioria das vezes nada mais resta a fazer senão abrir um caminho para eliminar o pus, produto da batalha corrente entre os germes e os anticorpos, por meio de uma cirurgia. Em cada inflamação encarna-se um conflito e, assim, aqui se mostra duplamente o tema de Marte, e em posição central. Ali onde está a raiz do dente está também a fonte de seu alimento. Nessa profundeza, nas raízes do seu próprio potencial de agressão ruge o conflito que não confessamos conscientemente. Se então tocássemos o dente dos pacientes nesse ponto, eles subiriam pelas paredes de dor. O mesmo aconteceria se tocássemos simbolicamente no problema associado a ele. Só nisso podemos ver quantas energias estão ligadas a esse foco de conflito.

Muitas vezes chega-se a problemas nas raízes do dente e também à morte igualmente desagradável da raiz quando as pessoas não conseguiram afirmar-se num acontecimento importante do seu passado de acordo com a sua vontade ou quando a sua vontade pessoal foi quebrada de modo drástico. No plano concreto, projetos de regularização ambiciosos podem levar a isso, quando os dentes precisam ser deslocados para muito longe do seu ponto de partida e não é dado nenhum apoio anímico (veja também o capítulo sobre regularização do maxilar).

Problemas no colo dos dentes

O dente não pode deitar-se na cama feita, mas precisa prepará-la no fim do seu caminho ao sair da profundeza do maxilar para a superfície. Ao colo do dente ou aparato da base dental (*parodontium*) pertencem os ossos no maxilar (alvéolos), a pele da raiz, o cimento do dente e a gengiva. O todo é uma unidade e reage como tal. A tarefa consiste em dar sustento ao dente, segurar a grande pressão da mastigação e, como todo colo, servir à regeneração. Aqui é a verdadeira pátria do dente. Disso resulta o relacionamento com a confiança primordial e a capacidade de suavizar também os impactos mais duros. Num lar sadio podemos desenvolver facilmente a coragem e ousar algo lá fora, pois vivemos com o sentimento de poder regenerar as forças a qualquer momento.

No entanto, quando esse âmbito sangra, como pode acontecer ao escovarmos os dentes ou mordermos uma maçã suculenta, já se revela que intervenções menos (agressivas) sobrecarregam o aparato de manutenção dos dentes. Como símbolo da seiva da vida, o sangue jorra e se perde. A **hemorragia das gengivas** indica, conseqüentemente, uma predisposição à perturbação e alta vulnerabilidade da própria confiança primordial. Como todo o complexo sintetizado junto, fica claro em vários âmbitos que a gengiva é um bom instrumento de denúncia. Para F. X. Mayr, o fundador da Cura Mayr pelo Jejum, a gengiva, junto com as demais mucosas da boca, é a janela para o intestino, porque o seu estado reflete o da mucosa intestinal. Quando falamos que alguém *foi até a gengiva*, deixamos claro que o atingido caiu muito. Essa pessoa está acabada, sua vitalidade se esgotou. Realmente, quando a pessoa perde sua autoconfiança e sua confiança primordial ela está no fim.

A já muitas vezes mencionada **inflamação das gengivas** (gengivite) esclarece o conflito ardente com o problema correspondente. Nesse caso ele não arde debaixo das unhas, outros instrumentos de agressão, mas sob os dentes e ao seu redor.

Com a **atrofia das gengivas** (parodontose) chegamos a um plano onde o poder explosivo do problema já esfriou. Os pacientes, como a sua gengiva, batem em retirada. Sua confiança primordial se rompeu e, ao menos parcialmente, eles se resignaram. Os colos dos dentes começam a tornar-se visíveis em sua vulnerabilidade nua e reagem a quase todos os estímulos de modo extremamente sensível. O corpo demonstra agora de modo muito impressionante que até mesmo a menor agressão, talvez morder com cuidado, dói demais. A pessoa não se atreve mais a dar uma mordida e quase não exibe mais os dentes a ninguém. A partir de agora a agressão só é vivida através da dor.

No nível seguinte, os **dentes podem ficar abalados** e mostrar que a agressão está mal acomodada em seu meio ambiente. A energia vital não pode mais escorar-se; ela não dispõe mais de uma base segura à disposição. Quando nesse estágio ainda não se chega a nenhuma conscientização, segue-se a **queda dos dentes**, que indica a perda definitiva das energias vitais e é associada em toda a linha com a impotência. Alguém assim, realmente *vai até a gengiva*; portanto, é literalmente como um velho desdentado. No âmbito dos dentes aqui a descida da agressão termina na agonia.

Regularização do maxilar

Quando partimos do fato de que os dentes e sua posição mostram a nossa personalidade e, de vários pontos de vista, também são uma cópia do nosso mundo de sentimentos, compreende-se que as intervenções nesse sistema sensível sempre tocam também a alma. Se os pais e dentistas sempre se lembrarem disso, eles abordarão esse problema psicossomático melindroso de modo mais diferenciado e cuidadoso do que de costume.

A época típica para a regularização dos dentes também é a da educação paterna — e ambas as coisas podem seguir de mãos dadas. Com certeza não faz sentido consertar algo, por meio da odontologia, que não tenha nenhuma correspondência na vida dos pequenos pacientes. Por que, então, segundo a sua lógica incorruptível, o corpo precisa opor resistência contra a modificação ou regularização imposta de fora? Se, ao contrário, trabalha-se paralelamente sobretudo o âmbito social e anímico, de modo que os limites correspondentes possam ser instalados na direção do desenvolvimento visado, os resultados finais parecem ser melhores — também do ponto de vista cosmético. Se, ao contrário, só o resultado estético está em primeiro plano, não se chega à violência ou aos danos somente no plano físico, mas também no âmbito anímico.

Exemplos típicos oferecem os dentes molares dianteiros (quartos) que representam o eu ou o ego. Para a assim chamada criação de espaço muitas vezes eles são sacrificados sem hesitação. Com isso a consciência infantil do eu é perceptivelmente enfraquecida, donde podem surgir dificuldades com as autoridades. As crianças assim enfraquecidas no seu ego, com freqüência tendem a sujeitar-se exteriormente, sem completar esse passo interiormente.

Antes de nos aproximarmos com intenção agressiva da dentição de uma criança, que já vibra na expressão "arrancar os dentes", recomenda-se cautela. Naturalmente não se deve subestimar a possibilidade positiva de ajudar uma criança a fechar a boca, isto é, sobretudo ela poder fechar a boca, porque assim ela tem uma chance melhor de desenvolver a personalidade fechada em si mesma. O desenvolvimento dos dentes e da alma andam de mãos dadas, o que as pessoas modernas fascinadas pelos inter-relacionamentos mecânicos na maioria das vezes não sabe nem reconhece. Quando a educação abre novos caminhos e espaços paralelamente ao dentista, as chances de resultados sem complicações são maiores nos dois âmbitos.

Em vez de parafusar tudo junto com violência, muita coisa pode simplesmente ser bem apoiada com indicações suaves do caminho. A dentista austríaca, Irmgard Simma, demonstrou num congresso, de modo impressionante, como ela pôde realizar as mais espantosas regularizações dos maxilares com métodos exclusivos da medicina suave. Em todo caso, aqui os custos logo se tornam um problema, porque esses métodos exigem muito mais tempo de tratamento. Por outro lado, muitos passos da terapia suave devem ser dominados pelo autocontrole, talvez com programas de áudio[53] e exercícios simples. Um procedimento que inclui os âmbitos paralelos a curto prazo é de fato mais caro, porém a longo prazo também é um estimulante do crescimento.

Próteses

Todas as próteses — seja lá em que âmbito do corpo forem utilizadas — têm algo em comum. Elas fingem função e saúde em pontos em que estes já se perderam sem deixar vestígios. As várias próteses na odontologia refletem conseqüentemente agressão e vitalidade sadia onde, na verdade, só restam ruínas. Muitos cemitérios dentários até mesmo são transformados num campo famoso pela avançada arte dentária.

Pequenas obturações já são próteses. De inválidos dentes esburacados, podres, como por encanto elas criam lutadores estáveis, que podem defender outra vez a sua masculinidade em cada refeição. Em todo caso, aqui não é mais a dureza pessoal que morde. No caso de defeitos maiores é preciso instalar uma coroa. Assim, muitas ruínas são literalmente cobertas de ouro. A verdadeira coroação da desonestidade é o correspondente *revestimento*, para que ninguém descubra o segredo e olhe atrás da fachada ilegítima. Com essa obra de revestimento fingimos para os outros — e muitas vezes para nós mesmos — ter algo que não existe mais. Para que nada nem ninguém possa sacudi-la, cimenta-se a coroa e com ela igualmente a situação ilegítima.

Uma variedade especial de coroas, provavelmente a coroação absoluta na arte de ocultar o verdadeiro rosto, são as coroas de jaqueta. Quando alguém não aprecia esteticamente os símbolos da própria vitalidade e potência, ela pode deixar o dentista cobri-los com o manto do silêncio na forma de coroas de *jaqueta* (em inglês: *jacket*). Deve haver algo torto e oculto para se ir tão longe a ponto de deixar limar as próprias armas até tocos e depois enfeitá-los com coroas estranhas, mais bonitas. Quando o trabalho está completo, sem dúvida é possível abrir a boca antes feia em público e, assim, mais facilmente tornar-se o herói (da boca?), por exemplo, na tela dos cinemas. É claro que essas chances custam algum dinheiro. E, por sorte, as correspondentes manobras de camuflagem custam muito caro, as quais finalmente ainda doem um pouco e o princípio reprimido de Marte ao menos continua eficaz à margem.

Também o próprio dente pode transformar-se numa espécie de prótese quando se tratam as suas raízes, como os dentistas formulam um pouco hipocritamente. Trata-se de um tratamento que sempre e premeditadamente acaba na morte da raiz e, portanto, a do dente — por assim dizer, trata-se de uma eutanásia. Corajosamente, a raiz e a vida do dente são destruídas, para que não doa mais e não cause mais problemas. Isso pelo menos na teoria. Na realidade, sabemos que dentes mortos cujas raízes foram tratadas muitas vezes se transformam em campos de perturbação e se tornam mais perigosos do que as genuínas próteses de material estranho ao corpo. No sentido figurado, trata-se da escavação da agressão. Aqui, por assim dizer, ela é morta, à medida que o dente é atingido e o seu nervo central é destruído. A partir daí existe um morto na falange dos irmãos de armas. De várias maneiras damos mais um passo e, depois de um "tratamento da raiz" fora do corpo, replantamos esses camaradas mortos, isto é, os dentes são extraídos e depois implantados novamente.

A intenção dos dentistas naturalmente nunca é nociva. Quando a polpa, a cavidade nervosa, é aberta pelas cáries profundas ou pela broca, a vida do nervo se perde. Para ao menos manter o dente morto, o dentista removerá a raiz e obturará cuidadosamente o vácuo aberto, para que não se forme um granuloma da raiz do dente. Na medida em que isso é feito de modo limpo e o material da obturação não contenha formalina, pode-se preservar a função do dente por algum tempo. Na verdade, ele só terá a posição como morto.

Isso nos leva à última solução de emergência: a extração do dente e, com isso, a castração da agressão. O medo e a dor durante o processo permitem um olhar honesto sobre o verdadeiro problema. Em geral, quem extrai o dente foge a tempo por meio da anestesia e, agradecido, deixa o campo de batalha para o profissional. Assim, essa também é uma descrição honesta do modo de vida que está por trás. Quando ele fica perigoso, a gente foge; não há traços da própria intervenção e coragem. Quando o drama apresentado aqui mergulha até o âmbito físico do dente, não existe mais nenhuma alternativa. Sem a injeção anestésica chegaríamos a desmaiar.

Depois que o dente foi sacrificado no altar dos problemas da agressão, é preciso colocar uma prótese. Mesmo por alguns dias uma prótese provisória é imprescindível. Nem por um dia nos mostraremos tão honestamente. As associações com um velho desdentado ou uma velha bruxa com suas falhas dentárias estão muito próximas das pessoas pouco escoladas na interpretação dos símbolos. A solução definitiva é alcançada na forma de uma ponte. O dentista torna-se aqui um *pontifex* (construtor de pontes), ao menos no plano físico pouco ideal. O que era tão abençoado no plano espiritual e anímico, no plano físico tem um desagradável efeito colateral: ele prejudica os dois dentes vizinhos relativamente saudáveis e, além disso, forma um bloco com os três camaradas de destino.

Por outro lado, temos de confessar que os dentistas fazem verdadeiras obras de arte junto com os seus técnicos. A arte, no entanto, sempre é artificial. Se o dentista analisasse a simples pergunta "O que lhe falta?", ele poderia ser o *pontifex* num âmbito mais elevado e ajudar o paciente ao menos a preservar da morte os dentes restantes. Se isso não acontece, logo não resta nada, a não ser extrair outra vez as obras de arte cuidadosamente esculpidas e caras por causa da sua absoluta singularidade.

Hoje ainda existe uma última chance: o implante de dentes artificiais. Eles são implantados nos ossos do maxilar por cirurgiões-dentistas experientes e podem sustentar o resto da obra de arte como pilares caninos. Mesmo que essa técnica seja cara quanto ao dispêndio de tempo e dinheiro, pode ser uma verdadeira bênção para as pessoas que perderam o último dente abalado.

O último nível é a prótese total, a assim chamada dentadura, que deixa tudo claro: aqui se trata apenas de vitalidade e capacidade de morder emprestadas; a própria desapareceu sem deixar vestígios. Durante o dia exibimos a vitalidade vibrante comprada; no escuro da noite entra a honestidade da ausência de dentes. As próteses antigas ao menos ainda estimulavam a honestidade, à medida que nos mostram, nas tentativas de morder, que a realidade não estava tão distante. A união da maior habilidade e técnica moderna hoje estimulam de modo impressionante a obra de encobrimento. Apesar disso, pode acontecer de as pessoas que não têm uma relação positiva com seus dentes postiços os deixarem decair por falta de higiene. A situação de vida lhes cheira mal com a dentadura e, assim, a curto ou longo prazo a dentadura também começa a cheirar mal.

Existe até mesmo mais uma possibilidade de piora. De fato, na terceira dentição nada deve sair facilmente errado, pois os dentes são do melhor material, embora sem vida, mas muitas vezes o osso do maxilar não suporta mais a pressão da mastigação. Então o problema passa para o nível seguinte, e o osso desaparece sob a prótese. O organismo simplesmente não desiste de esfregar as nossas omissões e erros (o que falta) debaixo do nosso nariz. Também podemos dizer que o mais inteligente cede. O problema precisa ser apresentado e, se os pacientes não quiserem vivê-lo, o corpo precisa encarná-lo, neste caso, o osso do maxilar.

As estações no caminho desse sofrimento em si podem passar despercebidas. Na juventude evitamos as possibilidades exigentes do princípio de Vênus, para em seu lugar nos satisfazermos com os doces da confeitaria. Isso contribui por sua vez para enfraquecer o princípio oposto da agressão marcial. Também nos afastamos desse princípio, e os dentes, como substitutos, têm de cuidar dele. Finalmente, na velhice devemos elaborar o princípio saturnino da redução. Mas também aqui podemos recusar-nos e, assim, reduz-se primeiro a dentadura própria e depois também o osso, que deveria sustentar a nova dentadura artificial.

Depois de tudo isso não é de admirar, quando as poucas pessoas que podem contar como as próprias armas na idade avançada, tenham orgulho disso. Em vez de contratar o serviço de soldados mercenários estranhos ou apoiar-se em irmãos de armas mortos, eles podem contar com a própria força e potência. E, sem exceção, trata-se de pessoas que também podem mostrar os dentes em outros âmbitos, que sabem resolver os problemas e aceitam as suas agressões. É fácil compreender o orgulho de ter os instrumentos de agressão intactos até a idade avançada.

A HIPERATIVIDADE DAS CRIANÇAS

ADHS* — um fenômeno da nossa época?

É difícil definir com clareza o que se deve compreender por hiperatividade infantil, porque alguns dos sintomas também ocorrem nas outras crianças. Mais complicado ainda: os momentos de suspeita que nos levam a pensar que estamos lidando com uma criança hiperativa são amplamente idênticos àqueles das crianças superdotadas. Quando uma criança dorme pouco, tem um vocabulário acima da média com o qual lida de forma exemplar, vive constantemente cobrindo os adultos de perguntas exigentes demais para a sua idade; se ela tem uma memória surpreendente e a associa a um forte sentido de justiça, tanto que vive continuamente cobrando quaisquer injustiças dos adultos; quando ela confronta e atormenta a si mesma e ao meio ambiente com um perfeccionismo perturbador, então ela pode ser hiperativa ou também "somente" superdotada. Crianças hiperativas incomodam um bocado, mas as superdotadas também perturbam facilmente os adultos, especialmente quando estes preferem uma vida controlada e muito regrada.

Uma abundância de nomes e designações mostra o desamparo com que enfrentamos esse quadro mórbido da última moda, que na época do meu estudo e exames, há umas duas décadas, ainda não representava nenhum papel e nem sequer era mencionado na pós-graduação. Hoje, ao contrário, com uma média de crescimento extraordinário, tornou-se um problema social importuno.

Com a abundância de nomes para uma série de coisas estranhas, que não são fáceis de captar de modo estrito e concludente, começa o dilema de encontrar uma definição. A antiga expressão ADS (síndrome do déficit de atenção) ou também ADD (desordem de deficiência de atenção) transformou-se em ADHD (déficit de

* ADHS = déficit de atenção com hiperatividade

atenção, desordem de hiperatividade), em alemão respectivamente ADHS (déficit de atenção-distúrbio de hiperatividade). Mas ainda são usadas designações como síndrome hipercinética (HKS), mínima disfunção cerebral (MCS), DAMP (déficit de atenção, controle motor e percepção), distúrbios da leitura, inquietação, *Hypie* e, atualmente, também índigo. Podemos perguntar, com razão, por que afinal necessitamos de um nome para alguma coisa que nem sequer pode ser definida de forma concludente?

Assim, o diagnóstico fica disputado como nenhum outro. Em seu livro, Thomas Armstrong[54] parte do pressuposto de que existe um diagnóstico para obrigar as crianças a um determinado comportamento. O médico Peter Breggin[55] recusa totalmente o diagnóstico e mais ainda o tratamento medicamentoso que o segue e acha que eles são a base para o abuso de crianças para torná-las obedientes. Mesmo que essas ações possam ser compreensíveis à vista das atividades subversivas da engajada e competente indústria farmacêutica, muito unilateralmente interessada na vantagem das suas vendas, elas não atendem realmente às exigências do problema.

Quando a antipsiquiatria italiana, que de modo comparável avaliou os diagnósticos psiquiátricos como medidas discriminatórias de uma sociedade conformista de burgueses, aboliu os institutos psiquiátricos em Arezzo e "libertou" os moradores, o caos passou diretamente das clínicas para as famílias. Devemos temer algo semelhante com relação à hiperatividade ou ADHS. Aqueles médicos que aceitam o problema e o seu diagnóstico, mas destacam o exagero que existe nisso, estão mais próximos de uma solução. Stanley Greenspan[56] está entre eles. Ele vê muitos dos sintomas da hiperatividade como reações de adaptação à nossa moderna sociedade agitada. Thom Hartmann[57] vai mais longe na sua interpretação e atesta nos sintomas das crianças com ADHS uma reação criativa de adaptação dos descendentes de uma cultura de caçadores que são obrigados a viver numa sociedade de camponeses. Sob o aspecto de que os caçadores, arquetipicamente masculinos, em quase toda parte surpreenderam e subjugaram as mulheres camponesas, isso realmente faz sentido. Em geral, os antigos padrões reprimidos saem das sombras e se anunciam nos sintomas. Desse ponto de vista lembramonos da solução islandesa na decisão entre os deuses novos e antigos que — com base nos mitos germânicos — deixaram vivas ambas as variantes. Nesse contexto é interessante testar até que ponto o problema das crianças com ADHS surge na Islândia. Há padrões antigos que podem sobreviver por tempo inacreditavelmente longo nas sombras, como vemos na estabilidade dos símbolos pagãos das árvores de Natal e do coelho da Páscoa, que há tempos superaram outra vez a categoria dos símbolos cristãos como o presépio.

Richard DeGrandpre[58] vê no excesso de ADHS nos Estados Unidos o resultado de uma sociedade totalmente saciada de irritação. Do ponto de vista europeu podemos chamá-la, sem pensar duas vezes, de superexcitada, exatamente como as crianças que encontramos.

Em tudo isso não é possível deixar de ver que, no mínimo, o aumento da ADHS deve ter algo a ver com a nossa época. Em seu recomendável livro *Es geht auch ohne Ritalin* [Também é possível sem ritalina][59] os médicos homeopatas Reichenberg e Ullman traduzem a ADHS como "Síndrome Digital *Hightech* Aguda". Eles responsabilizam o ritmo rasante da sociedade norte-americana, que consideram a mais superestimulada deste planeta, pelo rápido aumento da síndrome ADHS. Há uma série de argumentos em defesa desse ponto de vista. Desde a mais tenra idade, as crianças grudam os olhos nas telas de TV. Se considerarmos a gravidez como o tempo mais importante da formação, em geral na hora do parto elas já têm nove meses de experiência com a TV. O desenvolvimento da velocidade média do filme correspondente, assim como a freqüência do ritmo do computador, mostram analogamente para onde nos movemos. Ao lado da alimentação, a agitação também abrange o consumo restante. E o consumo se torna cada vez mais o tudo de uma comunidade de alma empobrecida. Nós não devoramos apenas a comida, mas também os filmes e, assim, de muitos pontos de vista, não conseguimos mais receber o suficiente. As nossas crianças refletem esse estado com uma diferença: nelas ainda podemos reconhecer como o todo está doente. A inundação de estímulos assumiu proporções que ultrapassam evidentemente a nossa capacidade física e anímica e que continua fazendo isso.

O estilo de vida norte-americano, totalmente revestido, charlatão, que cada vez mais ininterruptamente conquista o mundo, torna-se assim um ataque à saúde da nossa alma. A alma mais sensível das crianças sente isso primeiro. Elas são ainda mais receptivas e com isso também mais sensíveis e facilmente moldáveis. Cada vez mais elas são confrontadas em todos os âmbitos dos sentidos pela propaganda com tantas ofertas inúteis, e espicaçadas a tantas atividades sem sentido, que reagem cada vez mais desgastadas e sem concentração. Com a superalimentação e o empanturramento perde-se cada vez mais a capacidade de uma avaliação significativa, tanto que não se pode mais distinguir entre o que é lixo e o que é valioso. Isso por sua vez leva até o achatamento dos valores na nossa sociedade.

A falta de atenção que se expressa no nome da síndrome, talvez nada mais seja do que uma indicação significativa do organismo e da consciência, que estão sobrecarregados na sua capacidade e não conseguem captar mais nada. Eles estão tão "entulhados" de sucata que nem mesmo o que tem sentido e é importante pode mais ser captado. Na linguagem da nossa época, diríamos que a caixa de mensagens está cheia e transborda, o que pode levar a muitas reações sem sentido e desagradáveis do computador. Todo usuário de PC sabe que só há um caminho: é preciso percorrer todo o sistema e esvaziar a caixa outra vez para criar novo espaço.

Conseqüentemente, precisamos esvaziar o depósito das nossas crianças e também aliviar e esvaziar o nosso. Dessa maneira, o vazio do budismo é um objetivo cada vez mais desejado pelos homens modernos. O vazio, que contém toda a potência, está em grosseira oposição àquela superabundância, que nada mais permite e bloqueia tudo.

Os adultos também têm a ADHS há muito tempo, só que nesse caso é considerado normal quando, por exemplo, um banqueiro só se interessa por dinheiro e está bloqueado para tudo o mais. Há bastante tempo ele não dá mais nenhuma atenção sincera à mulher ou aos filhos. Aqui não vai nenhuma censura. Do coração dele simplesmente não vem mais nada; ele não deixa sair nem entrar mais nada, portanto, ele também já não pode tocar o coração da sua família. Ele está cheio de problemas profissionais, e no seu coração e cérebro não há lugar para mais nada. A sua forma de hiperatividade há muito é reconhecida e é bem paga, embora seja absurda do ponto de vista da sociedade. Em épocas de alto desemprego as pessoas que trabalham por três — as assim chamadas "animais de carga" ou produtivas — são um problema porque tiram o trabalho daquelas que precisam dele muito mais urgentemente.

O que os DJs e os moderadores desgastados gritam e berram ao microfone tem um efeito altamente hiperativo, mas nesses lugares é quase obrigatório. Por exemplo, hoje é *in* da parte dos jornalistas falar sobre livros dos quais só leram rapidamente um artigo que, em geral, nem foi escrito pelo autor. Antigamente isso não era considerado sério, e hoje também não. Em todo caso, pertencem ao mundo de hoje essas pessoas que dão uma olhadela rápida nas coisas e que há muito não conseguem mais captar a sua profundidade, quanto mais compreendê-la. Vivemos num mundo que — gasto e entupido, cobrado demais e cheio de lixo — produz um excesso de crianças e adultos com ADHS. Onde encaramos o assim chamado *output totalmente apaixonados*, um olhar ao *output* da nossa sociedade moderna é de uma sinceridade reveladora no que se refere e no que não se refere aos seres humanos, no que se refere e no que não se refere às mercadorias. Até mesmo o ser humano mais maldoso não há de querer as pessoas defeituosas e prejudicadas que produzimos.

A maioria de nós não está preparada para aceitar as conseqüências das nossas ações, ver as conseqüências das próprias ações e assumir a responsabilidade por elas. O mesmo acontece aqui. Os problemas de preferência são projetados sobre os outros. Mas isso só leva àquele círculo vicioso há muito conhecido: quem é a sociedade, a não ser nós mesmos? Por que os professores devem ser responsáveis pelo fracasso dos nossos filhos? Mesmo a indústria farmacêutica como bode expiatório ou o estilo de vida norte-americano não são superfícies adequadas de projeção.

Aqui vamos mais uma vez chamar a atenção para o fato de que a indústria farmacêutica ou a sociedade norte-americana realmente servem para abrir os olhos. Não se trata de empurrar a culpa para os outros, mas de oferecer compreensão para as chances e permitir assim o afastamento dos padrões que fazem adoecer. Os Estados Unidos são freqüentemente chamados assim porque são o espelho perfeito para os quadros mórbidos da nossa época e sociedade como eles mesmos se vêem, porque são a nação que domina tudo com sua função de exemplo. No entanto, são igualmente uma classe na escola do nosso mundo, um capítulo no caminho de desenvolvimento dos homens modernos. Em todo caso, hoje cada um também é norte-americano e deve sentir-se envolvido. Quando John F. Kennedy disse: “Eu sou um berlinense”, ele foi simpático e solidário. Hoje todos nós podemos dizer: “Nós somos norte-americanos”, e por um lado isso é lamentável, por outro, rico em oportunidades, e em todos os casos é honesto.

Em vez de prestar atenção aos sinais precoces da ADHS já nos bebês, como recomendam os médicos convencionais, é melhor observar o nosso caminho comum de hiperatividade como sociedade. Quem pesquisa logo no início se o seu bebê é inquieto e fixado em si mesmo, se ele vive no próprio mundo e precisa de pouco sono, se tem excesso de energia e fica facilmente irritado, logo fica inseguro. Quando o rebento além disso tem vários acessos de cólera, logo surge o pânico e isso não ajuda ninguém. Ao contrário, um olhar para o nosso desenvolvimento pode esclarecer alguma coisa.

Quando a ferrovia teve de ser introduzida na Bavária, há mais de um século, os professores se manifestaram contrários, porque velocidades tão altas como trinta quilômetros por hora podia ter conseqüências imprevisíveis sobre o organismo humano. Por mais divertido que isso possa parecer hoje, esses professores estavam totalmente certos — só que eles subestimaram a grande capacidade de adaptação do nosso organismo. Hoje, seja como for, algumas gerações depois, retesamos realmente o arco e nos tornamos uma sociedade totalmente tensa. Pois no que se refere a isso, não só registramos as crianças com ADHS, mas também todos os levados pela corrente dos assim chamados portadores dos sintomas do *stress*. Às vezes, não podemos furtar-nos à impressão de que o *stress* é considerado responsável por quase tudo na medicina atual.

Quando classificamos as crianças animadas como doentes, logo surge a pergunta se temos cada vez mais crianças doentes ou uma sociedade crescentemente doente, que gera justamente essas crianças. O que começou de modo tão inocente com os trens, com a atual inundação de estímulos e o mundo virtual da alta tecnologia dos computadores alcançou proporções que não dominamos mais psicológica ou medicamente. As crianças com ADHS devem ser vistas nesse contexto, coisa que elas mostram pelos seus esforços especiais dificilmente compreensíveis. Então, enquanto "não são úteis para quase nada", diante da tela dos seus computadores ou nintendos elas são capazes de desempenhos de ponta. Às vezes ficamos com a impressão — de resto, também quanto aos pais das crianças com ADHS — que elas vivem a vida real diante das telas. Assim, elas também se transformam num espelho assustador para nós.

Mesmo que o diagnóstico ainda seja muito inseguro e que, na minha opinião, ainda seja mencionado muito irresponsavelmente pelos médicos e professores, eu acho que faz pouco sentido negar o problema ou, como acontece recentemente no cenário esotérico, transformá-lo num fenômeno positivo. Quanto a isso, vi muitos pais engajados e apesar disso perto do desespero, que não sabiam mais o que fazer. E também alguns desses meninos travessos puseram a minha paciência duramente à prova, o que me fez sentir simpatia pelos pais e professores que não têm de suportar esse programa apenas durante duas horas, como eu, mas de sujeitar-se ao mesmo permanentemente. De resto, a expressão *menino travesso* que veio de *menino relaxado* indica que o fenômeno não é tão novo assim. O psiquiatra Dr. Heinrich Hoffmann, de Frankfurt, desenhou ambos os quadros há mais de cento e cinqüenta anos e eles — por serem infinitos e arquetípicos — mantiveram-se até o presente.

Naturalmente, trata-se de ver o lado positivo da sintomática, e de descobrir através da compreensão da essência desse distúrbio, como dirigir essa forte energia contida nele para uma direção mais construtiva, que dê às crianças e também aos pais as chances de viver uma vida suportável. Com a nova interpretação positiva naturalmente não se faz nada, o objetivo é muito mais a nova canalização positiva das energias mal dirigidas.

Apesar de todos os problemas de designação e definição, não resta dúvida de que no todo se trata de um problema de difícil compreensão, que leva os pais, professores, educadores e não por último as crianças ao desespero, e que já se tornou há tempos o mais disseminado distúrbio de comportamento das crianças. Esse distúrbio de comportamento já alcançou proporções epidêmicas, basta lembrarmos que nos Estados Unidos já são atingidos milhões de crianças e adultos e que de 65 até 75 por cento deles tomam remédios como a ritalina.

E com toda essa profusão, a disseminação continua rapidamente. Por esse motivo em 1988, nos Estados Unidos, 500 mil crianças tomavam anfetaminas como a ritalina, a dextroanfetamina e o Pemolin; em 1996, elas já eram dois milhões. Em apenas oito anos o número quadruplicou. Também nesse caso os Estados Unidos encabeçam e estão na ponta do mundo. Os médicos norte-americanos prescrevem cinco vezes mais estimulantes do que todos os outros médicos do mundo. Na Europa isso não deve nos dar segurança, pois, segundo a experiência, dar uma olhada para os Estados Unidos é como olhar para o nosso próprio futuro. Há décadas imitamos quase todas as tendências vindas de lá. O fato de que em 1996 de três a cinco por cento das crianças tomaram ritalina — segundo um relatório da ONU — levou as empresas farmacêuticas ao aumento de quinhentos por cento na produção de ritalina em cinco anos. Nesse tempo, o número de crianças com diagnóstico de ADHS aumentou 2,5%, o de adultos cerca de 3,5%. A tendência ainda crescente mostra os lucros que devem ser objetivados aqui pela indústria. Essa prática não se detém nem diante dos bebês. Embora não haja nenhuma justificativa para o uso de estimulantes para eles, e nem sequer existam estudos médicos da medicina convencional, nesse caso registram-se taxas assustadoras de crescimento.

Segundo Barbara Simonsohn,[60] em 2000, 40% das crianças norte-americanas em idade escolar tomavam ritalina, sendo 80% delas, meninos. Na Alemanha havia uma tendência semelhante: em 1995 foram vendidas 700 mil pílulas; cinco anos depois esse número cresceu para 31 milhões — portanto, um aumento semelhante ao dos Estados Unidos. São atingidas entre meio e um milhão de crianças, sobretudo meninos. Diferentes avaliações dizem que de doze a vinte por cento de todos os alunos das escolas tomam ritalina.

Nas escolas dos Estados Unidos o aumento do problema já está mais adiantado do que entre nós. Muitos pais norte-americanos já estão sob a pressão de ministrar drogas aos filhos. O filho só pode continuar tendo aulas na rede pública de ensino se tomar ritalina. O fato de os professores estabelecerem um diagnóstico e logo exigirem a terapia mostra até onde chega o problema. Se partirmos do pressuposto de que no caso desses professores não se trata de traficantes de drogas nem de sádicos, temos de falar de pessoas desesperadas que — numa posição sem esperança — não sabem mais o que fazer. Como os pais nessa situação devem ficar desesperados! E como é desesperadora a condição das crianças, vítimas dessa situação! O fato de a indústria farmacêutica financiar maciçamente os assim chamados grupos de pais que se ocupam com o problema, influenciando-os na direção da ritalina, não torna as coisas facilmente mais claras para os pais.

Será que a ADHS é algo novo ou hoje a diagnosticamos melhor? Ou o nosso sistema nervoso não acompanha mais os novos tempos — sobretudo a sua crescente velocidade e agitação? As crianças têm menos tempo para ser crianças? As expectativas são muito altas e as sobrecarregam tanto desde o início, que elas fogem por meio das próprias viagens? Sem dúvida, o psicólogo Peter Schlotke[61] acha que a ADHS é uma doença típica da nossa época e há muitos argumentos a favor da sua opinião.

Olhar no próprio espelho

O acúmulo de sintomas na ADHS mostra, por um lado, como são substanciais os comportamentos estranhos e, por outro lado, como não são específicos. O difícil, e que faz todos os critérios parecer tão vacilantes, consiste em que quase todas as crianças fazem essas coisas de vez em quando; as crianças com ADHS as fazem continuamente. Elas são irritadiças, inquietas, tensas, interrompem constantemente, metem-se em tudo, são velozes demais para o gosto das pessoas com as quais convivem. Elas têm uma capacidade mínima de autocontrole, o que leva o seu senso motor grosseiro e fino a um excesso de movimentação, que acaba em todo tipo de desordem e que tem efeitos negativos, por exemplo, na escrita. Algo semelhante ocorre quanto ao comando dos seus sentimentos e contatos sociais. Assim surge a impressão de uma criança estimulada, entregue igualmente desamparada às suas necessidades e impulsos do momento, que pode ser desviada a qualquer momento e que, apesar disso, recusa com protestos veementes as intervenções externas na direção do controle e da instrução. Quase cinqüenta por cento dessas crianças são desobedientes e insolentes, chegando a ser agressivas até o uso de violência física. Sua fase de birra pode estender-se até à idade adulta. A isso muitas vezes acrescentam-se as mentiras e os roubos, além da hostilidade. Tudo isso as transforma — no mínimo duradouramente — em contemporâneas importunas, perturbadoras, que arrasam com os nossos nervos.

Quando as crianças atingidas fazem a sua escolha pessoal é digno de atenção que, de repente, dá certo o que antes parecia impossível em tudo isso. Então, elas ficam horas diante de um nintendo ou computador e criam coisas espantosas. Exatamente esse fato em geral é interpretado unilateralmente pelos adultos como algo propositado e, assim, facilmente surge uma tendência valorizada negativamente.

As crianças são extremamente egocêntricas e só fazem o que as atrai, e há muitas coisas que as atraem extremamente, especialmente coisas espetaculares e perigosas. Mas podemos perguntar se não é esse o credo da tendência moderna de conquista do mundo provinda dos EUA de chamar a atenção a (quase) todo custo? As crianças não obedecem como devem, e obediência em geral lhes parece algo estranho. Mas será que não podemos entender isso como um compreensível não-conformismo e resistência contra a enorme pressão de adaptação da moderna sociedade de massa? Será melhor as crianças só desejarem usar produtos de marca e estipularem seu valor pessoal com base na adaptação à loucura do consumismo? Essas crianças consumistas no mínimo não têm o mesmo problema de auto-estima que as crianças com ADHS, que opõem resistência? Estas sempre querem ser as primeiras, e isso causa bastante irritação, principalmente às outras crianças, aos pais e em parte às próprias crianças envolvidas. Mas isso não é igualmente conhecido? No nosso mundo moderno de adultos só têm valor os vencedores. Será que podemos culpar os nossos filhos, quando eles captam intuitivamente as regras básicas do jogo e começam cedo a praticá-lo? Será que eles nos irritam tanto porque reconhecemos na caricatura que oferecem involuntariamente a insensatez dos nossos próprios objetivos de vida e o que sobretudo não queremos?

As crianças com ADHS estão sempre em movimento e deixam os outros loucos com isso. Mas acaso não estimulamos exatamente isso e o chamamos de flexibilidade, uma mobilidade que certamente é necessária para a vida moderna e que, na verdade, nos deixa igualmente loucos? As crianças com ADHS não podem esperar. Para elas, tudo tem de ser imediato, elas desconhecem a paciência. Mas nós também não precisamos constantemente de computadores mais rápidos, porque não podemos mais esperar? Não estamos tornando-nos cada vez mais impacientes e exigimos a satisfação imediata de quase todas as necessidades? A torrente de produtos instantâneos pode servir de indício. Nós fazemos todos os cortes com relação à qualidade, desde que seja rápido. É a isso que as cadeias de *fastfood* e dos produtos prontos devem a sua existência. E essa não é uma assustadora caricatura do louvado aqui e agora do cenário espiritual, a vida no momento presente?

As crianças com ADHS vivem à procura do novo, do excitante e nos sobrecarregam com isso. Mas não fazemos isso continuamente e exigimos demais de nós mesmos? Precisamos sempre de novos estímulos, de nova música e moda, de carros, de restaurantes, de viagens e de passatempos. E para muitos, os empregos e até mesmo a parceira de ontem já são chapéus velhos hoje, que precisam ser urgente e rapidamente substituídos.

As crianças com ADHS recusam com bastante rigor toda determinação alheia. Mas isso também se enquadra nesta época extremamente egocêntrica e, com certeza, provoca raiva. Pois justamente porque damos tanto valor à autodeterminação e à liberdade, recebemos — a sombra manda lembranças — em abundância daquilo que mais odiamos: a determinação alheia. Por exemplo, no contexto da extrema especialização, o trabalho nos deixa cada vez mais alienados. Só que hoje queremos ver isso o menos possível e, principalmente, nos próprios filhos.

As crianças com ADHS quase não conseguem sintonizar-se com as outras pessoas, o que leva a muitos mal-entendidos. Elas não lêem a linguagem corporal, a expressão facial e a tonalidade da voz, provavelmente porque as outras pessoas simplesmente não as interessam. Tudo tem de girar em torno delas mesmas. Mas nós também não conhecemos isso suficientemente? As pessoas que transportaram suas vidas para diante do televisor ainda se interessam realmente pelas outras? Também nós entendemos cada vez menos a linguagem corporal, ignoramos a língua dos nossos sintomas, não lemos mais nos rostos dos semelhantes como eles se sentem. Se eles passam mal, isso aparece logo na televisão e, se formos honestos, o mal que nos é apresentado todas as noites não nos interessa de fato. Pelo menos, não reagimos mais a ele.

Muitas crianças com ADHS são sonhadoras. Elas vivem devaneando e estão com os pensamentos em algum lugar, só não onde os pais e educadores querem que estejam. Elas flutuam acima de tudo nas nuvens, portanto não são hiperativas, mas simplesmente se alheiam. Dessa maneira perdem informações importantes e excluem-se de muita coisa. Vivem no seu próprio mundo e muitas vezes têm tendências de cortar a ligação com o resto do mundo — uma espécie de síndrome do major Tom. Esse astronauta cantado por David Bowie não responde mais à sua estação terrestre. As indicações do *controle de terra* passam tão longe da realidade magnífica do espaço e do mundo das estrelas, que deixam para trás todas as ligações com o planeta. Ele quer simplesmente — flutuando no sentimento de unidade — ficar a sós consigo mesmo, e isso o faz renunciar de modo egocêntrico e desconsiderado a tudo o que é tão importante para nós (e para o *controle de terra*).Também aqui, por exemplo, muitas tendências no cenário esotérico são caricaturadas pelo major Tom e por algumas crianças com ADHS, que sobretudo não se deixam mais controlar.

De outro ponto de vista, algumas crianças com ADHS encontram-se no pólo oposto das suas companheiras hiperativas. Elas são exatamente até meticulosas, por assim dizer, tensas e fechadas. Também conhecemos isso bem. Afinal, a nossa moderna sociedade de massas adquire cada vez mais os traços da tensão e muitos dos seus membros estão cada vez mais fechados. Eles partilham novamente o resultado do isolamento e a solidão com seus companheiros de sofrimento, as demais crianças com ADHS. Quase não conseguem fazer amizades e muito menos cultivá-las. Tudo gira em torno delas mesmas. Isso pode assustar-nos e com razão, visto que corresponde àquela tendência de que quase todos se queixam, exatamente de que a nossa sociedade está cada vez mais fria, desapiedada e egocêntrica e que cada um só cuida de si mesmo. Não são poucos os adultos que se sentem isolados e solitários e que não são exatamente o centro dos interesses (gerais). Em vez de odiar esse desenvolvimento nas crianças com ADHS, faz mais sentido usá-las como espelho e voltar-se contra essa tendência na própria vida.

O quarto de uma criança com ADHS reflete o seu caos interior. Parece ter sofrido um bombardeio, uma matança ou uma outra catástrofe. Nada mais está em seu lugar, por isso as crianças e também os adultos ficam procurando continuamente, na maioria das vezes em vão. A busca na qual a chance de encontrar alguma coisa é mínima, torna-se novamente a caricatura da nossa busca por soluções na política e na organização. Quem procura no âmbito errado, nunca vai encontrar.

Na escola, na melhor das hipóteses as crianças com ADHS chamam atenção como sonhadoras, preguiçosas e palhaças; na maioria das vezes, no entanto, como intrigantes, sabotadoras, maquinadoras e líderes em todas as desordens e coisas piores. Raramente as suas notas refletem a sua capacidade. Apesar das más notas, as crianças muitas vezes são (altamente) inteligentes. Elas precisam — como de resto a maioria das crianças e pelo menos as especialmente dotadas — de aulas particulares de altíssima qualidade. Estas devem ser sempre tão estimulantes e fascinantes que elas tenham vontade de assisti-las. Caso contrário, logo se distraem e fogem, ao menos em pensamentos. Tudo logo se torna tedioso, mas nós já conhecemos isso — da nossa sociedade moderna.

As crianças com ADHS podem fazer facilmente várias coisas ao mesmo tempo, coisa à qual também damos cada vez mais valor quando, por exemplo, equipamos os nossos computadores para que eles possam trabalhar tanto quanto possível e ao mesmo tempo em vários âmbitos. Infelizmente, a aula raras vezes é tão interessante, e por isso as crianças com ADHS fogem no meio dela. A má formação na escola não causa surpresa. Muitas vezes a escola as tira de antemão da escola da vida. No mais verdadeiro sentido do termo, as crianças não acompanham o que é dado e acabam repetindo — por meio da retícula da escola e desta sociedade que produz essas crianças de que precisa tão necessariamente como espelho. Más notas e sem encerrar o curso, quando não expulsas, o texto diz claramente. Nessa situação a ritalina parece ser obviamente o mal menor para muitos.

Crianças que se recusam a terminar as coisas, que faltam às aulas essenciais, que fogem em vez de resistir, que reagem com irresponsabilidade e impulsivamente preferem reagir em vez de obedecer são um espelho horrível, mas honesto. Pois, há muito tempo, nós também não pensamos mais as coisas até o fim. Comportamo-nos agressivamente e sem consideração pelo nosso planeta natal. Fugimos dos grandes desafios da nossa época ou enfiamos a cabeça na areia. Não sustentamos sequer os poucos propósitos já estabelecidos para a proteção ao meio ambiente, tampouco como os bons propósitos na própria vida, e quando nos apontam isso, muitas vezes reagimos de forma agressiva. Conhecemos mais as crianças com ADHS e seu programa de vida do que gostaríamos — a partir da nossa própria vida. Seu tipo de autodeterminação a qualquer preço, em que não terminam nada, mas que acaba com elas, é mais do que conseguimos suportar como espelho. Quando isso se torna muito volumoso, a única ajuda é a mudança radical de pensamento ou, pelo menos, uma medida radical. A medicação desagradável com ritalina pode ser considerada uma dessas medidas. Às gerações vindouras isso parecerá uma medida de necessidade de uma sociedade totalmente desorganizada.

A contemplação da situação energética torna o todo ainda mais claro. As crianças com ADHS queimam continuamente toda a energia. Com isso elas nos mostram quanta energia realmente temos e como podemos pulverizá-la sem sentido. Com constante atividade e movimentação, o metabolismo basal é muito alto. Com isso elas são esbeltas e contrastam com a outra grande tendência das crianças dos Estados Unidos, que comem (inconscientes disso) até ficar redondas e gordas, por certo para que ao menos algo em sua vida seja redondo. A essa onda de obesidade dos Estados Unidos já na infância agrega-se também a prole européia, e as crianças devoram a mesma comida rápida de qualidade inferior. No conflito dessas duas grandes tendências dos Estados Unidos já existem certas colisões, de modo que ali já existem inclusive crianças gordas com ADHS. Na combinação ainda devem ser esperados outros resultados muito diferentes desses das tendências atuais. Pode acontecer facilmente de em tempo previsível os únicos garotos magros nos Estados Unidos serem os hiperativos.

As crianças com ADHS apresentam-nos o espelho quando se trata da nossa lida com as agressões. Em virtude da sua grande intensidade e espontaneidade quase não podemos nos esquivar delas. No entanto, elas não conseguem dominar os seus impulsos e nos perturbam, irritam, estimulam até ficarmos furiosos. Assim, elas nos obrigam constantemente ao autocontrole e a sentirmos onde estão os nossos limites.

Se analisarmos as características de comportamento na sua seqüência, ficamos sempre no âmbito da caricatura da nossa sociedade. As ousadas, perigosas coisas difíceis de fazer que as crianças com ADHS realizam sem consideração pela sua vida e pelos nervos dos pais, também são apenas a caricatura daquele circo social norte-americano em que se trata sobretudo de chamar a atenção com (quase) todos os meios possíveis. Nas tendências dos centros formadores dessa sociedade como a Califórnia ou a Flórida vemos, por exemplo, uma garota enfeitada que se senta na praia durante o dia todo com um papagaio na mão e outro nos ombros. Ela não pode tomar banho de mar, não pode brincar, não pode ler. Ela fica sentada e olha e, obviamente, espera ser vista pelo maior número de pessoas possível e provavelmente ser descoberta para Hollywood. Ela também não dá a impressão de uma amante dos animais, mas para ela os pássaros são um meio para um fim. Essa jovem senhorita, e como ela milhões de crianças modernas dos Estados Unidos, encenam dessa maneira uma caricatura do sacrifício. Elas sacrificam-se e à sua vida pelo reconhecimento de suas "viagens" momentâneas. A viagem também é somente a caricatura do caminho de individuação no sentido de C. G. Jung. De fato há muitos caminhos para a auto-realização, mas todas as viagens, a longo prazo, levam ao afastamento. As pessoas em viagem esperam que a sua chame mais atenção. Mas nesse caminho não se trata absolutamente disso. O que ainda parece divertido no caso da moça com o papagaio, também tem os seus lados horríveis. Quem faz de tudo para chamar a atenção, no caso de fracasso não se detém diante de mais nada. Nos Estados Unidos, quando perguntaram a alguns jovens criminosos quais foram os motivos dos assassinatos que cometeram, alguns alegaram que ao menos uma vez quiseram ser o centro das atenções.

Assim sendo, o problema de atenção, comum a todas as crianças com ADHS, não deve ser subestimado, e ele também é nosso. Cada vez mais damos importância à atenção que conseguimos despertar. A solução é evidente, e consiste na atenção que podemos dar a nós mesmos e às pessoas à nossa volta. Aqui o assunto ainda tem outra função de espelho, pois muitas crianças recebem hoje muito pouca daquela atenção de que precisam tão urgentemente. Uma mãe que trabalha não consegue dar a medida necessária de atenção; ela mesma já precisa ser hiperativa para satisfazer a sua função dupla ou tripla.

Além disso, as crianças com ADHS são um espelho da sociedade no que se refere à sua velocidade quase maníaca e ao seu sentimento distorcido de vida. Assim, por exemplo, descobrimos traços aproximadamente maníacos no *show business* e algo semelhante acontece no rádio, na televisão e na imprensa. Numa noite "atravessada" diante da televisão é certo recebermos uma inundação duradoura de estimulantes e, afinal, ficamos tão desparafusados que chegamos ao consumo de pílulas para dormir. De modo semelhante devem ser julgados os esforços da sociedade no tempo de diversão e lazer, de sempre descobrir o "clique" decisivo e o suspense irresistível e buscar sempre novos desafios. Um "evento" segue o outro, tanto que no final todos estão relativamente esgotados, sem que algo essencial tenha sido realizado.

Crianças Índigo

As crianças com ADHS começam muitas coisas e levam poucas até o final e, então, as suas pretensões fracassam. Talvez elas sejam realmente as precursoras dessa sociedade distorcida, pelo menos no seu aspecto de sombra e igualmente como caricatura. As assim chamadas crianças índigo são altamente estilizadas no cenário esotérico como as portadoras da cura, o que não deixa de ser um pouco tragicômico, pois elas são as campeãs mundiais do egocentrismo e, com isso, estão no pólo oposto do objetivo do caminho de desenvolvimento espiritual.

Barbara Simonsohn cita a descrição de Nancy Anne Tappe das crianças índigo "descobertas" por ela. "Essas crianças são afoitas porque elas sabem quem são. Elas acreditam firmemente em si." Barbara Simonsohn pega este fio: "As crianças índigo vivem no aqui e agora, têm muita compaixão e amor, têm olhos sábios e expressivos, são muito animadas e têm planos próprios. Não permitem que as comandem e querem ser tratadas com respeito e amor pelos adultos, como pessoas de igual valor, não como crianças." [62] A tarefa das índigo é preparar a humanidade para a nova época de paz e de amor, motivo pelo qual também são chamadas de filhos do milênio ou da luz.

Sem dúvida, é fácil que os desesperados pais de crianças com ADHS zombem diretamente das descrições desse seu sofrimento doméstico. Eles percebem que seus filhos não acatam o que os adultos dizem, mas não encontram nenhum traço da anunciada compaixão em seus pequenos "terroristas" hiperativos. Essa descrição totalmente amorosa de uma mãe do seu "filho índigo" mostra o outro pólo. A verdade deve estar em algum lugar no meio deles.

Segundo Tappe, citada por Simonsohn, noventa por cento das crianças modernas abaixo dos onze anos de idade devem ser índigo, o que nos deixa temer mais alguma coisa. Ela as subdivide em quatro grupos, cada um com pontos de gravidade próprios: em primeiro lugar as mais hiperativas "humanistas", em segundo as sobretudo impulsivas, orientadas pelo esporte e apreciadoras dos computadores, "orientadas pelas idéias"; em terceiro lugar as "artistas" criativas e sensíveis e, em quarto, as assim chamadas "interdimensionais", que Tappe classifica como seres especialmente independentes e como melhoradores natos do mundo.

Se Tappe não se referisse expressamente às crianças com ADHS, poderíamos imaginar que estivesse falando do oposto, talvez quando ela fala sobre o extraordinário senso de valor pessoal das crianças índigo, pois todos os restantes examinadores e observadores constatam exatamente o contrário. Nessas manifestações temos de pressupor que a autora usa o conceito índigo para um acúmulo de gênios, cujo número ela superestima bastante e que têm pouco a ver com as crianças com ADHS e que, na verdade, não são idênticas a elas.

Mas, naturalmente, é imprevisível que possamos interpretar todo o problema nesse âmbito como oportunidade. Enquanto não temos de lidar a longo prazo com elas, podemos achar as crianças com ADHS divertidas, versáteis em seus interesses, faiscantes de idéias, impulsivas, sedutoras, inteligentes, criativas e engraçadas. Além disso, às vezes são bastante charmosas, espontâneas, despertas, alegres, estimulantes, até zelosas, quando algo as fascina realmente. Com freqüência, elas são artisticamente dotadas, sensíveis e até sensitivas e têm muito mais idéias do que conseguem traduzir. Essa pressão intelectual pode parecer maravilhosa a alguém que — como a maioria — sofre de carência de idéias. As crianças com ADHS na maioria das vezes agem no momento do aqui e agora, motivo pelo qual cedem continuamente a todo impulso espontâneo e não conseguem terminar nada. A partir disso são surpreendentemente dispostas a correr riscos. Elas acham especialmente fácil superar as normas, elas podem criar rupturas em novos horizontes. Elas são bastante interessantes, desde que fiquemos pouco tempo com elas.

De muitos pontos de vista, elas estão próximas das pessoas maníacas, e a fascinação que despertam é bastante semelhante à das maníacas. Também essas brilham e impressionam por desempenhos impressionantes, em parte inimagináveis para o cidadão comum, que chegam à memória fotográfica. A pessoa em questão vive muitas vezes na sua mania o próprio inferno e conseqüente depressão como compensação para o seu céu artístico na Terra, motivo pelo qual a medicina chamou o quadro mórbido originalmente de ciclotimia. Esse inferno da depressão é igualmente tão pouco definitivo (harmônico) como o céu da mania.

A síndrome ADHS parece polarizar de forma semelhante. Por certo as crianças com ADHS não são pequenos demônios que merecem ter seu futuro prejudicado pelas anfetaminas. Mas é provável que também não sejam os anjos que os esotéricos bem-intencionados gostam de ver nelas. Reconhecer nas crianças com ADHS os salvadores do mundo corresponde a um erro, que pode ser comparado ao assim chamado fenômeno do erro pré-transcendental. Quando o cidadão civilizado estressado da sociedade das massas vê o ser humano arcaico que vive contemplativamente, ele pode considerar isso como a solução. "De volta à natureza!" é a tendência resultante. Mas Wilber diz que o índio que vive contemplativamente ainda pode ter todo esse *stress* diante de si e que o desenvolvimento vai no sentido contrário. É o que também dizem todos os mitos, tradições e religiões. Primeiro é necessário abandonar o paraíso para depois reconquistá-lo. Exatamente por esse motivo o pai (Deus) prefere o filho perdido ao obediente e comportado que ficou em casa. Se não fosse assim, teríamos de ver na vaca que rumina prazerosamente nos pastos o *non plu sultra* do desenvolvimento, pois sem dúvida ela vive totalmente no aqui e agora. As crianças com ADHS nos mostram — como a vaca — certamente um objetivo que vale a pena, mas elas ainda não o concretizaram, pois ele ainda está um bom trecho adiante delas. Também o maníaco que sonha estar bem perto de Deus, certamente sente algo certo, mas ainda tem um caminho especialmente longo a percorrer para realmente chegar lá.

Tudo isso torna-se mais facilmente compreensível quando o princípio de Urano, o princípio primordial por trás da hiperatividade, é mais claro. No círculo de desenvolvimento arquetípico ele é o penúltimo e, com isso, representa um nível mais elevado. Mas antes dele todos os outros níveis têm de ser dominados, se quisermos nos alegrar ilimitadamente e de modo sadio com essa altura. Portanto, o princípio de Saturno, no qual se trata de autodisciplina, de limitação sábia ao essencial e da redução das exigências do ego em favor da grande obra primordial da Criação, ainda vem antes. Para tornar-se um velho sábio, é necessário amadurecimento, e este só pode acontecer no reino de Saturno. É por isso que a ADHS é um quadro mórbido típico da Era de Aquário e do seu princípio de Urano. Ele realmente tem muito a ver com liberdade, mas na forma resolvida trata-se de liberdade de algo e não de liberdade de todas as limitações.

Mas como chegar a esse desconhecimento e excessiva estilização dos próprios filhos difíceis? Todos os filhos sempre são importantes em primeiro lugar para os seus pais e só depois para a comunidade em que nasceram. Eles refletem os problemas dos pais e da sociedade que, caso contrário, recebem pouca atenção.

Também devemos perguntar por que os meninos são muito mais atingidos. Os jovens — como já vimos — como futuros "dominadores" estão sob pressão especial nessa sociedade patriarcal. Muito mais do que as meninas, eles são inundados por expectativas e exigências. Apenas pelas exigências demasiadas e o fracasso resultante disso já surge uma série de sintomas que podemos observar. A partir daí, a falta das figuras paternas, que foram buscadas por muitos pesquisadores e consideradas co-responsáveis, representa um papel e atinge os meninos de modo bem diferente do que as meninas. No entanto, chama a atenção que muitos jovens atingidos não tiveram uma figura paterna real, simplesmente porque nenhum pai atuou junto na educação ou não assumiu o papel adequado na socialização do jovem. Onde existem pais, muitas vezes eles representam o papel do brincalhão de puberdade tardia numa sociedade brincalhona em vez de assumir o papel de homens maduros. A paternidade no sentido do masculino adulto também é prejudicada.

Disso seguem alguns pensamentos possivelmente considerados heréticos na época moderna: é provável que os jovens tenham pouco exemplo paterno, por isso também trocam pouca energia marcial com seus pais. Por isso, naturalmente, sentem falta de muitos estabelecimentos sensatos de limites da parte do homem mais forte, que realmente vive o papel de pai. Eles são confrontados com uma abundância dos já descritos ídolos masculinos mundiais, mas estes têm pouco a ver com homens reais. Mas, antes de tudo, à noite os jovens em geral não estão cansados por causa do desgaste de energia no sentido masculino marcial — mas por uma inundação de estímulos de tipo bem diferente. Nesse contexto, é especialmente típica a situação dos filhos criados somente pela mãe. Esta quase não consegue atender às exigências marciais de uma socialização do jovem, e com freqüência tende a ser medrosa e a estabelecer limites insuficientes.

Hereticamente, também podemos perguntar: a "consciência pesada" de muitas mães com relação ao fato de não poderem apresentar nenhum pai ao pequeno herói, contribui para a exigência demasiada ou pequena demais ao menino por um lado, e sua impiedosa supervalorização no sentido das crianças índigo por outro? As exigências excessivas muitas vezes consistem no fato de o garoto de muitos pontos de vista servir de substituto do parceiro em casa; as exigências de menos consistem em que no plano tipicamente marcial, por exemplo, o uso dos músculos do corpo fica bem abaixo das suas possibilidades. Essas situações podem levar a que a criança seja altamente estilizada como superfície de projeção para a culpa ou como uma entidade especial (de fábula). Nisso também cabem os sentimentos de vergonha e de culpa de muitas mães de crianças com ADHS que chamaram a atenção de muitos pesquisadores. Por um lado esses sentimentos surgem certamente devido às difíceis situações sociais em que são colocadas pelos seus filhos hiperativos. Sem dúvida, essas crianças logo se tornam um problema para todos os educadores, desde o jardim-da-infância até o ginásio. Ser mãe de um caso problemático sempre dá nos nervos e muitas vezes também acarreta sentimentos de culpa, pois afinal é o próprio filho que incomoda todos os outros. Por outro lado, os sentimentos de culpa também podem provir do fato de ela não ter conseguido oferecer um pai aceitável ao filho. Quando a criança tem sua vitalidade diminuída por drogas como a ritalina, é-lhe atribuída toda a responsabilidade e até a culpa pela situação difícil. Quando a criança é elevada até o céu como criança índigo, na maioria das vezes a mãe assume todo o sofrimento da situação, a fim de "endeusar" o filho. Ao menos, isso explica o alcance da avaliação dos meninos com ADHS, de pequenos terroristas até salvadores do mundo. Nesses casos a saída é o pai e mãe analisarem o próprio problema em primeiro lugar e, então, com essa base ajudar a criança a sair do dilema.

O controle da doença com medicamentos

Nos Estados Unidos, milhões de adultos hoje ingerem remédios do círculo SSWH (*Selektive Serotonin-Wiederaufnahme-Hemmer*) [serotonina seletiva do reinício de inibição] como Prozac (Fluctina), que animam a disposição e estimulam a ilusão de um mundo sadio. Cada vez mais eles são ministrados também às crianças, embora causem mania comprovada em seis por cento delas, que já foi mencionada numa forma elevada de ADHS.

Já existe uma grande disposição de tratar as crianças com psicofármacos. Em 1995, nos Estados Unidos, três mil crianças receberam fluctina no primeiro ano de vida. A pergunta por que o estado de ânimo tem de ser ativado já nos recém-nascidos continua sem resposta. Nos Estados Unidos, também no caso de comportamento birrento os pais já lançam mão cada vez com mais freqüência de psicofármacos, com os correspondentes médicos cínicos em segundo plano. De resto, esses remédios não são permitidos para crianças pequenas nos Estados Unidos. Mas o fato de o seu uso não ser punido, obviamente basta para muitos médicos e pais.

Uma terapia com medicamento corresponde ao sonho norte-americano de fazer e controlar todas as circunstâncias e coisas. As crianças com ADHS parecem "ligadas" e, então, obviamente existe o desejo de ao menos temporariamente "desligá-las". Então elas estão como que ausentes em vez de totalmente distorcidas. Na escolha entre *à frente a todo o vapor* ou *desligadas*, a sociedade norte-americana decide-se crescentemente pela última solução — pelo menos para as crianças. Nesse país, apesar de tudo, são desejáveis o vapor total e o desligamento.

Na nossa sociedade nós também nos "*dopamos*" a cada oportunidade.[63] As crianças com ADHS também parecem dopadas. Como se lhes tivessem dado corda, elas insistem em sua viagem — aqui novamente à semelhança dos seus pais, que mesmo com as mais delicadas tentativas dos seus parceiros não podem ser salvos das telas ou de outros instrumentos do seu trabalho supervalorizado. Muitas vezes as mães se dão bem graças às pílulas. "*Mother's little helpers*" (as pequenas ajudantes da mãe); assim os norte-americanos chamam remédios como o Lexotan e o Valium, que ajudam as donas de casa a superar as suas oscilações de humor. Se adicionarmos a torrente de dependentes sexualmente dopados com Viagra — sem dúvida, o mais bem-sucedido medicamento de todos os tempos — e dos viciados em cocaína, os astros de cinema em forma e brilhantes, os empresários postos quimicamente em forma para sua performance diária e muitos esportistas principalmente da segunda divisão, que dependem do desempenho, já nos encontramos novamente numa sólida sociedade de *doping* ou drogas. As crianças com ADHS sob as anfetaminas enquadram-se muito bem nela.

Os argumentos para o uso de drogas se apóiam sobretudo no pensamento de que a ADHS constitui um problema hereditário dos neurotransmissores, que deve ser solucionado pela influência química desses hormônios mensageiros. Realmente há vários estudos que querem provar a hereditariedade da ADHS. Alguns estudos avaliam a hereditariedade em cinqüenta por cento e outros até em oitenta por cento dos casos. Na verdade, essa enorme diferença de números já mostra em que solo instável estão essas afirmações. Mas nenhum desses estudos pode revelar por que há acúmulo do problema da hiperatividade exatamente agora. Como algo que é considerado hereditário pode assumir proporções epidêmicas em tão poucos anos?

Naturalmente há poucas dúvidas de que pais distorcidos também terão esse tipo de filhos. Eles transmitem essa disposição de vida aos próprios filhos no campo doméstico, para isso não é necessário nenhum gene. Acontece somente que os adultos podem viver a sua alta rotação muito melhor em posições socialmente reconhecidas, ao passo que as crianças logo chamam a atenção e despertam rejeição em nossos jardins-da-infância e escolas orientadas pela uniformidade.

Os cientistas da Universidade da Califórnia pretendem ter descoberto um gene defeituoso nas crianças com ADHS. Ele regula a sensibilidade para o neurotransmissor dopamina, que supostamente é reduzido nas crianças atingidas. Isso esclarece o efeito da ritalina, pois o medicamento leva ao aumento de distribuição de dopamina. Já se sabe há algum tempo que pela falta de neurotransmissores a tolerância à frustração cai e aumenta a disposição para a violência.

Como o psicólogo Heinz Zangerle, alguns pesquisadores partem do princípio de que entre as crianças hiperativas encontram-se surpreendentemente muitas com distúrbios cerebrais leves, que, por exemplo, sofreram uma falta de oxigenação na hora do parto.

Ritalina

Ritalina, de longe o remédio mais usado, quimicamente é o metilfenidato, uma anfetamina como talvez a MDMA e o Ecstasy. No cenário das drogas a substância química é conhecida e desejada como *speed* com nomes como vitamina R, *R-Ball, Rita, Billigkoks* (porque, comparativamente, pode ser adquirida facilmente e por baixo preço) ou na linguagem comum "droga inteligente". Junto com o álcool, as anfetaminas aumentam a agressividade como as assim chamadas pílulas *pep*.

Nos Estados Unidos, o medicamento ritalina evoluiu para droga de festas, fácil de arranjar, porque muitas crianças para as quais ela foi receitada preferem passá-las adiante com algum lucro do que ingeri-las. Assim, o número de respectivos abusos aumentou seis vezes nos cinco anos de 1990 a 1995. Não é de surpreender muito que uma droga estimulada pela própria indústria do país fique fora de controle. Nesse caso, a política antidrogas dos Estados industriais dá um tiro no próprio joelho.

A ritalina é parente próxima da cocaína, mas o seu efeito no cérebro é mais duradouro. O mecanismo exato de atuação ainda é cientificamente desconhecido — até o fato de que aumenta o espelho de dopamina, o que é responsável pela euforia, o auge artificial do ânimo (somente) dos adultos. A ritalina foi desenvolvida como remédio estimulante em 1995 e é produzido pelas farmácias Novartis com tendência crescente. Nos Estados Unidos, a taxa de crescimento desde 1990 é de setecentos por cento. O medicamento aumenta a atenção; nas crianças hiperativas diminui adicionalmente a hiperatividade. A dose normal dura quatro horas, depois, na maioria das vezes, é prescrita uma segunda. Depois que o efeito cessa podem surgir efeitos de interrupção como atividade excessiva, inquietação, impulsividade e desatenção. Muitos pais fogem do problema dando uma dose noturna, que muitas vezes conduz à insônia e à falta de apetite.

As anfetaminas ficaram muito conhecidas na Segunda Guerra Mundial. Naqueles tempos os soldados de ambos os lados as recebiam, porque elas deixam a pessoa desperta e enérgica, aplacam a fome e em muitas reduzem o medo — efeitos que não encontramos necessariamente nas crianças com ADHS, porque o efeito em crianças é totalmente diferente. As crianças quase não apresentam um pico de disposição por meio da droga.

Embora até o momento não existam estudos a longo prazo, cada vez mais médicos e pais levam em consideração os riscos incalculáveis. Cerca de um terço das crianças não reage aos estimulantes como a ritalina, e algumas das crianças que o fazem também reagem de igual modo aos placebos, portanto, aos remédios que não contêm nenhuma substância ativa. Observações duradouras dos já mencionados homeopatas Reichenberg e Ullman mostram que o desempenho escolar não melhora por meio da ritalina, porém, para os adultos fica mais fácil lidar com as crianças.

Os efeitos colaterais conhecidos são a falta de apetite, os distúrbios do sono e sobretudo de crescimento, como também os estados de medo, convulsões espasmódicas dos músculos e dores de barriga. Barbara Simonsohn[64] indica adicionalmente hipertensão sangüínea, náusea, depressões, tiques e hemorragias cerebrais irreparáveis, bem como a tendência a cometer suicídio, principalmente nas fases de abstenção. O nervosismo e a insônia são os problemas de que os pacientes mais se queixam. Além disso, segundo Barbara Simonsohn, são relatadas reações isoladas de hipersensibilidade como erupções cutâneas do tipo urticárias, mas também febre, dores nas articulações, sensações de tontura, taquicardias e arritmias cardíacas, anemias, leucopenias (redução dos corpúsculos brancos do sangue e, com isso, da resistência), queda de cabelo, eritema exsudativo multiforme (reação inflamatória da pele), trombocitopenia púrpura (problema grave de irrigação sangüínea) e discinesias (dificuldade com movimentos involuntários). A síndrome de Tourette, um acúmulo de tiques estranhos até ataques espasmódicos e acessos incontroláveis de xingação,[65] apareceram com mais freqüência desde que a ritalina foi prescrita em grande estilo. Entre os efeitos colaterais da ritalina também há distúrbios visuais, sensações de formigamento, disposição maior às câimbras, até acessos de epilepsia e danos aos vasos cardíacos, com casos isolados de morte.

No âmbito da psique os pesadelos são mais freqüentes, isto é, o reprimido se anuncia das sombras. O possível tremor revela o medo mascarado. O senso de valor pessoal já bastante abalado parece diminuir sob o efeito da ritalina, as crianças tornam-se menos comunicativas, mais egocêntricas e inclusive o seu comportamento social piora. Barbara Simonsohn diz que 19 por cento dos efeitos colaterais são de letargia, 8,7 por cento de depressões, mais de 10 por cento são oscilações no estado de ânimo e 0,5 por cento são psicoses.[66] Mesmo este último número que parece pequeno, a uma observação mais acurada é bastante assustador, pois significa que em cada milhão de "crianças ritalina" surgem cinco mil psicoses, um quadro mórbido que era quase desconhecido em crianças há duas décadas. Muita coisa corrobora a idéia de que a terapia da ADHS com ritalina é como chover no molhado.

Dos efeitos desejados alguns são mais do que problemáticos a uma observação mais acurada, como quando as crianças tratadas se tornam submissas e chorosas. Elas são então mais manipuláveis, mas a que preço! Esta sociedade já se acostumou a criar pela psiquiatria para adultos uma espécie de conformismo e função robótica nos pacientes. Muitos pacientes até falam nisso, ao dizer que se sentem como "zumbis". Transferir esse padrão para as crianças "difíceis" é a declaração de falência da medicina.

O relatório de vícios de 1999, na Alemanha, atestou que estimulantes psíquicos como a ritalina não têm um potencial de vício físico, mas em compensação um potencial psíquico muito acentuado. A *Drug Enforcement Administration* (DEA), nos Estados Unidos, classifica a ritalina como altamente viciadora. No mesmo país, por outro lado, os relatórios obrigam, cada vez com maior freqüência, os pais a tratarem seus filhos com essa droga. Esses fatos demonstram como avaliar a relação do poder industrial e do medo das drogas. Quando elas podem prejudicar a indústria, até mesmo o medo comum das drogas tem de retroceder. O todo torna-se outra vez honesto nos Estados Unidos, se pensarmos que o exército norte-americano não aceita ninguém que tenha usado ritalina depois do décimo segundo ano de vida. O motivo é simples: não se pode mais encarregar essas pessoas de tarefas de responsabilidade.

A Organização Mundial de Saúde — OMS classifica a ritalina em todo o mundo como o medicamento que mais causa dependência, devido ao seu alto potencial de abuso. Na Suécia, a ritalina está proibida há muito tempo por causa desse potencial de vício.

Simplesmente recusar a ritalina devido a todas as suas desvantagens tampouco parece a solução do problema. Devido ao perigo de suicídio, até os mais engajados opositores advertem contra isso. Eles recomendam lidar cuidadosamente ao interromper o uso e, sob controle médico, ficar atento por um tempo mais prolongado, observando a criança. Teme-se principalmente o assim chamado efeito *rebound*, que leva a oscilações de ânimo e elevação de irritabilidade bem como a problemas mais graves de concentração e mais hiperatividade do que antes. Visto dessa maneira, a ritalina, como todas as drogas que causam vício, tem um efeito auto-estabilizador. Ela piora realmente a situação de muitas crianças em geral, mas os efeitos da interrupção do tratamento são tão grandes que de preferência ela continua a ser usada.

Na época da interrupção as crianças precisam de cuidados o mais intensivos possíveis. Isso vale principalmente com relação ao fato de o problema básico não ter sido resolvido e, depois da interrupção das anfetaminas, ele reaparecer sem disfarces.

Existe uma tendência para ver a prescrição de ritalina como um beco sem saída. E não seria a recusa de muitas crianças com ADHS em usar a ritalina, na verdade muito sensata —, como a recusa das crianças com ADHS contra as exigências de conformismo cada vez mais problemático desta sociedade? Essas crianças talvez queiram protestar contra o fato de continuar sendo simplesmente manipuladas e assim não serem úteis para mais nada.

Possíveis ligações com alergias e vacinas

O fato de três em cada quatro crianças com ADHS serem alérgicas indica o inter-relacionamento com princípios primordiais mais profundos. A cadeia subjacente das reações poderia ser a seguinte: no início da vida, por exemplo, um conflito que atingiu o corpo é reprimido por meio de antibióticos, o que comprovadamente aumenta em cinqüenta por cento a disposição às alergias. Se então essa alergia desenvolvida também for reprimida com remédios da medicina convencional, por exemplo, com anti-histamínicos e principalmente com cortisona, a energia precisa buscar novos caminhos. Aqui a crescente abundância de fenômenos ADHS pode ter suas bases. Mesmo a bem-sucedida "estabilização" das alergias pela medicina natural, segundo experiências no nosso Heil-Kunde-Zentrum, pode atuar nessa direção. Do restante da população, já mais de um terço sofre de alergias, fato que de modo nenhum enfraquece essa argumentação, mas acentua uma vez mais o significado básico da problemática não resolvida da agressão.

Na verdade, a esperança de com essa compreensão conseguir eliminar a ADHS junto com as alergias também é mais do que enganosa. As alergias são menos causas da ADHS e muito mais a expressão da mesma situação problemática primordial. Sobretudo se incluirmos as muitas "alergias mascaradas" no âmbito dos meios de nutrição, das quais os atingidos nem sequer têm consciência, existe uma concordância muito ampla. A observação de que muitas crianças gostam exatamente dos alimentos que lhes causam mais danos, já pode mostrar que aqui deve existir um âmbito mais profundo — que de fato existe com o princípio de Marte.

Uma outra linha de explicação pode relacionar-se com a múltipla vacinação, que objetiva poupar as crianças das experiências marciais das doenças infantis. Também daqui um caminho pode levar à hiperatividade. Pois a energia não se deixa simplesmente banir da vida. Como já foi explicado várias vezes, ela tem de buscar uma válvula de escape. Também quando não há nenhum inter-relacionamento primordial entre a vacinação e a ADHS no sentido da medicina convencional, pode surgir um inter-relacionamento através da repressão da energia básica marcial comum.

ADHS como chance

Certamente, hoje Wolfgang Amadeus Mozart seria diagnosticado como criança com ADHS, segundo Barbara Simonsohn. Todavia, sempre foi considerado uma pessoa vivaz e irrequieta, com tendência a explosões de raiva tanto freqüentes como intensas. Quando nos aprofundamos nas antigas histórias de vida de pessoas de destaque, e principalmente nas dos homens, muitas vezes nos deparamos com pessoas especialmente ativas, mentalmente ágeis. Com freqüência temos a impressão de que foram os posteriores grandes sucessos que, atuando retrospectivamente, levaram a determinada transfiguração da biografia da meninice. Mas se observarmos o posterior desempenho destacado, muitas vezes não podemos nos furtar à impressão de que devem ter sido crianças muito difíceis.

Quando pensamos nisso, com relação ao problema da ADHS não é necessário apenas um cuidado maior, mas também receptividade para as chances e problemas que se apresentam. Crianças difíceis são crianças especiais e como tais sempre têm dois lados. Como foi enfatizado no início, os problemas mencionados como sintomas também podem ser indicações de aptidões especiais e de inteligência acima da média. Aqui podemos traçar o arco para as crianças índigo do cenário esotérico.

Na terapia também existem às vezes chances diretas para a família toda. Se der certo conquistar uma parelha de três, filho hiperativo, mãe e pai para uma terapia de férias de quatro semanas, em que ambos os pais se submetam totalmente ao conceito criador no sentido marcial, os sucessos são impressionantes. O pai tem de representativamente cuidar de um "programa de ação hiperativo", isto é, ele precisa cansar o seu filho sem permitir objeções, mas com muito envolvimento, criatividade e diversão durante o dia inteiro, por exemplo, com atividades esportivas, trabalhos extraordinários e principalmente com histórias fisicamente exigentes de aventuras, bem como com atividades exaustivas sempre criativas. Especialmente indicados são verdadeiros números circenses como jogos de equilibrismo, balanço e habilidades ousadas que desafiem igualmente o corpo e a mente. Ginástica para a consciência[67] é uma possibilidade de trazer à vida os aspectos de Urano — sobre os quais ainda nos aprofundaremos de modo especial.

Quando à noite o pequeno herói estiver cansado e ansioso pela sua cama, os sinais da sua hiperatividade terão se reduzido perceptivelmente. Se além disso ele receber comida integral, principalmente "refrescante" (orientada pelos elementos segundo a doutrina da medicina tradicional chinesa, veja o livro *Säulen der Gesundheit* [Os Pilares da Saúde]), o problema logo terá desaparecido durante essas férias. Entretanto, requer-se muito boa vontade da parte dos pais para motivarem o pequeno torvelinho. No caso ideal, ele nem deve perceber que se trata de um conceito terapêutico.

No final das férias o problema não estará resolvido realmente, mas ficará claro para todos como ele pode ser resolvido. De resto, o efeito colateral é que os pais também se sentirão melhor, pois o exaustivo movimento físico faz bem ao pai na maioria das vezes hiperativo de outro ponto de vista, exatamente como a correspondente alimentação refrescante segundo o tipo da pessoa. Mas deve-se prestar atenção ao fato de que a mãe, que muitas vezes traz consigo uma constituição e tarefa de vida bem diferentes, não se esgote participando sem critério das atividades, causando mal a si mesma. Indicações mais precisas encontram-se no livro *Os Pilares da Saúde*. Esse padrão de férias gozado por todos os três não raro será adotado como modelo para as férias futuras.

Depois das férias é preciso cuidar da compensação física necessária freqüentando clubes desportivos e também pela presença de um pai que reconheceu que medir forças regularmente com o filho lhe faz igualmente bem. O filho é então continuamente estimulado, mas também constantemente empurrado para a segunda posição, porque as forças paternas são maiores que as suas. Assim ele percebe os seus limites por vias naturais e reencontra o seu lugar na família e na vida.

Seguir o princípio de Urano

A solução genuína desse problema também está no reconhecimento do princípio primordial que está na profundidade. Nas crianças com ADHS, ao princípio de Marte acrescenta-se o de Urano.

Urano é o deus do céu mitológico, um imperador aéreo, leve, que paira sobre as coisas. As características do princípio de Urano são assim a criatividade e os lampejos mentais. Urano representa tudo o que é espontâneo e súbito, o surpreendente e o inusitado, todas as loucuras e infrações das normas. Urano também está ligado aos *desvios* e *excessos*. *Dançar fora do ritmo* e abandonar a conformidade bem como *irrupções* em novos horizontes espirituais fazem parte das suas pretensões. A sua época no ano é o Carnaval.

Como deus do céu, os elevados ideais mentais e espirituais também estão subordinados a Urano. Alcançar a independência de todas as dependências de modo criativo e diferenciado é típico de Urano: independência de segurança, da cobiça pelo material e espiritual, de sexo e drogas, de hábitos e tradições e sobretudo de todos os "ismos". Seu objetivo é a liberdade, mas não a liberdade de algo, mas a liberdade rumo à individuação, que pressupõe que nos tornemos maduros para ela e a vivamos. Individuação em vez de egoísmo exige responsabilidade.

O deus do céu e o seu princípio muitas vezes são mal-entendidos na nossa época, o início da era de Aquário, de fato repleta da sua energia, o que se manifesta nos respectivos sintomas malucos. Disso resulta mais uma explicação analógica para o aumento da ADHS justamente nesta época. Aquário é o signo astrológico determinado por Urano. Se ser azougado na época dos meninos relaxados ainda era um caso isolado, na época moderna há muitos.

Naturalmente, o princípio de Urano — ao lado de todos os outros — sempre representou um papel. Assim, as crianças sempre balançaram suas cadeiras sobre duas pernas ou então sobre uma só, tirando a tranqüilidade dos pais à mesa. Mas, a medida com que esse princípio nos ataca agora é nova e se deve a essa qualidade especial do tempo.

A compreensão do princípio primordial de Urano traz para o primeiro plano o seu lado solucionado e com isso abre a grande chance de transformar a avalanche crescente do mal da ADHS numa possibilidade de crescimento. Nesse sentido, as crianças com ADHS são realmente as mensageiras da Nova Era que é justamente dedicada a Aquário, ou seja, também a Urano. Contudo, essa circunstância não as transforma logo em salvadoras no sentido das crianças índigo.

Mas se usarmos as crianças com ADHS como pretexto para ajudar na irrupção da energia uraniana na forma resolvida, elas ao menos podem ajudar-nos de modo considerável a lidar com os problemas do tempo vindouro. Na lida diária com as crianças com ADHS já são necessários o pensamento, o sentimento e as ações uranianas. O fato dessas crianças conseguirem lidar tão bem com a eletrônica do novo tempo não é de causar espanto, pois esta também está sob a influência de Urano — bem como as paradas de amor e suas palhaçadas, os brincalhões e *ravers* e, naturalmente, os computadores com o novo mundo da Internet que eles propiciam. O *cyberspace* é principalmente o espaço dos filhos de Urano.

O escape das energias extraordinariamente grandes de uma criança hiperativa não pode ser suficientemente criativa e espontânea, maluca demais ou distorcida. Quanto mais distinta e inusitada, quanto mais nova e imprevisível, tanto melhor.

Quem já observou um dos modernos garotos de computador em seu jogo virtual numa calculadora possante, tem a impressão de que no caso amadurece realmente uma nova geração que obedece a outras leis, exatamente as leis uranianas. Essas crianças seguem um ritmo muito mais rápido, elas conseguem fazer muito mais coisas de uma vez e com isso elaborá-las à sua maneira uraniana. Sua capacidade de captação para determinados conteúdos é desigualmente grande e simplesmente não existe para as outras — ou é bem diferente daquela da geração dos pais e dos pedagogos, que lidam esforçadamente com elas. Esforço e trabalho não são mais problemas; o brusco, o espontâneo são anunciados — e isso pode deixar as pessoas menos uranianas totalmente loucas. Ao contrário, as pessoas uranianas preferem caminhos inusitados e soluções criativas. Elas não têm a tendência de elaborar algo, elas captam simplesmente — ou falham e comparativamente ligam pouco para o fato, pois para elas já há muitas outras possibilidades e jogos.

Assim como elas — tipicamente Urano —, às vezes famílias inteiram vibram em desordem; suas soluções numa situação totalmente errada também podem ser a salvação. Quando não aprendem a manter a sua criatividade uraniana excessiva sob controle, tornam-se um problema para si mesmas e para a sociedade. Mas onde dá certo tornar útil a sua grande força espontânea, elas se tornam as novas estrelas, os calculistas do futuro, que já começaram — via Internet — a controlar este mundo.

Hoje a nossa dificuldade consiste principalmente em reconhecer como nós, que temos menos acesso a esse novo modo de pensar e de agir, podemos preparar o caminho para que as crianças atingidas encontrem um futuro novo e talvez até melhor. Quando nós obrigamos essas crianças a adotarem o nosso modo de viver, nós mergulhamos na orgia de drogas da ritalina e no esgotamento e desespero que vivem tantos pais de crianças com ADHS. Entretanto, é conveniente descobrir uma forma coletiva de abordar adequadamente a temática. O princípio uraniano é pronunciadamente impróprio para ser controlado por meios estatais ou burocráticos, e menos ainda por pedagogos da velha escola por encomenda das antigas forças políticas. Ele é demasiado espontâneo e impulsivo demais e, assim, provavelmente difícil de satisfazer. As tentativas dos postos estatais de assumir o controle da Internet com os seus funcionários, oferecem uma aula de observação. Por exemplo, se os garotos uranianos de computador pudessem de fato ser controlados com todas as leis, proibições, castigos e as costumeiras sanções, não haveria *hackers*. Estes, no entanto, divertem-se com os métodos de defesa desamparados das instituições, pois estão anos-luz à frente com seu pensamento uraniano de funcionalismo e suas estruturas saturninas de pensamento.

O pressuposto essencial para uma solução consiste, em primeiro lugar, em desenvolver uma compreensão mais profunda do princípio de Urano,[68] que até agora é tão pouco estudado e, por exemplo, não está presente no governo nem na vida social. Enquanto há uma abundância de ministérios atribuídos aos outros princípios primordiais, como o de Mercúrio, por exemplo, pelo menos um ministério de defesa para Marte, não há nenhum atribuído a Urano. Mas até mesmo um ministério (uraniano) para estratégias do futuro não é a solução, pois com os tipos humanos que se oferecem tradicionalmente como ministros não é possível fazer algo assim. Somente um mergulho nesse novo tipo de pensamento espontâneo e em rede pode estabelecer aqui os limites para soluções satisfatórias e adequadas no futuro. No momento predominam os problemas.

As crianças deste novo tempo hoje quase não aprendem a assumir as conseqüências das suas ações ou omissões, porque cada vez reagem menos aos métodos da antiga pedagogia. Quase não conseguimos ensinar-lhes boas maneiras às quais a geração mais velha dá tanto valor, mesmo com ameaças de castigo. Assim sendo, muitas mães e pais afastam-se cada vez mais dos filhos e das suas exigências e desafios e simplesmente não lhes dão nada. Por necessidade e em parte até obrigados pelas leis, os professores fazem o mesmo.

Nos muitas vezes agressivos jogos de vídeo e em geral também na Internet, as ações pessoais quase não têm conseqüências. Perguntados por que preferem *os papos* pela Internet em vez de entreter-se diretamente com os amigos, os garotos modernos respondem com toda a clareza que preferem o anonimato, a falta de limites e, principalmente, a total desvinculação do novo meio. Os sentimentos não representam um grande papel nisso, o que eles levam em conta sem problemas — também isso é um indício da vida uraniana. Nos mundos virtuais do espaço cibernético existem menos limites e ainda menos prescrições. Tudo é permitido e, ao que parece, nada traz conseqüências. Isso não se relaciona somente com as novas crianças mas também com o novo meio da Internet, e todo condutor de seminários que confie nos anúncios pela Internet sabe disso. Se uma assinatura num contrato ainda tem força para a maioria das pessoas da velha geração, a "cambada" moderna prende-se desigualmente menos aos próprios cliques. Percebemos que de um quarto do que é anunciado pela Internet, oitenta por cento some sem comentários.

Assim, graças à sua mídia predileta, as crianças modernas também esquecem que os seus atos causam efeitos e que elas devem ser responsabilizadas por eles. Quando os limites entre o mundo virtual e o real desaparecem cada vez mais, o que faz parte da natureza do espaço cibernético e é visado por muitos jogos de computador, é óbvio que as crianças não conseguem orientar-se bem e trocam crescentemente os âmbitos. E os mundos cibernéticos no futuro parecerão mais autênticos ainda e com isso terão efeito ainda mais animador. Com isso, esses meios exercerão cada vez mais influência e determinarão com clareza cada vez maior o campo em que crescerão as crianças do futuro.

Os meios não têm nenhum efeito original, mas determinam muito mais o campo de consciência do que de fato percebemos. Quem diariamente se transforma num assassino em série na tela, obviamente pode seguir mais facilmente por esse caminho na realidade, pois surge um campo para essa e outras atrocidades. As atrocidades afinal são os crimes e com isso ficam bem perto desses novos mundos cibernéticos e da Internet. É como se nunca os tivessem cometido. Isso os garotos valorizam e na verdade não conseguem ligá-lo com o mundo dos pais, ou seja, diferenciá-lo dele — com todos os perigos inerentes.

Com toda a compreensão pela nova época com seus novos valores também não é possível deixar de ver os antigos valores, como a responsabilidade e a disciplina, num caminho de desenvolvimento mais elevado e que sempre têm de ser dominados antes, a fim de possibilitar um desenvolvimento pleno e integral.

Naturalmente, os novos meios e computadores não são a única possibilidade de converter a energia de Urano: devemos mencionar as já sugeridas atividades circenses — e, especialmente, todas as palhaçadas — mas também as atividades carnavalescas. As últimas são jogadas com meios semelhantes de anonimato, talvez com o uso de disfarces e máscaras, como são oferecidos de certa maneira nos espaços para *chat* na Internet. Tudo o que pode despertar o entusiasmo é importante. Aqui devemos pensar sobretudo naqueles exercícios espirituais que trazem ao jogo da vida a sutil leveza do ser.[69] O conceito entusiasmo vem do grego e significa transporte divino e êxtase. Estimular ambas as coisas ofensivamente é muito melhor do que as tentativas de repressão. Não é à toa que a droga das festas dos *ravers*, o ecstasy, não é tão aparentada com a ritalina. Ela abre o coração pelo caminho químico e provê uma satisfação que poderia ser realizada melhor e mais saudavelmente por outros meios. Quando milhões de garotos *tecno* preferem o caminho químico, isso tem a ver com o fato de haver muito menos ofertas naturais e que o desejo uraniano de satisfação e fraternidade não pode ser reprimido pela união de todos. Em vez de embotar as crianças entusiásticas com ritalina, é melhor inspirá-las por caminhos uranianos. Onde a vida é um grande circo fascinante, que nos estimula e preenche, onde o coração está aberto de prazer e os lampejos mentais e as idéias obtêm espaço, os irmãos gêmeos químicos anfetamínicos, a ritalina e o ecstasy, são menos usados.

Outras saídas, outros becos sem saída para as crianças com ADHS

Reduzir as agressões ao meio ambiente

Muitos terapeutas que buscam alternativas para os tratamentos da medicina convencional também culpam a crescente poluição ambiental pelo mal da ADHS. Quanto a isso, algo semelhante vale para a problemática da alimentação. Naturalmente, um meio ambiente mais limpo é melhor, assim como os gêneros alimentícios integrais; só que como única causa da ADHS essa afirmação esclarece muito pouco e, sobretudo, apresenta muito poucos sucessos terapêuticos. Mas naturalmente temos de cuidar sempre para que as crianças cresçam num meio ambiente suportável. Na verdade, para elas isso é ainda mais importante do que para os adultos, porque, por exemplo, em proporção ao seu peso corporal elas têm uma superfície cutânea duas vezes maior que a dos adultos e por isso mais fácil e rapidamente podem captar os venenos por esse caminho direto.

Mas ainda falta às crianças pequenas a barreira totalmente formada entre o sangue e cérebro. Essa é uma espécie de sistema de segurança para a nossa causa principal, o cérebro. A evolução desenvolveu esse mecanismo maravilhoso, a fim de proteger de perigos o quadro cerebral de comandos. As crianças pequenas ainda não podem contar com essa proteção, por isso estão mais sujeitas a todas as substâncias neurotóxicas.

O principal perigo para as crianças, no entanto, está no fato de que elas ainda estão em desenvolvimento, isto é, formam continuamente novos tecidos e desenvolvem os já existentes. Mas, por exemplo, como a maioria dos pesticidas têm efeitos hormonais e atingem os tecidos, as crianças são mais duramente atingidas por essa situação do que os adultos. E tanto mais, quanto mais novas elas forem.

De fato, existem alguns estudos que parecem comprovar a suspeita de uma relação mútua entre a poluição ambiental e a taxa crescente de ADHS. Há tempos se sabe que o chumbo representa um grande perigo para o nosso organismo.

Os romanos já sofriam — sem saber — com os seus aquedutos de chumbo, e há pesquisadores que partem do fato de que o seu império ruiu mais por causa desse envenenamento insidioso do que por causa dos germanos. Um estudo dos Estados Unidos mostra, hoje, que as crianças com mais sedimentação de chumbo nos dentes são mais inquietas e menos atentas. Além disso, pôde-se confirmar em outro contexto que as crianças com ADHS excretam mais chumbo do que as outras da mesma idade, quando são tratadas com os mesmos remédios. Nesse meio tempo não pode haver mais dúvidas de que as concentrações muito altas de chumbo na nossa água potável representam um problema sério para as crianças, embora não seja o problema decisivo da ADHS. Além disso, a onda de ADHS atingiu-nos há muitos anos, depois que o chumbo foi eliminado da gasolina, a principal fonte de contaminação. O fato de isso ter acontecido já revela que estava claro aos cientistas e, na seqüência, aos políticos, o grande perigo que o chumbo representa para o organismo humano.

Mesmo que haja fortes indícios de uma ligação de carga de chumbo e a ADHS, aqui, na melhor das hipóteses, trata-se de um âmbito paralelo do próprio problema, como abordado em *A Doença como Símbolo*. E, infelizmente, o conseqüente saneamento do metal pesado nas crianças com ADHS também não trouxe os sucessos gerais esperados.

De modo bastante semelhante o mesmo vale para o cobre. Ele interfere comprovadamente no metabolismo dos neurotransmissores e, ao lado da hiperatividade, pode até mesmo provocar a esquizofrenia. Outros estudos mostram que uma carência de cobre — ao menos nos animais — leva à hiperatividade. Em todos os casos o resultado desses estudos antagônicos mostra como é sensível o equilíbrio corporal e como devemos lidar cuidadosamente com ele.

Da mesma maneira foram acusados de ser causa essencial da ADHS o cloro, o mercúrio e os fosfatos. Também nesse caso teve-se de constatar naturalmente que o cobre, o cloro, o chumbo e o mercúrio não pertencem ao organismo humano na medida hoje habitual e muito menos ao organismo infantil. Os valores limítrofes permitidos pela Política são um presente à indústria e uma bofetada contundente nas nossas crianças.

Em tudo isso não devemos deixar de ver que também existem crianças com ADHS que não têm obturações de amálgama nos dentes e desde o início foram alimentadas de modo consciente. No caso dos fosfatos, até mesmo os criadores dessa liga, que originalmente atribuíram o problema tão-somente a essa substância, mudaram o nome dos grupos, porque tiveram de reconhecer que se tratava de problemas diferentes e de um acontecimento provocado por "muitos fatores". Certamente, do ponto de vista da saúde, por diversos motivos é urgente desaconselhar o consumo de refrigerantes, nos quais há especialmente muito fosfato.

Todos esses inconvenientes no nosso meio ambiente naturalmente não são aceitáveis, mas por certo não são a verdadeira causa original por trás da ADHS ou também da fibromialgia. Para a lida prática com os problemas não tem sentido atribuir tudo indistintamente ao meio ambiente e ao *stress*. Com eles é mencionado um plano importante, mas não o único e muito menos o definitivo.

No livro *Wege der Reinigung* [Caminhos da Limpeza] mostro uma quantidade de métodos preservados de desintoxicação. Uma tentativa de limpeza e adicional mudança de hábitos alimentares sempre é recomendável, já porque é o passo mais simples, mesmo que infelizmente na maioria das vezes não seja um passo suficiente. Mas, em todo caso, muitas crianças com ADHS, bem como sua família, já obtiveram bastante alívio com a redução de fosfato na alimentação, bem como com outras dietas.

Alimentação especial

Como acontece com quase todas as sugestões no âmbito da alimentação, existe uma abundância de receitas patenteadas para a alimentação apropriada das crianças com ADHS. Pouca coisa parece estimular tanto o fanatismo e o pensamento unilateral como a briga pela nutrição correta. Provavelmente, isso se deve ao fato de preferirmos nos alimentar de modo saudável. Na história do nosso desenvolvimento realmente a falta de alimentação suficiente deve ter sido o fator mais decisivo do encurtamento da vida ao longo dos séculos. É provável que por isso nos atemos tão engajadamente nessa esperança de uma alimentação que nos torne sadios. No que se refere à ADHS, essa esperança traz desilusão, de modo semelhante a muitos outros problemas modernos.

Naturalmente, gêneros alimentícios integrais devem ser preferidos aos alimentos industrializados que nos são oferecidos hoje em maior quantidade na corrente de produtos prontos. E também é certo e até comprovado por um estudo da famosa Universidade Yale, que as crianças tendem ao grande consumo de açúcar para a distribuição do hormônio adrenalina. A adrenalina como hormônio do *stress* físico tem efeito incitante. A conseqüência são tremores, excitação, medos e distúrbios de concentração. Contudo, a mudança para produtos integrais e até mesmo a renúncia estrita ao açúcar refinado não é a solução — mesmo que traga uma leve melhora, porque as crianças em geral sentem-se melhor.

Infelizmente, o mesmo vale para a renúncia a todas as possíveis substâncias conservantes, fosfatos, salicilatos, corantes, tóxicos ambientais, estabilizadores, alérgenos e assim por diante. Como já recomendamos, devemos bani-los da alimentação tanto quanto possível, mas também aqui não está a causa essencial da

ADHS, caso contrário, os resultados das dietas que evitam algumas dessas substâncias, ou até mesmo todas elas, teriam de ser essencialmente melhores. Mas isso não quer dizer que não seja possível ajudar algumas crianças por esse caminho. A grande maioria, no entanto, tem outros problemas mais profundos que podem ser resolvidos de outras maneiras.

Uma variante adicional, quase sempre útil, é a já mencionada alimentação com alimentos "refrescantes". Aqui não se trata da temperatura dos alimentos servidos, mas de um efeito térmico sobre o organismo segundo a doutrina da medicina chinesa tradicional. Crianças hiperativas em geral perdem algo de sua velocidade, quando sua alimentação refresca o seu temperamento.[70]

Em todas essas sugestões, e exatamente nas crianças cujo comportamento já as torna excêntricas, deve-se cuidar para que elas não sejam estigmatizadas ainda mais. Limitações extremas de alimentação, como talvez a dieta Feingold tem exatamente esse efeito. Devemos prestar atenção para não provocarmos uma desvantagem ainda maior por conta de uma pequena melhora.

Também a qualidade cada vez mais desoladora da nossa água potável foi mencionada muitas vezes nesse contexto. Para as crianças, uma água potável[71] boa, não carregada, é ainda mais importante do que para os adultos pelos motivos mencionados acima. Embora eu mesmo aponte para esses problemas há mais de vinte anos, não pude constatar nenhum significado original de peso para a água potável nas crianças com ADHS.

A VIDA, UMA LUTA DIÁRIA OU A GUERRA SANTA

Podemos gozar a vida e achá-la bela. Mas também podemos ver em toda parte a guerra diária e sofrer com isso. A chance está simplesmente em reconhecer ambos os lados e descobrir em cada problema também o desafio de crescimento.

A vida (também) é uma luta. Por exemplo, ela pode ser vista como a guerra contra o vagalhão marginal dos deveres e desafios ou, ainda pior, como uma guerra de trincheiras contra crentes e executores judiciais, fiscais de impostos e procuradores da República. Pessoas com esse conceito não estão honestamente cansadas à noite, mas totalmente esgotadas. "Nas nossas ruas impera a guerra", disse certa vez um paciente extenuado, um funcionário da polícia. Nas salas dos nossos tribunais há muito tempo impera a guerra, e uma onda de novos advogados e guerreiros da justiça vem na nossa direção, provocada pela função exemplar da sociedade norte-americana, em que as brigas judiciais se transformaram num negócio cotidiano. Hoje em dia, em algum lugar do mundo, brame no mínimo uma guerra militar. O nosso sistema social é apenas uma forma um tanto sublimada de guerra; mercados são conquistados e outros são dominados, os concorrentes são tomados e capturados e países inteiros são extorquidos.

"Qual é a nossa posição?" é a pergunta dos senhores dos sindicatos, e eles falam claramente sobre a matança dos inimigos, chamados concorrentes inofensivos. Em última análise, na Bolsa sempre impera a guerra, mesmo que por piedade a chamemos de outro modo. Intuindo e sabendo disso, o conceito de guerra cotidiana pode ser elevado a um nível mais consciente.

A vida também é luta permanente, no entanto isso não deve torná-la má ou insuportável. Diferentes níveis podem ser distinguidos. O primeiro a sociedade exige diretamente de nós. É a luta contra o conforto — para muitos um problema de todas as manhãs, quando é preciso *sair* para um novo dia de trabalho e outra vez *enfrentar* um dia que não parece muito promissor. Apesar disso, *começá-lo* exige força e superação. Cuidar da família, pagar os créditos ou as prestações, fazer o pagamento dos entretenimentos, resistir ao chefe ou brigar com o parceiro, tudo isso pode ser sentido como uma luta.

A luta contra alguns desejos e apetites proibidos em parte é imposta pelo Estado, por exemplo, no caso das drogas, ou ela provém dos próprios ideais, talvez como a matança da sensação de fome e a vontade de comer mais do que nos faz bem ou de dirigir o carro mais depressa do que é permitido, só para nomear alguns exemplos. A moral da sociedade burguesa também exige uma luta constante contra os próprios impulsos sexuais, respectivamente contra os hormônios. Um homem comum deve pensar mais de cem vezes por dia no sexo e deve manter isso para si mesmo e subjugar as necessidades do seu "homenzinho". Nessa luta diária podemos colocar-nos pontualmente dos lados diversos, mas indiscutivelmente trata-se de lutas que nos transformam nos seres humanos que somos.

E para nos fazer homens também é necessária sobretudo uma luta constante. A coberta da civilização é surpreendentemente fina. Por isso os inquisidores e carrascos logo encontram tantos algozes e por isso os populistas hostis aos estrangeiros hoje têm novamente tanto sucesso na política. A sombra é poderosa e só espera para irromper. É necessário coragem e luta constante para mantê-la abaixo da superfície. E exige-se mais coragem e espírito de luta ainda para iluminá-la e torná-la consciente numa psicoterapia.

No nível seguinte, devemos pensar na luta contra a corrente moedora da maioria, hoje chamada de *mainstream* no novo alemão. Nadar contra a correnteza sempre pressupõe coragem e espírito de luta, aquela coragem civil que John F. Kennedy ou Vaclaf Havel cobrava(m). Defender as nossas convicções, em vez de percorrer o caminho da mínima resistência, é extenuante e pede decisão — e só podemos resistir na luta diária e oferecer a testa à pressão da adaptação. Quem se expõe, torna-se vulnerável e, movido pela necessidade, pega o que existe. A tendência é de viver mais perigosamente do que o filisteu que diz sim e amém para tudo, em casa apenas resmunga um pouco e na roda dos amigos fala alto uma vez por semana.

Esses exemplos da convivência social também podem ser transpostos para o próprio caminho de desenvolvimento, pois, contra as forças conservadoras, perseverantes que se colocam continuamente no caminho e impedem todo desenvolvimento — e que são expressas no típico desejo educado de despedida: "Tomara que não aconteça nada!"— só a revolta ajuda. O que existe e as algemas da origem, do passado e do conhecido, mas também a preguiça têm uma grande força contra a qual é preciso lutar sempre se quisermos nos desenvolver.

Finalmente, também temos de pensar na luta pela consciência. Também ela é imaginável em todo os âmbitos. O exemplo do trem urbano de Nova York, que foi libertado da criminalidade numa situação quase sem perspectiva, pode demonstrar isso. Vagão após vagão foi levado outra vez à ordem e defendido por meio de medidas policiais e, com isso, foi construído um novo campo.[72] Algo semelhante o indivíduo deve fazer, dia após dia: libertar a vida da inconsciência e criar um novo campo de consciência.

A guerra santa do Alcorão, o *jihad*, aponta para essa guerra contra o próprio ego, o que traduzido significa algo como grande esforço. De resto, todas as religiões convocam para essa guerra santa interior; na verdade, é a sua única pretensão. No círculo cultural cristão pensamos na luta contra o dragão vencido pelo arcanjo Miguel, luta que, no entanto, também espera por todo cristão comum.

Nesse sentido, a meditação diária é igualmente uma tentativa (agressiva), ao menos por um breve período do dia, de libertar-se da inconsciência — com a esperança de que, então, a consciência aos poucos se estenda para as outras horas. Para essas batalhas contra a inconsciência tenta-se tornar o dia útil num lugar de luta ou escolhem-se campos de batalha especiais. Assim, fala-se em *retiro* de meditação: abandonamos a vida diária e retiramo-nos para um local em que seja mais fácil conduzir essa guerra santa. Idéias correspondentes estão por trás dos mosteiros e *ashrams*. O desafio é defender o terreno conquistado da consciência contra o ego com suas necessidades e, também, no cotidiano habitual, libertar os líderes da consciência, que logo se comprovarão como oásis. Quando então esses oásis se unem e crescem juntos, a vitória é alcançada e a liberdade conquistada.

Lutar todos os dias para ter tempo para uma meditação, a fim de que a postura espiritual realizada transmita a paz adquirida para o resto do dia, pode tornar-se o início de uma longa guerra santa, em cujo final está a vitória contra a inconsciência. E se nesta vida realmente não acontecer mais nada, ao menos o Alcorão promete o sétimo céu àqueles que morrem na guerra santa e, com isso, o céu mais elevado. Mesmo que atualmente essa promessa leve aos mais horríveis mal-entendidos, ela continua uma promessa na qual os muçulmanos podem confiar. Numa época em que tudo arrasta para o mais profano âmbito material, isso pode levar o fanático a provocar guerras santas no mundo exterior, mas ela também oferece a cada indivíduo uma possibilidade de enfrentar a própria guerra santa interior colocando-a acima das guerras e conflitos externos e começando por si mesmo.

Para que dê certo libertar partes maiores do dia da inconsciência, também fazem mais sentido duas meditações diárias em vez de batalhas em maior escala. Um retiro anual na esperança de que a postura espiritual adquirida se estenda para o resto do ano funciona para muitas pessoas. Pela altura do meio da vida existe o retiro maior, enfrentando a paulatina retirada da responsabilidade profissional e familiar, a fim de dedicar-se à verdadeira guerra, exatamente a santa. Finalmente, segue o grande retiro, a morte, com a chance de grande consciência para a alma e o conhecimento do que realmente era a vida. Essa experiência também pode ser adiantada e é descrita com nomes como iluminação, libertação, nirvana, samadhi ou Reino de Deus — em última análise essas expressões sempre significam o mesmo: a vitória sobre o ego na guerra santa.

APÊNDICE

NOTAS

1. Aqui eu me baseio principalmente no livro de Friedrich Hacker, *Agression. Die Brutalisierung der modernen Welt* [Agressão. A brutalização do mundo moderno]. Viena/Munique/Zurique: 1971.
2. David N. Daniels/Marshall F. Gilula/Frank M.Ochberg (orgs.), *Violence and the Struggle for Existence* [Violência e a Luta pela Existência]. Boston: 1970, p.24.
3. Konrad Lorenz, *Das sogenannte Böse. Zur Naturgeschichte der Aggression* [O assim chamado mal. A história natural da agressão]. Viena: 1963.
4. Hacker, p. 161.
5. Hacker, pp. 199ss.
6. Hacker, p. 219.
7. Hacker, pp. 222ss.
8. Hacker, pp. 113s.
9. Hacker, p. 80.
10. Hacker, p. 135.
11. Hacker, p. 136.
12. Fritz Riemann, *Grundformen der Angst. Eine tiefenpsychologische Studie* [Formas básicas do medo. Um estudo da psicologia profunda]. Munique: 2002.
13. Antes Saturno regia também o princípio de Aquário, que hoje é atribuído a Urano. Na verdade, na Quarta-feira de Cinzas revela-se apenas o segundo lado do princípio de Saturno.
14. Frédéric Leboyer, *Geburt ohne Gewalt* [Parto sem violência]. Munique: 1999.
15. Sobre isso veja o nosso livro *O caminho para a vida. Gravidez e parto levando em conta o ser humano como um todo.*
16. Quanto à pressão alta, problemática dos vasos e do coração há interpretações minuciosas no meu livro *Herz(ens)-Probleme* [Problemas do coração].
17. Veja o *Neue Zürcher Zeitung* [Novo Jornal de Zurique] de 15.8.2002.
18. Detlef Stoklossa, *Wut im Bauch* [Raiva na barriga]. Freiburg: 2001.
19. Stoklossa, p. 32.

20. Stoklossa, p. 34.
21. Veja o capítulo "A Puberdade" em *Crises da vida como chances de desenvolvimento.*
22. Stoklossa, p. 49.
23. Veja o capítulo "Säule Bewegung" [Movimento da coluna] em: *Säulen der Gesundheit* [Pilares da saúde].
24. A ligação dupla é uma situação psicológica da qual não há mais saída porque sempre nos tornamos culpados. Ou o jovem fica devendo algo aos seus educadores ou ao seu grupo de pares da mesma idade e ao ideal secreto da sociedade.
25. Stoklossa, p. 104.
26. Hacker, p. 28ss.
27. Mais sobre esse tema no meu livro *Woran krankt die Welt?* [Qual é a doença do mundo?].
28. O tema câncer é descrito minuciosamente no livro *A Doença como linguagem da alma.* As espécies femininas de câncer aparecem em *A saúde da mulher* e o câncer do trato digestivo no livro *Verdauungsprobleme* [Problemas digestivos]. As espécies isoladas de câncer são interpretadas em *A doença como símbolo.*
29. Nessa direção aponta também o nosso livro *O caminho para a vida.*
30. Veja o capítulo "Cesariana" em: *O caminho para a vida.*
31. Por exemplo, em *Woran krankt die Welt?* [Qual é a doença do mundo?].
32. Alexander Mitscherlich, *Krankheit als Konflit* [A doença como conflito]. Frankfurt am Main: 1966.
33. Veja o capítulo "Câncer de mama" em *Frauen-Heil-Kunde* [A saúde da mulher].
34. Veja o capítulo sobre a alimentação conforme o tipo em: *Säulen der Gesundheit* [Pilares da saúde].
35. Uma apresentação minuciosa sobre o tema do consumo de carne encontra-se em *Säulen der gesundheit* [Pilares da Saúde].
36. Estudos prolongados/avançados da London School of Hygiene and Tropical Medicine e do centro alemão de pesquisa do câncer de Heidelberg.
37. Instruções concretas para movimentação, alimentação e relaxamento significativos encontram-se em *Säulen der Gesundheit* [Pilares da saúde].
38. Sobre as vantagens da cabina de raios infra-vermelhos e também de idas regulares à sauna veja o livro *Wege der Reinigung* [Os caminhos da limpeza].
39. Nas minhas apresentações baseio-me sobretudo no livro de Gerhard Buchwald, *Impfen — Das Geschäft mit der Angst* [Vacinação — O negócio do medo]. Munique: 1997.
40. Ravi Roy/ Carola Lage-Roy, *Die homöopathische Prophylaxe: Homöopathischer Ratgeber 4* [A profilaxia homeopática: Conselheiro homeopático 4]; dos mesmos, *Impffolgen und ihre Behandlung. Homöopathischer Ratgeber 15* [Conseqüências da vacinação e seu tratamento. Conselheiro homeopático 15]. Murnau: 2001.
41. O princípio joviano ou de Júpiter como o princípio de Marte ou Plutão é um dos dez princípios primordiais clássicos. Mais sobre o tema em: *Das senkrechte Weltbild* [A concepção perpendicular do universo].

42. Veja o livro *Die wunderbare Heilkraft des Atems* [A maravilhosa força curativa da respiração].
43. Em essência, as nossas experiências resultam de uma psicoterapia dos quadros mórbidos com duração de quatro semanas, como é executada no Heil-Kunde-Zentrum Johanniskirchen.
44. Para a interpretação veja *A doença como símbolo.*
45. Os correspondentes quadros mórbidos no âmbito do estômago foram detalhadamente interpretados em *Verdauungsprobleme* [Problemas digestivos].
46. Uma descrição minuciosa do parto é encontrada em *O caminho para a vida.*
47. Uma descrição minuciosa da oclusão intestinal encontra-se em *Verdauungsprobleme* [Problemas digestivos].
48. Indicações detalhadas encontram-se no livro da dentista francesa Michèle Caffin: *Quand les dents se mettent à parler* [Quando os dentes começam a falar]. Paris: 1994.
49. Veja *Säulen der Gesundheit* [Pilares da saúde].
50. Dirk Schreckenbach, *An jedem Zahn hängt immer auch ein ganzer Mensch* [Em cada dente também está contido um ser humano inteiro]. Nonnweiler-Otzenhausen: 2001.
51. Comunicações pessoais; veja também o livro de Alexander L. Rossaint, *Ganzheitliche Zahnheilkunde. Holistische Zahnmedizin in physischer, psychischer und metaphysischer Schau.* [Odontologia integral. Odontologia holística na visão física, psíquica e metafísica.] 3ª edição ampliada. Heidelberg: 1991.
52. Veja a relação dos dentes com os meridianos segundo o Dr. Christian Kobau em: *Krankheit als Symbol* [A doença como símbolo], verbete "dentes".
53. Veja os meus programas para crianças: *Ich bin mein Lieblingstier* [Eu sou o meu animal de estimação] e *Märchenland* [País dos contos de fada].
54. Thomas Armstrong, *Das Märchen vom ADHS-Kind* [O conto de fadas da criança-ADHS]. Paderborn: 2002.
55. Peter R. Breggin, *Talking back to Ritalin* [Discutindo a ritalina]. Boulder: 2001.
56. Stanley Greenspan/Jacqueline Salmon, *The Challenging Child. Understanding, Raising and Enjoying the Five "Difficult" Types of Children* [A criança problemática. Entender, criar e alegrar-se com os cinco tipos de crianças "difíceis"]. Cambridge, Mass.: 1996.
57. Thom Hartmann/Edward M. Hallowell/Michael Popkin, *Attention Deficit Disorder. A Different Perception* [Distúrbio de deficiência de atenção. Uma percepção diferente]. Grass Valley, Ca: 1997.
58. Richard DeGrandpre, *Ritalin Nation: Rapid Fire Culture* [Nação ritalina: cultura do pavio curto]., Nova York: 1999.
59. Judyth Reichenberg-Ullman/Robert Ullman, *Es geht auch ohne Ritalin* [Sem ritalina também é possível]. Peiting: 2001.
60. Barbara Simonsohn, *Hyperaktivität. Warum Ritalin keine Lösung ist* [Hiperatividade. Por que a Ritalina não é nenhuma solução]. Munique: 2001.
61. Peter Schlotke, *Rastlose Kinder, ratlose Eltern* [Filhos infatigáveis, pais sem ação]. Munique: 2000.

62. Simonsohn, p. 31s.
63. Sobre esse tema veja *Woran krankt die Welt?* [Qual é a doença do mundo?]
64. Simonsohn, pp. 90ss.
65. Sobre esse tema veja a interpretação da Síndrome de Tourette e dos outros sintomas indicados em *A doença como símbolo.*
66. Simonsohn, p. 96
67. Sobre isso veja *Säulen der Gesundheit* [Pilares da saúde].
68. A melhor aproximação, segundo as nossas experiências, acontece no caminho sensorial, pois uma aproximação puramente intelectual se fecha à complexidade desta contemplação do mundo. Nosso seminário sobre os princípios primordiais "*Das senkrechte Weltbild*"[A concepção perpendicular do universo] fornece essa introdução. Informação: Heil-Kunde-Institut Graz.
69. Veja também o meu livro *Die Leichtigkeit des Schwebens* [A leveza de flutuar].
70. Uma introdução nesse tipo de alimentação térmica consciente encontra-se no capítulo sobre alimentação do livro *Säulen der Gesundheit* [Pilares da saúde].
71. O livro *Entgiften — Entschlacken — Loslassen* [Desintoxicar — Eliminar os resíduos — Relaxar] mostra caminhos para se cuidar melhor com a água potável.
72. Mais minuciosamente descrito e comentado em: *Woran krankt die Welt?* [Qual é a doença do mundo?]

BIBLIOGRAFIA

Livros de Rüdiger Dahlke

A Doença como Linguagem da Alma. Os Sintomas como Oportunidades de Desenvolvimento. São Paulo: Editora Cultrix, 1992.

A Doença como Símbolo. Pequena Enciclopédia de Psicossomática. São Paulo: Editora Cultrix, 2000.

A Doença como Caminho (com Thorwald Dethlefsen). São Paulo: Editora Cultrix, 1997.

As Crises da Vida como Chances de Desenvolvimento. Épocas de ruptura e seus quadros mórbidos. São Paulo: Editora Cultrix, 2005.

A Saúde da Mulher (com Margit Dahlke e Volker Zahn). São Paulo: Editora Cultrix, 2005.

O Caminho para a Vida. Gravidez e Parto levando em conta o ser humano como um todo (com Margit Dahlke e Volker Zahn). São Paulo: Editora Cultrix, 2005.

Herze(ens)-Probleme. Be-Deutung und Chance von Herz-Kreislauf-Symptomen. Munique: Knaur, 2000.

Gewichtsprobleme. Be-Deutung und Chance von Übergewicht und Untergewicht. Munique: Knaur, 2000.

Verdauungsprobleme. Be-Deutung und Chance von Magen-und Darmsymptomen (com Robert Hössl). Munique: Knaur, 2001.

Die Psychologie des blauen Dunstes. Be-Deutung und Chance des Rauchens (com Margit Dahlke). Munique: Knaur, 2000.

Säulen der Gesundheit. Körperintelligenz durch Bewegung, Ernährung und Entspannung (com Bauldur Preiml e Franz Mühlbauer). Munique: Goldmann, 2001.

Wege der Reinigung (com Doris Ehrenberger). Munique: Heyne, 2002.

Bewusst Fasten. Ein Wegweiser zu neuen Erfahrungen. Munique: Goldmann, 1996.

Die Leichtigkeit des Schwebens. Beschwingte Wege zur Mitte. Munique: Integral, 2001.

Die wunderbare Heilkraft des Atems (com Andreas Neumann). Munique: Integral, 2001.

Das senkrechte Weltbild. Symbolisches Denken in astrologischen Urprinzipien (com Nikolaus Klein). Munique: Heyne, 1998.

Die Meditationsführer (com Margit Dahlke). Darmstadt: Schirner, 1999.

Reisen nach Innen. Geführte Meditationen auf dem Weg zu sich selbst. Munique: Hugendubel, 1994 (com duas fitas cassete).

Mandalas do Mundo. São Paulo: Editora Cultrix, ano 1991

Arbeitsbuch zur Mandala-Therapie. Munique: Hugendubel, 1999.

Das spirituelle Lesebuch (com Margit Dahlke). Munique: Knaur, 2000.

Habakuck und Hibbelig. Eine Reise zum Selbst. Romance esotérico. Munique: Heyne, 1998.

ZauberWorte der Heilung. Munique: Ars Edition, 2002.

Meditações de Cura em CD (e parte em MC)

(Goldmann Arkana Audio)

Alergias
Viver sem medo (com manual)
Rituais dos elementos
Desintoxicar — eliminar os resíduos — relaxar (com manual)
Problemas da mulher
Problemas da pele
Problemas cardíacos
Rituais de cura
Meu peso ideal (com manual)
O médico interior I
O médico interior II
Câncer
Dores de cabeça
As crises da vida como chances de desenvolvimento
Mandalas — Caminhos para o próprio centro
Mantras do Mundo
Meditação da natureza
Pressão arterial baixa
Relacionamentos amorosos
Fumar (com manual)
Problemas nas costas
Distúrbios do sono
Gravidez e parto
Começar o dia
Relaxamento profundo
Tinnitus (com manual)
Meditações para crianças: Eu sou o meu animal de estimação, País das fadas